全国中医药行业高等教育"十四五"创新教材

子午流注针法

（供中医学、中西医临床医学、针灸推拿学、中医康复学等专业用）

主　审　高玉瑃
主　编　赵志国　赵仓焕

中国中医药出版社
·北京·

图书在版编目（CIP）数据

子午流注针法／赵志国，赵仓焕主编 . —北京：
中国中医药出版社，2023.6
全国中医药行业高等教育"十四五"创新教材
ISBN 978 - 7 - 5132 - 8063 - 1

Ⅰ.①子… Ⅱ.①赵… ②赵… Ⅲ.①子午流注-温
针疗法-中医学院-教材 Ⅳ.①R245.31②R224.3

中国国家版本馆 CIP 数据核字（2023）第 037314 号

中国中医药出版社出版

北京经济技术开发区科创十三街 31 号院二区 8 号楼
邮政编码 100176
传真 010 - 64405721
保定市西城胶印有限公司印刷
各地新华书店经销

开本 787×1092 1/16 印张 11.75 字数 259 千字
2023 年 6 月第 1 版 2023 年 6 月第 1 次印刷
书号 ISBN 978 - 7 - 5132 - 8063 - 1

定价 56.00 元
网址 www.cptcm.com

服 务 热 线 010 - 64405510
购 书 热 线 010 - 89535836
维 权 打 假 010 - 64405753

微信服务号 zgzyycbs
微商城网址 https：//kdt.im/LIdUGr
官 方 微 博 http：//e.weibo.com/cptcm
天猫旗舰店网址 https：//zgzyycbs.tmall.com

全国中医药行业高等教育"十四五"创新教材

《子午流注针法》编委会

主　审

高玉瑃（河北中医学院）

主　编

赵志国（河北中医学院）　　　赵仓焕（暨南大学）

副主编

张会珍（河北中医学院）　　　黄　泳（南方医科大学）

张永臣（山东中医药大学）　　蔡定均（成都中医药大学）

鲍春龄（上海中医药大学）　　卿　鹏（暨南大学）

编　委（按姓氏笔画排序）

王　栋（长治医学院）　　　　吕　晶（河北中医学院）

刘兰英（北京中医药大学）　　刘雅儒（北京中医药大学）

李　漾（广州中医药大学）　　李琳慧（江西中医药大学）

沈　洁（南京中医药大学）　　沈　峰（湖北中医药大学）

赵　雪（天津中医药大学）　　袁　恺（云南中医药大学）

高　桃（陕西中医药大学）　　高　峻（河南中医药大学）

编写说明

为适应新时期我国中医药行业高等教育改革和培养高质量中医药人才的需要，全国 16 所高等院校具有相关丰富教学经验的一线教师共同完成本教材的编写工作。

子午流注针法是针灸学中一种按时取穴防治疾病的独特方法，是中医时间医学的重要组成部分，其理论源远流长，是阴阳五行学说、干支学说等在针灸学中的具体应用。本教材内容涵盖了现代时间医学和中医时间医学基础，中医学基础中的阴阳学说、五行学说、藏象学说、经络学说、五输穴和原穴及八脉交会穴，地理学、天文学和历法学相关知识，子午流注针法、灵龟八法和飞腾八法的具体内容，以及相关的研究进展、历代医家介绍和历代文献辑要等，用于学生学习完中医学主要基础课程和临床课程后的继续学习和提高。因此，本教材适用于中医学、中西医临床医学、针灸推拿学、中医康复学的本科学生。

本教材编写以"求源澄流、正本归真、继承创新"为宗旨，在原河北中医学院相关内部教材基础上，参考了大量相关文献，充分吸收相关文献的精华；注重继承、发展和创新，也吸纳成熟度较高的新观点、新方法，开拓知识视野；注重中医学思维方法的导入，提高学生对中医药文化、中医学理论的认知能力，开发学生的思维潜能，拓宽学生的视野；注重与临床实践结合，适应时代发展和临床实践的需求。

本教材的绪论由赵雪、张永臣编写，张永臣审阅修改；第一章子午流注针法基础由卿鹏、黄泳、沈洁、袁恺、王栋编写，黄泳审阅修改；第二章子午流注针法内容由高桃、鲍春龄、张会珍、吕晶编写，张会珍审阅修改；第三章灵龟八法由刘雅儒编写，卿鹏审阅修改；第四章飞腾八法由李漾编写，卿鹏审阅修改；第五章子午流注针法、灵龟八法、飞腾八法研究进展由蔡定均编写和审阅修改；第六章子午流注针法、灵龟八法、飞腾八法历代医家介绍由高崚编写，张永臣审阅修改；第七章子午流注针法、灵龟八法、飞腾八法历代文献辑要由沈峰、李琳慧编写，鲍春龄审阅修改；主要参考文献由刘兰英编写，鲍春龄审阅修改。全书由主编赵志国、赵仓焕统稿并修改。

本教材参考了大量相关书籍和论文资料，主要参考文献收录于书末附录中，在此谨向原作者表示崇高的敬意和真诚的谢意！

全体编委会教师本着认真负责、严谨求实、保证质量的原则，集思广益，群策群力，共同完成教材编写。但在教材内容方面难免有错漏之处，敬请各位教师和学生在使用本教材过程中提出意见，以便再版时修订提高。

《子午流注针法》编委会

2023 年 2 月

目 录

绪　论 ▷▷▷▷

子午流注针法是针灸学中一种按时取穴防治疾病的独特方法，是时间针灸学的重要组成部分，属于古代中医时间医学的范畴。其理论源于《黄帝内经》的人与自然相应、经脉气血流注、候气逢时针刺等思想，是阴阳五行学说、干支学说等在针灸学中的具体应用。近年来，越来越多的研究表明，针灸的疗效与施治的时间有着很大关系。

第一节　子午流注针法的概念和特点

一、子午流注针法的定义

子午流注针法是以子午流注理论为基础，以五输穴和原穴配合阴阳五行，运用干支以推算经气流注盛衰开阖，按时取穴的针刺治疗方法。

二、子午流注的含义

（一）子午的含义

子和午是十二地支中的第一数和第七数，其原始含义指阴阳二气的起动和忤逆。《说文》曰："子，十一月，阳气动，万物滋，人以为称。"《史记·律书》曰："午者，阴阳交，故曰午。"其也指植物生长过程的不同阶段。《汉书·律历志》载"孽萌于子"，"子"，籽也，指种子开始萌芽，在自然界中象征地下初阳渐生，生物开始具有生机，子芽开始萌动；《汉书·律历志》载"咢布于午"，"午"，长也，大也，在自然界中象征禾苗丰满壮大，萼繁叶茂，阳盛阴生，生机开始收敛。

子午合用，表示相对的关系，主要用来表示时间、方位及阴阳变化等。

1. 子午的时间概念

古人用"子、丑、寅、卯、辰、巳、午、未、申、酉、戌、亥"十二地支作为纪时的符号，用以代表时辰、昼夜和月份。

（1）代表时辰

一日分为 12 个时辰，分别以十二地支来表示，子时为 23：00～1：00，午时为 11：00～13：00。

（2）代表昼夜

根据时辰，子指代子夜，午指代正午。

（3）代表月份

一年之内，子月指代农历十一月，始于冬至；午月指代农历五月，始于夏至。

2. 子午的方位概念

"子"指正北方，"午"指正南方。如《灵枢·卫气行》所言："子午为经，卯酉为纬。"唐代苏颋的《唐长安西明寺塔碑》曰："搂阴阳之中，居子午之直，丛依观阁，层立殿堂。"《宋史·天文志一》曰："南阳孔定制铜仪，有双规，规正距子午以象天；有横规，判仪之中以象地。"这些均说明子午指正南正北方位。

3. 子午的阴阳概念

一日之中，子时为阴中之阴转为阴中之阳的分界，午时为阳中之阳转为阳中之阴的分界。一年之中，子月太阳由南回归线返北；午月太阳由北回归线返南。因此，子午也代表着阴阳的起始点与分界线，含有"阴极生阳，阳极生阴"的意义。子午的更替过程也是阴阳消长变化的过程，即《针灸大全》所谓："子时一刻，乃一阳之生；至午时一刻，乃一阴之生。故以子午分之而得乎中也。"

（二）流注的含义

"流"指流动，"注"指输注，"流注"本意为流水输注。中医学将人体的气血循环比作自然界的水流，以"流注"阐释气血在十二经脉中的循环流行。这种流注如环无端，运行不息，与季节日月时辰的变化紧密相关。正如《流注指微论》所云："流者行也，注者往也。流谓气血之流行也，一呼脉行三寸，一吸脉行三寸，呼吸定息，脉行六寸，如流水走蚁，涓涓不息，不可暂止。"

流注方式有两种，一种按照"日干"，一种按照"时支"，前者构成了子午流注纳甲法的理论基础，后者构成了子午流注纳子法的理论基础。

子午流注是中医时间医学的重要组成部分，是从时间角度认识人体生命现象，专门研究人体脏腑、经脉的气血随时间推移流注盛衰规律的一种理论学说，是子午流注针法的基础。

三、子午流注的理论基础

（一）人与自然相应

人与自然相应，即天人相应思想，是子午流注针法产生的源头。

《灵枢·岁露论》曰："人与天地相参也，与日月相应也。"人生活在天地之间、宇宙之中，人的生命活动与自然界的种种变化息息相关，日月运行、四季更迭、昼夜交替都会直接或间接地对人体产生影响。早在两千多年前，古人就认识到了人与自然的统一性，如《素问·四气调神大论》曰："夫四时阴阳者，万物之根本也。所以圣人春夏养阳，秋冬养阴，以从其根，故与万物沉浮于生长之门。"这说明一年四季存在着阴阳的消长变化，人体的功能活动也相应受到影响，只有顺应自然界的变化，与天地阴阳协调一致，方可保持身体健康。又如《素问·生气通天论》曰："故阳气者，一日而主外，平旦人气生，日中而阳气隆，日西而阳气已虚，气门乃闭。"《灵枢·顺气一日分为四时》云："夫百病者，多以旦慧昼安，夕加夜甚。"其说明一天当中的不同时段人体的阳气有所不同，因此也会影响疾病的状态，表现出旦慧昼安、夕加夜甚的特点。如《素问·八正神明论》所说："月始生，则血气始精，卫气始行；月郭满，则血气实，肌肉坚；月郭空，则肌肉减，经络虚，卫气去，形独居。"月球的引力像引起海水潮汐一样对人体中的体液产生影响，因此人体的气血盛衰还与月亮的盈亏直接相关。《素问·四气调神大论》云："故阴阳四时者，万物之终始也，死生之本也，逆之则灾害生，从之则苛疾不起，是谓得道"，说明人只有顺其自然界的变化，才能养生防病。

可见随着年、月、日、时的变化，人体也相应呈现出不同的生理规律和病理变化，对各种治疗方法的敏感性也会有所不同。古人正是观察到日月星辰运行的规律，认识到时间变化对人体的影响，在长期的临床实践中将时间因素与针刺有意识地加以结合，从而逐渐形成了子午流注学说。

（二）经脉气血流注

经脉气血的循环流注是子午流注开穴的必要条件。

古人将经脉气血的运行与自然界中的水流和日、月运行联系起来，提出了气血按时流注、循环不息的观点。《灵枢·痈疽》记载："经脉流行不止，与天同度，与地合纪……夫血脉营卫，周流不休，上应星宿，下应经数。"《灵枢·逆顺肥瘦》云："脉行之逆顺奈何？……手之三阴，从脏走手；手之三阳，从手走头；足之三阳，从头走足；足之三阴，从足走腹。"《难经》云："经脉者，行血气，通阴阳，以荣于身者也。其始从中焦，注手太阴、阳明；阳明注足阳明、太阴；太阴注手少阴、太阳；太阳注足太阳、少阴；少阴注手厥阴、少阳；少阳注足少阳、厥阴；厥阴复还注手太阴。"元代滑伯仁《十四经发挥》云："始于中焦，注手太阴，终于注足厥阴，是经脉之行一周身也。其气常以平旦为纪，以漏水下百刻，昼夜流行，与天同度，终而复始也。"此说明十二经脉首尾相贯、依次衔接，气血循经脉依次传递流注。其流注是从手太阴肺经开始，阴阳相贯，首尾相接，逐经相传，到肝经为止，后又复注入肺，从而构成了周而复始、如环无端的流注系统。

随着时间不同，经脉气血可出现周期性的盛衰变化，如同海洋潮汐，有涨有落，气血流注某经，如潮汐之涨，则某经气血旺盛，气血行离某经，如潮汐之落，则气血衰退。元代王国瑞《扁鹊神应针灸玉龙经·地支十二属》记载："十二经行十二时，子原是胆丑肝之，肺居寅位大肠卯，辰胃流传巳在脾，午字便随心脏定，未支须向小肠宜，申膀酉肾戌包络，唯有三焦亥上推。"明代杨继洲《针灸大成·卷五》更简化为："肺寅大卯胃辰宫，脾巳心午小未中，申胱酉肾心包戌，亥焦子胆丑肝通。"此对气血在十二经脉中流注与十二地支对应关系进行了确定，明确了气血在十二经脉中流注与十二时辰的关系。气血在十二经脉中的运行盛衰，为子午流注针法的按时取穴奠定了基础。由于人体的气血按照一日十二个时辰的阴阳消长而有规律地流注于经脉之中，而人体的各种功能也随着时辰的推移发生周期性的变化，故针刺治疗亦当依气血盛衰的规律而按时循经取穴。

（三）候气逢时针刺

候气逢时针刺，即因时制宜针刺，是子午流注的指导原则。

候气逢时针刺是天人相应思想在中医治则中的体现，强调在针刺治疗时，应因时制宜，顺应天时而治。《黄帝内经》中非常重视气候的变迁、日月的运转、昼夜的交替等自然界变化与人体生理活动、病理变化的密切关系，并逐渐认识到把握时间进行治疗的重要性，为按时取穴奠定了基础。《素问·四时刺逆从论》中说："春气在经脉，夏气在孙络，长夏气在肌肉，秋气在皮肤，冬气在骨髓中。"其说明春夏人气浮越于体表，秋冬则深藏于里。根据这一规律，《灵枢·四时气》提出了"春取经、血脉、分肉之间，甚者，深刺之，间者，浅刺之；夏取盛经孙络，取分间绝皮肤；秋取经俞，邪在腑，取之合；冬取井荥，必深以留之"的四时针刺法。《素问·八正神明论》中说："凡刺之法，必候日月星辰，四时八正之气，气定乃刺之……天寒无刺，天温无疑。月生无泻，月满无补，月郭空无治，是谓得时而调之。"其指出针刺应候适当时机而进行。《灵枢·卫气行》曰："谨候其时，病可与期；失时反候者，百病不治。故曰：刺实者，刺其来也；刺虚者，刺其去也。此言气存亡之时，以候虚实而刺之。是故谨候气之所在而刺之，是谓逢时。病在于三阳，必候其气在于阳而刺之；病在于三阴，必候其气在阴分而刺之。"其说明针刺时谨遵气血盛衰、气机开阖时机则可达到期望的治疗效果。《素问·缪刺论》云："凡痹往来行无常处者，在分肉间痛而刺之，以月死生为数，用针者，随气盛衰以为痏数，针过其日数则脱气，不及日数则气不泻。左刺右，右刺左，病已，止；不已，复刺之如法。月生一日一痏，二日二痏，渐多之，十五日十五痏，十六日十四痏，渐少之。"其指出以月亮的圆缺推算针刺的时间和次数。《灵枢·阴阳系日月》中提道："正月、二月、三月，人气在左，无刺左足之阳；四月、五月、六月，人气在右，无刺右足之阳；七月、八月、九月，人气在右，无刺右足之阴；十月、十一月、十二月，人气在左，无刺左足之阴。"其提出了人体经络气血流注随一年四季的变化在各月份足部都有禁刺经脉，强调了时间因素在针灸效应中的重要作用。

四、子午流注针法的特点

（一）法于自然

人生活在自然界中，自然界的各种变化对人体产生着巨大影响，随着日月运行、四季更迭、昼夜交替等的变化，人体逐渐形成与自然界相应的诸多节律，人体的生理功能和病理变化也呈现出相应的变化，要求人们只有顺应自然界的变化，才能延年益寿，防病治病。古人正是观察到了自然界各种变化的现象，认识到时间变化对人体生理功能和病理变化的影响，经过长期临床实践，总结出了适应时间变化的养生延年规律和防病治病方法，从而逐渐形成了子午流注针法。

（二）因时制宜

因时制宜是指根据时令季节的时间变化制订相适宜的治疗方法。子午流注针法就是以时间为条件，根据推算出的日、时干支选择相应的穴位治疗，是中医因时制宜思想的具体体现。在具体应用过程中，有即时开穴和定时开穴两种方式。由于子午流注针法依据时间因素选穴，因此会出现同病异治、异病同治的现象。

（三）用穴精妙

子午流注针法以十二经脉的五输穴和原穴为基本选穴，一般一个时辰只对应选一个或两个开穴，因此用穴少而精，达到以简驭繁的治疗效果。

另外，临床上也可根据具体病证特点选取一些配穴，如根据配穴理论，选择本经配穴、表里经配穴、原络配穴等方法；根据病变部位，配合局部或邻近部位的腧穴；根据腧穴作用，选取与病证相关、有特殊治疗作用的腧穴等。

第二节 子午流注针法的源流

子午流注针法历史悠久，是将中医与天文、历法等理论相结合，以中医经络学说为基础逐步形成和发展而来的。为了更好地适应自然规律的变化，世间万物在进化过程中逐渐形成了适应自然规律的特性。子午流注针法是中医时间医学尤其是时间针灸学的重要组成部分，以“天人相应”为指导思想，是一种注重时间的古老针刺治疗方法。

一、萌芽时期

早在春秋战国时期应用干支纪年、纪月、纪日、纪时就已出现，四时和潮汐变化也已运用到疾病治疗当中。《易经》是这个时期的代表著作，其中关于“九宫八风”“河图洛书”及历法和天干地支的记载，奠定了子午流注理论形成的基础。《足臂十一脉灸经》和《阴阳十一脉灸经》初步阐述了经脉循行特点，奠定了子午流注理论发展的经络基础。人与自然界是一个整体，气候、环境的变化会对人体生理状态产生相应的影响，《五十二病方》和《养生方》等都记载了相关内容，说明当时已注意到时间因素对疾病治疗的影响，如《五十二病方·久疕》云：“疕：齑葵，渍以水，夏日勿渍，以敷之，百疕尽已”，意为该病不可夏日治疗。《周礼·天宫》指出：“四时皆有疠疾。”此外，秦越人的《子午经》中记载了十二部人神所在、行年人神、十二时忌、日辰忌和干支人神忌日，认为不同时间段里人体精气运行所处的位置不同，人体精气运动变化受自然规律的影响，与子午流注中“天人相应”的观念一致。殷商、战国时期是子午流注针法产生的萌芽时期，为以后子午流注针法的形成奠定了基础。

二、形成时期

《黄帝内经》（以下简称“《内经》”）《难经》《伤寒杂病论》是先秦东汉时期的三

部中医著作，它们提出了"择时而治""因时制宜"等理论思想，拓展了殷商、战国萌芽时期注重自然规律的认识，基本上形成了时间医学的理论体系。

《内经》中已有"子午"和"流注"的记载，还提出了候气逢时针刺和天人相应的思想。人与自然是一个统一的整体，人体气血运行受自然界的影响。《素问·厥论》云："春夏则阳气多而阴气少，秋冬则阴气盛而阳气衰"，认为人体之阴阳随着四季的变化而改变。《素问·宝命全形论》云："人以天地之气生，四时之法成"，提出天人相应的原则。《素问·八正神明论》云："凡刺之法，必候日月星辰、四时八正之气，气定乃刺之"，认为必须观察日月星辰及四时八正的变化后才可以针刺。《灵枢·官针》云："故用针者，不知年之所加，气之盛衰，虚实之所起，不可以为工也"，提出针刺时需要注意气盛衰变化引起疾病的虚实状况。《内经》已有关于"按时刺灸"的记载，奠定了子午流注"按时开穴"的理论基础。《素问·刺法论》云："木欲发郁亦须待时，当刺足厥阴之井……水欲发郁亦须待时，当刺足少阴之合"，此时已有待时取穴的记载。《灵枢·卫气行》云："谨候其时，病可与期……是故谨候气之所在而刺之，是谓逢时。"其指出了针刺时须候气逢时。

《内经》虽未明确提出"子午流注针法"，但候气逢时针刺和按时刺灸的论述，强调了时间在针灸治疗中的作用，将时间因素与针灸临床相结合。后世的各种时间针法，都是在《内经》理论的启示下逐渐发展起来的。五输穴与原穴理论也是子午流注理论的重要组成部分。五输穴理论起源于《内经》。《灵枢·九针十二原》云："所出为井，所溜为荥，所注为俞，所行为经，所入为合"，给出了五输穴的定义，《灵枢·本输》详细介绍了十一条经脉五输穴的穴名、定位及其五行属性。《灵枢·九针十二原》中记载了五脏及膏、肓的原穴："阳中之少阴，肺也，其原出于太渊，太渊二。阳中之太阳，心也，其原出于大陵，大陵二……膏之原，出于鸠尾，鸠尾一。肓之原，出于脖胦，脖胦一。"五输穴与原穴理论被后世子午流注学说所吸收，成为其重要组成部分。

此外，《难经》是在《内经》理论基础上继承发展而来的，也记载了诸多关于子午流注的内容，促进了后世子午流注针法理论体系的形成。《难经·七十四难》云："春刺井者，邪在肝；夏刺荥者，邪在心；季夏刺输者，邪在脾；秋刺经者，邪在肺；冬刺合者，邪在肾……四时有数，而并系于春、夏、秋、冬者也。针之要妙，在于秋毫者也。"其认为五输穴的属性与四季相合，提出四时刺五输法。《难经·七十难》云："春夏者，阳气在上，人气亦在上，故当浅取之；秋冬者，阳气在下，人气亦在下，故当深取之"，提出针刺深浅受四时的影响。《难经·七十难》云："春夏温，必致一阴者，初下针，沉之至肾肝之部，得气，引持之阴也。秋冬寒，必致一阳者，初内针，浅而浮之至心肺之部，得气，推内之阳也。是谓春夏必致一阴，秋冬必致一阳。"其指出当春夏气候温暖时，针刺需先深后浅，外引内部阴分至阳分。当秋冬气候寒冷时，针刺需先浅后深，内引外部阳分至阴分。《难经·七十二难》云："能知迎随之气，可令调之。"经脉中气血运行跟随时间不停变化，如气血运行至针刺部位，则更容易调气得气，更好发挥治疗作用，是子午流注针法治疗疾病的理论依据。《难经》提出了"子母补泻"理论。《难经·六十九难》云："经言虚者补之，实者泻之，不虚不实，以经取之，何谓也？然，虚者补其母，实者泻其子。"子母补泻理论被后世子午流注纳子法利用，成为其指导理论之一。《难经》在《内经》基础上发展了奇经八脉理论。《难经·二十七难》云："有阳维，有阴维，有阳跷，有阴跷，有冲，有督，有任，有带之脉。凡此八脉者，皆不拘于经，故曰奇经八脉也"，首次提出了"奇经八脉"的名称，为后世八脉交会穴理论提供了基础，后者又被灵龟八法与飞腾八法所继承和发展。东汉张仲景的《伤寒杂病论》传承发扬了《内经》《难经》的学术思想，并继承了"天人相应"的理论，其应用时间理论诊断疾病、判断病情发展和预测疾病转归，提出日月避灸刺法，认为人气随月相盈亏有逐日的变化，促进后世逐日选穴治疗的发展。东汉华佗认为养生需顺应自然界四时规律变化，在治疗上，主张气至而有效，注重候气。

三、成熟时期

晋代之后中医时间医学逐渐发展成熟。《周易参同契》首次提到"纳甲"一词，《针灸甲乙经》完善了五输穴理论，《无极图》《先天图》中的河图洛书，成为太极八卦的先导。在此期间《内经》建立起的中医理论体系进一步发展，时间医学开始应用于临床，孙思邈的《备急千金要方》《千金翼方》及王焘《外台秘要》等均提出日月变化、卫气沉浮和气血迟速的针灸禁忌。宋代干支象数学说兴盛，《圣济总录》认为节律可影响人体生理病理变化，首载 60 年运气图，将干支、运气作为诊断治疗疾病的首要因素，提出了治疗疾病前"必先岁气"。

金元时期，受到宋代干支象数学说兴盛的影响，产生了按照日时干支来推算针灸的经脉和穴位的方法，众多医家继承与发扬子午流注，推动了时间医学的发展，在这一时期子午流注逐渐应用到临床。何若愚著有《流注指微论》三卷和《流注指微针赋》，对子午流注已有论述，如"知本时之气开，说经络之流注"，构出了子午流注针法的概貌。阎明广以"河图"生成数及"五门十变"学说为基础，撰写《子午流注针经》三卷，将前人对子午流注的认识进行总结，记载了子午流注纳甲法，首次提出子午流注的名称，系统论述了子午流注的理论和方法，确立了子午流注针法的理论体系，是现存最早的子午流注专著。阎明广纳甲法吸收了贾氏《井荥六十首法》《黄帝内经素问》和《难经》等对子午流注的论述，建立了一种以日干为主，将十二经脉五输穴配属五行进行补泻的开穴方法。其开穴特点为在开五输穴时，阳经加开值日经的原穴，阴经不加开原穴。"气纳三焦"是指三焦经的五输穴及原穴全开；"血归包络"是指心包经的五输穴全开；无"他生我""我生他"之说；无合日互用之说，各时辰有穴可开就是开穴，无穴可开就是闭穴。

元代窦汉卿撰写《针经指南》，包括《标幽赋》和《流注通玄指要赋》。论述了八脉交会穴，又称"流注八穴"，为后世的灵龟八法、飞腾八法奠定了理论基础。《标幽赋》记载了子午流注的开穴方法和应用，即"一日取六十六穴之法，方见幽微；一时取一十二经之原，始知要妙""望不补而晦不泻，弦不夺而朔不济"。《标幽赋》明确提出了"五门"和"十干十变"，认为子午流注必须察其逆顺，强调时间规律，严格按时逐经取穴，并提到三种子午流注法：十二地支流注法、养子时刻法和阎氏流注法。《针经指南》详细论述了"八脉交会穴"的定位及主治，为灵龟八法理论奠定了基础。元代王国瑞《扁鹊神应针灸玉龙经》记载了飞腾八法，根据五门十变阴阳相合的理论，开创出逐日按时选用十二经原穴的开穴方法，形成了子午流注的另一支派。十二经纳地支法首见于《扁鹊神应针灸玉龙经》，创立地支十二属歌，该歌诀与现行十二经纳支歌内容相同。同时，子午流注的发展也离不开金元四大家，刘完素善用五运六气，重视时间的周期变动；朱丹溪强调因时制宜，把时间医学应用于疾病诊断当中；李东垣根据《素问·脏气法时论》中"合人形以法四时五行而治"等理论，提出"脏气法时升降浮沉补泻"；张从正用药时尤为重视季节的变化。子午流注针法、飞腾八法等时间针法的创立，标志着针灸的时间治疗学已经发展到一个新的阶段。所以说子午流注理论在《内经》时已萌芽，但完善是在金元时代。

明代是我国针灸学发展的鼎盛时期，针灸医家辈出，学术思想竞相争鸣。由于明代早期继续盛行理学，中期又形成王守仁的主观唯心主义学，因此五运六气仍很盛行，许多医家都有运气著作，并尝试用运气学说解释子午流注学说，这也在客观上促进了子午流注的发展。明代医家注重对子午流注针法的研究，因此是按时开穴法应用空前的鼎盛时期，子午流注针法的理论及应用都得到了很大的发展，其中诸多医家对子午流注针法理论进行重要论述。徐凤认为子午流注之法"虽《针灸四书》所载，尤且不全，还原返本之理，气血所纳之穴，俱隐而不具"；对阎明广的纳甲法进行修改，首次对"子午流注"之名称进行详细而明确解释，并对日、时取穴讲得非常具体，还自编歌诀"子午流注逐日按时定穴歌"，简明扼要，以便记忆，即时可用，促进了子午流注针法的推广；同时在王国瑞飞腾八法的基础上，将纳甲学说与流注八穴结合，创立了新的"灵龟八法"与"飞腾八法"，极大地促进了按时开穴的应用发展，堪称是按时取穴法之准绳，后世大多数医书的子午流注针法内容都是按徐凤的体系化裁而来。高武也是子午流注针法倡导者，公元 1529 年，其撰写《针灸聚英》，书中保留大量前代子午流注内容，将贾氏法、徐凤法及子午法皆收入书中，反映高武兼收并蓄的学术特点。他以《灵枢·小针解》"迎而夺之者，泻也。追而济之者，补也"和《难经》中"虚则补其母，实则泻其子"的原则，创立"十二经病井荥输经合补虚泻实法"，即子午流注针法的纳子法，总结了纳支法十二经的虚实补泻方法，形成了子午流注针法又一派系。原有的纳支法遇某一经病只能用一穴，高武能对某一经病根据虚实及时间不同选用两穴，更符合临床需要，并对纳甲法进行批评，认为其按时取穴"误人多"，主张按穴寻时法。

李梴《医学入门》中认为穴法、开阖、迎随和飞经走气为针刺的四大要素，在临床治病时需遵循"缓病必候开阖，急病不拘开阖"，为后世提出了"定时用穴"的原则。其所提出的夫妻母子合日互用取穴方法，不仅解决了纳甲法的开穴空缺问题，又扩展了纳甲法的开穴范围。吴崑《针灸六集》中记载按时开取十二经脉原穴的取穴方法，形成了子午流注针法的另一支派。杨继洲在《针灸大成》中将子午流注针法、灵龟八法和飞腾八法转载于卷五，收集了丰富的资料及医案。张景岳的《类经图翼》解决了十天干配合脏腑的问题，将徐凤"十二经纳天干歌"中的"三焦亦向壬中寄，包络同归入癸方"改为"三焦阳腑须归丙，包络从阴丁火旁"。张景岳认为，心包与心相表里，属丁火，三焦为相火，故应寄于小肠丙火，与君火心呈表里相配，其后清代医家陈修园、李学川等均赞同张景岳的思想。至明代，子午流注针法已日趋成熟，但从此之后，清代、民国时期，针灸学术逐渐衰落，子午流注针法的发展也逐渐停滞。

四、提高时期

清代、民国时期子午流注针法发展基本停滞，这一时期涉及子午流注针法内容的医籍较少，而且大多是对前代文献的整理，在子午流注针法理论方面未有较大突破。《凌门传授铜人指穴》收集了《标幽赋》、"十二经纳地支昼夜流注歌"、"六十六穴流注歌"和"十二经纳天干歌"等时间针灸的相关歌赋。清代吴谦编纂的《御纂医宗金鉴》是一部大型医学丛书，为当时的教学用书，其中《刺灸心法要诀》有八卷内容，大多记载了经穴位置、临床主病及刺灸方法，仅有"地支十二经流注歌""八脉交会八穴歌"两条有关时间针灸的记载，几乎没有涉及子午流注针法的内容。清代李学川编写的《针灸逢源·群书荟萃》中收录了前代各医家著作中有关子午流注针法的内容，编为"论子午流注法""流注时日""流注开阖"等篇。廖润鸿撰写的《针灸集成》，记载了《医学入门》中有关八法流注内容。

中华人民共和国成立后，中医受到了极大的重视，伴随着诸多促进中医发展政策的实施，中医与针灸事业逐渐走向了复兴与繁荣，中医针灸事业得到蓬勃发展，子午流注针法也受到众多学者的关注，数十年间发表了诸多相关论著，使子午流注针法在新时期得到快速发展，丰富了针灸理论和临床应用的内容。

1956 年吴棹仙在全国政协会议上向毛主席敬献《子午流注环周图》，让子午流注针法获得了更多的重视，对子午流注针法的推广普及作出了巨大贡献。1958 年吴棹仙编著的《子午流注说难》具有承前启后的历史作用。1957 年单玉堂的"一四二五三零规律"，解决了李梴未能解决的 24 个时辰闭穴的问题，可使 10 天 120 个时辰都有穴可开，对子午流注针法的发展运用作出了贡献。20 世纪 70 年代以后，子午流注针法的发展速度逐渐加快，这一时期举办了诸多学术会议，对古代文献中相关内容系统整理总结，吸取现代先进医学知识，扩展了子午流注针法的理论基础与临床应用。郑魁山的《子午流注与灵龟八法》将"六十花甲子"与纳甲法、纳子法和灵龟八法相结合，研制出"子午流注与灵龟八法临床应用盘"，极大地简便了临床实践，促进了子午流注与灵龟八法的发展。此外，还有许多对子午流注针法发展作出贡献的医家，如承淡安、刘冠军、曹欣荣、刘炳权、梅健寒、胡剑北、张国瑞和李磊等。同时，现代研究应用先进的科学技术，通过多种客观指标的变化来证明人体气血流注受不同时间阶段、昼夜更替、季节变化的影响，为子午流注针法的发展提供了科学依据。这一时期子午流注针法理论基础不断填充与扩展，形成了现代子午流注针法的基本理论体系。

第三节 子午流注针法的学习方法

子午流注针法的基本内容包括子午流注针法理论、子午流注针法推算和子午流注针法运用。

一、子午流注针法理论学习

子午流注针法理论尤为深奥，初学者不易掌握，其主要包括阴阳基础知识、五行基础知识、藏象基础知识、经络腧穴基础知识、天干基础知识和地支基础知识等。《扁鹊心书》引谚语云："学医不知经络，开口动手便是错。"因此，学习子午流注针法时，需要熟练地掌握十二正经与奇经八脉的循行路线。子午流注纳甲法所运用的腧穴，包括八脉交会穴及十二经脉的井、荥、输、经、合 60 个五输穴，加上六阳经的 6 个原穴，故需要掌握这些穴位的概念、五行属性、主治特点、定位及临床应用，打下坚实的基础。阴阳、五行、藏象等理论均为中医基础理论的重要组成部分，学习子午流注针法时，均需深入学习，加深理解。子午流注针法是千百年来应用于针灸治疗的古法之一，它注重于时间的规律，将人与自然视为一个整体，从天人合一的观点去配合人体气血周流的情况。因此，天干基础知识和地支基础知识显得尤为重要，首先掌握十天干、十二地支、十二经与阳历日时的相互配合关系，是学习子午流注针法的关键。

二、子午流注针法推算学习

子午流注针法是中医学中针灸学与时间医学的重要组成部分，但由于子午流注针法涉及烦琐的天干地支推算规律，给子午流注的学习带来了很大的困扰。子午流注针法推算需要掌握年、月、日、时干支推算的原理和方法，熟悉相关的地理学、天文学、历法学知识，运用现代科学技术的方法，进行推算或查询。所以学习和应用子午流注针法不可拘泥于机械的推算，应知常而达变，在全面继承子午流注针法学术思想的同时，结合当今科技发展，创新性地开展研究和应用。

三、子午流注针法应用学习

子午流注针法需综合运用上述的算法和知识，与临床实际相结合，灵活运用各种取穴方法进行治疗，从而达到治疗疾病的目的。在临床运用子午流注针法时，要熟练掌握开穴方法，但不能过度机械地固守子午流注针法的开穴方法，还要学会辨证，通过辨证论治确定疾病的病证属性，从而确定何穴当补、何穴当泻。此外，手法是取效的保障，子午流注针法的特点是按时开穴，某一时辰开穴正处于接受刺激的最佳状态，在这种状态下施针，运用适当的补泻手法，补虚泻实的效力可以数倍于平常，临床疗效也会非常显著。因此，在熟练掌握子午流注开穴方法的基础上学会辨证，练好手法，在实践中学习，做到早临床、多临床、反复临床，在日常中多实践，勤思考，才能扎实地掌握子午流注针法。

第一章　子午流注针法基础 ▷▷▷▷

第一节　时间医学基础

一、生物节律和生物钟

(一) 生物节律

随着人类对生物体生命现象的不断认识，人们发现在自然界中，从单细胞到高等动植物，以及人类的所有生命活动均存在着按照一定规律运行的、周期性的生命活动现象，且具有明显的节律性，因此人们将其称为生物节律。生物节律广泛存在于大自然中生物的生命活动中，是生物在其上亿年发生和进化过程中受环境变化的影响而逐渐形成的内源性与自然环境周期性变化相近似的节律性生命活动。生物节律是包括人类在内的所有生物的生命活动的基本特征之一。

人体存在多种生物节律，其中常见的生物节律有如下几种。

1. 日节律

日节律是指人体内存在着以太阳日为周期变化的生物节律。人体内的日节律不仅表现为人体的睡眠与觉醒交替，其他还包括血压、呼吸频率、心率、体温、激素、神经递质的分泌等生理活动均具有日节律；另外，人体的心理活动也具有明显日节律，例如情绪、学习与记忆等。根据生物日节律周期长短差异，又可将日节律分为昼夜节律、亚日节律及超日节律等。

(1) 昼夜节律

昼夜节律是存在于人体中接近24小时的内源性生物节律。人体的体温、血压、呼吸、心率、心排血量、外周血管阻力、肾小球滤过率、交感神经活性、电解质排泄、肾上腺皮质激素的分泌及活性等均呈昼夜节律关系。另有研究表明，人体的免疫系统亦有昼夜生理节律，血液内的白细胞计数及其细胞分类、血清白蛋白和球蛋白均存在昼夜波动。

同时，昼夜节律也影响着疾病的发生发展。据统计，脑梗死及哮喘最易发作的时间为凌晨，心肌梗死好发于上午，而心绞痛的发病高峰在下午，研究认为这可能是由于人体内儿茶酚胺的分泌、血压波动、血液黏度、血小板聚集和血纤溶系统活性存在昼夜节律的变化。躁狂型精神病、严重精神分裂症、癫痫等发作也有昼夜节律的规律。

(2) 亚日节律

亚日节律是指人体生物节律的周期大于28小时，也就是说其振荡频率低于1日，故将其称之为亚日节律。亚日节律是生物体在漫长的进化过程中，接受外界自然环境及社会环境的变化刺激并转化为自身固有的并存在于基因中以适应环境变化的生理节律。亚日节律根据其生物周期的长短又可分为近 3.5 日节律、近 7 日节律等。美国医生哈尔贝克通过检验尿中激素的含量，发现人体有明显的 7 日节律，人体生理上有 7 日节律，病理也能反映出 7 日节律。比如感冒一般痊愈的时间是 7 天，器官移植中令人棘手的排异现象也遵循着 7 天一个周期的规律；急性疾病要判断它是否转为亚急性或慢性，也常常是以 7 天为界限；肿瘤患者进行化疗，白细胞一般会在化疗后 7 天左右开始下降，14 天左右降到最低点，21 天左右又开始恢复上升。亚日节律广泛存在于机体的生理功能之中，人体的同一生理功能也可能同时存在多种亚日节律。

（3）超日节律

超日节律是指人体的生物节律周期小于 20 小时，也就是说其振荡频率大于 1 日，故将其称之为超日节律。超日节律也属于内源性节律，近半日节律属典型的超日节律，因其周期与潮汐的周期（12.4 小时）相近，故又称之为近潮汐节律，海洋生物的生理功能或行为活动，常表现为这种节律特征。其实，具有近潮汐节律的远不止海洋生物，人体的心率、血压、体温等均表现出潮汐节律。

2. 月节律

月节律是指人体内存在着接近以月为周期变化的生物节律，其周期为 25 ~ 35 天。人体中最为常见的是女性的月经活动，这是人体中最典型的月节律，也是最为直观的生物节律之一。另外，人体内的内分泌、血压和代谢均存在月节律。另有研究表明，人体情绪波动也会呈现出一月的规律性变化，每个人每个月都会有情绪高涨和低落的规律性改变。

3. 年节律

年节律是指人体内存在着接近以年为周期变化的生物节律，其周期为 305 ~ 425 天。年节律广泛存在于自然界中，被称为中国"第五大发明"的二十四节气反映了古人早就认识到自然界的季节变换、物候现象、气候变化具有年节律，植物的生根、发芽、开花、结果、落叶、枯萎，候鸟的冬去春来，都是自然界典型的年节律。

人体的某些生理变化也呈年周期节律。研究表明，人体激素随季节的变化而变化，变化幅度大约在百分之几，多数垂体激素在夏季达到高峰，而效应激素在冬季或春季达到高峰。某些慢性病的发生及病理变化亦具有年周期节律，据统计，精神疾病的发病多在 3、4、5 三个月，约占精神病总发病数的 70%。

（二）生物钟

生物钟又称生理钟，它是人体内的一种无形的"时钟"，实际上是人体生命活动的内在节律性，由人体体内的时间结构序所决定。生物钟系统控制和调节各种节律过程，维持生物体内环境的周期性振荡。生物钟的细胞学基础，是具有内源性振荡的自律性细胞。在这些自律性细胞中，含有在染色体上特殊定位的生物钟基因，以及由生物钟基因表达形成的相应氨基酸与蛋白质产物。这些产物之间相互作用，构成生物钟调节的分子学基础。

人体的各种生命活动（如体温变化、血压波动及睡眠觉醒行为等）几乎都受到生物钟的调控。人体生物钟包括了中央生物钟和外周生物钟。下丘脑的视交叉上核作为人体的中央生物钟，是人体内生物节律中枢，也是生物节律信号产生和输送的源头；外周生物钟则存在于其他脑区、全身外周组织与器官中。它们是生物长期进化过程中逐渐形成的以 24 小时为周期的相对独立的生物钟。其中，中央生物钟具有调控和协调外周生物钟保持同步运行的作用，因而被称为"主钟"。随着研究的不断深入，科学家发现人的机体内许多病理变化可能与生物钟紊乱有关，例如阿尔茨海默病、肿瘤、代谢性疾病等。

二、现代时间医学

（一）现代时间医学的概念

时间医学是研究机体的生理功能、病理变化、药理作用与生物周期的相互关系的一门学科，是现代医学与时间生物学相结合的产物。

时间生物学是时间医学的理论基础，是研究生物体的生命现象、组织及器官乃至单细胞的功能与时间的对应关系的一门学科。时间医学是将时间生物学的观点、原理和方法与临床医学相结合，用于诊断及治疗疾病的一门学科。

（二）现代时间医学的发展概况

人类对生物节律现象的认识源远流长，早在三千多年前，我国的古书上就有关于农作物及候鸟等生物活动与时间变化关系的记载与阐述。

古希腊哲学家亚里士多德两千多年前的著作中也有关于动物活动的时间周期性描述，西方医学之父希波克拉底发现季节的变化影响人体的生理功能，而某些疾病的发生具有明显的时间相关性。达尔文通过大量的实践，总结描述了生物体各种活动的时间节律，证实生物体的新陈代谢、分裂增生、衰老死亡都遵循特定的时间规律。意大利科学家散克托留斯通过三十多年的研究发现，人体的体重和尿液的浑浊度等存在着以月为周期的生物节律特点，证实了生物节律的存在并开创时间生物学的实验研究先河。

近现代，伴随着科学技术的高速发展，时间生物学及时间医学均得到了较大的发展。二十世纪初，科学家通过对动植物及人体的昼夜节律进行系统研究，证实生物体的昼夜生物节律普遍存在于从单细胞藻类到复杂高等动植物中，且这种生物节律属于内源性的。

20 世纪 50 年代，美国医学家哈尔贝克研究发现尿液中的激素水平具有明显的昼夜节律及七日节律，提出并创立了"时间医学"这一学科，并由此提出"时间生理学""时间病理学""时间药理学""时间治疗学"等概念，开创了时间医学发展的新局面。因此，哈尔贝克也被尊称为"时间医学之父"。

20 世纪 80 年代以来，时间医学的研究范围和内容不断扩展，已由单纯对生物个体现象的描述，逐渐深入到在细胞和分子水平上探索生物节律的内在调控机制。1984 年，美国科学家杰弗里·霍尔、迈克尔·罗斯巴什和迈克尔·扬首次成功地分离和鉴定了生物钟基因，证实在自然界生物体中广泛存在着一个时间机构系统，称之为生物钟系统，并由此系统控制和调节各种节律过程，维持生物体内环境的周期性振荡。2017 年，三位科学家因发现了调控昼夜节律的分子机制这一重大成果获诺贝尔生理学或医学奖。

（三）现代时间医学的应用

时间医学是一门新兴的生命科学领域交叉性学科，研究范围广泛，依据其研究内容已经形成了时间生理学、时间病理学、时间药理学、时间治疗学等多个学科门类。

1. 时间生理学

时间生理学研究生物体正常生命活动现象，以及各系统、组织、器官的功能与机体生物周期的相互关系。

2. 时间病理学

时间病理学研究疾病发病机制、发展规律与机体生物周期的相互关系。

3. 时间药理学

时间药理学研究药物的体内过程和药效作用与机体生物周期的相互关系。

4. 时间治疗学

时间治疗学依据时间生理学、时间病理学、时间药理学相关理论与观点，制定适宜的择时治疗方案，以达到预防和治疗疾病的最佳效果。

三、中医时间医学

（一）中医时间医学的概念和意义

中医时间医学的发展源远流长，早在三千多年前，中国先民就观察发现植物的物候、动物的生理活动或生活习性均具有昼夜节律及年节律。随着对人体生命活动及疾病的发生发展的进一步认识，古人发现人体的生理及病理活动与年、日的四时有着非常密切的关系，并在此基础上提出"天人相应""天人合一"的观点。《黄帝内经》中"人以天地之气生，四时之法成""人与天地相参也，与日月相应"思想，初步确立了中医时间医学的理论基础。《伤寒杂病论》将《黄帝内经》的时间医学理论应用于临床，总结了疾病发生、发展的时间规律，并对不同疾病提出了择时治疗的治疗原则。《子午流注针经》系统论述了子午流注针法的理论原则，从时间角度认识人体生命现象，认为人体的经脉气血流注随着时间的不同而有着盛衰开阖的变化，确立了按时日取穴的针灸施治原则，极大地推动了中医时间医学的发展。《本草纲目》专列《四时用药例》篇，指出临床用药"升降沉浮则顺之，寒热温凉则逆之"，成为后人按时用药的重要参考。

中医时间医学是在中医基础理论指导下，研究人体生理活动、病理变化与时间的关系，探讨时间在疾病发生、发展、诊断、治疗、预防中的意义和作用的一门学科，体现了中医学"天人合一"的整体观。

（二）中医时间医学的内容及其应用

1. 中医时间医学对人体生理的认识

中医学认为，人体的阴阳消长及转化、营卫气血的运行及盛衰均具有与自然界四时变换、昼夜交替相一致的时间节律。

（1）昼夜节律

1）阴阳的昼夜节律

人体阴阳的消长及转化具有与自然界昼夜时辰变化相一致的规律。《素问·生气通天论》曰："故阳气者，一日而主外，平旦人气生，日中而阳气隆，日西而阳气已虚，气门乃闭。"又如《灵枢·营卫生会》曰："日中而阳陇为重阳，夜半而阴陇为重阴。故太阴主内，太阳主外，各行二十五度，分为昼夜。夜半为阴陇，夜半后而为阴衰，平旦阴尽而阳受气矣。日中而阳陇，日西而阳衰，日入阳尽而阴受气矣。夜半而大会，万民皆卧，命曰合阴，平旦阴尽而阳受气，如是无已，与天地同纪。"阴阳消长及转化的昼夜节律维持着人体物质与功能的相对平衡，保证了生命活动的正常运行。

2）气机的昼夜节律

人体气机的昼夜节律指的是气机升降浮沉的昼夜变化规律。《医理真传》曰："人身之气机，日日从子时发起。子为一阳，故曰太阳，太阳如天之日，无微不照……夫人身一点元阳，从子时起渐渐而盛，至午则渐渐而衰，如日之运行不息。"总之，人体气机升降浮沉的昼夜节律为气机从夜半子时开始升起，至日中达到顶点，从日中午时开始沉降，至夜半达到极点。

3）卫气的昼夜节律

卫气为人体中饮食水谷所化生之精气，具有保卫肌表、抗御外邪的作用。卫气的运行总体具有昼行阳、夜行阴的规律。《灵枢·卫气行》曰："阳主昼，阴主夜。故卫气之行，一日一夜五十周于身，昼日行于阳二十五周，夜行于阴二十五周，周于五脏。"卫气的运行每日平旦时由睛明穴出，依次循行于足太阳经、手太阳经、足少阳经、手少阳经、足阳明经、手阳明经至目，夜间则由足少阴注入肾，依次注于心、肺、肝、脾，最后复归于肾。《灵枢·卫气行》曰："是故平旦阴尽，阳气出于目，目张则气上行于头，循项下足太阳，循背下至小指之端。其散者，别于目锐眦，下手太阳，下至手小指之间外侧。其散者，别于目锐眦，下足少阳，注小指次指之间。以上循手少阳之分侧，下至小指之间。别者以上至耳前，合于颔脉，注足阳明，以下行至跗上，入五指之间。其散者，从耳下下手阳明，入大指之间，入掌中。其至于足也，入足心，出内踝下，行阴分，复合于目，故为一周……阳尽于阴，阴受气矣。其始入于阴，常从足少阴注于肾，肾注于心，心注于肺，肺注于肝，肝注于脾，脾复注于肾，为周。"

4）十二经脉气血流注的昼夜节律

十二经脉的气血流注始于手太阴肺经，依次流注手阳明大肠经、足阳明胃经、足太阴脾经、手少阴心经、手太阳小肠经、足太阳膀胱经、足少阴肾经、手厥阴心包经、手少阳三焦经、足少阳胆经、足厥阴肝经，昼夜循行一周后复注于手太阴肺经。中国传统以十二个时辰来计算昼夜，以子、丑、寅、卯、辰、巳、午、未、申、酉、戌、亥十二地支来表示，中医学认为昼夜十二个时辰对应着人体中十二条经脉，不同的时辰经脉中的气血也有盛有衰，穴位有开有阖。《针灸大成》曰："肺寅大卯胃辰宫，脾巳心午小未中，申胱酉肾心包戌，亥焦子胆丑肝通。"这就是十二经脉气血的子午流注规律。

5）五脏精气活动的昼夜节律

昼夜分五时，即平旦、日中、日仄、下晡、夜半，五时分别对应肝、心、脾、肺、肾五脏，五行的状态各有不同，分为旺、相、休、囚、死，即"当令者旺，我生者相，生我者休，克我者囚，我克者死"。五脏的精气活动与五时的对应关系具有一定的昼夜节律，如肝气旺于平旦，休于日中，囚于日仄，死于下晡，相于夜半；心气旺于日中，休于日仄，囚于下晡，死于夜半，相于平旦。

（2）月节律

1）人体气血盛衰的月节律

中医学早在两千多年以前就已经观察到月相的周期变化对人体的气血盛衰有很大影响。《灵枢·岁露论》曰："人与天地相参也，与日月相应也。故月满则海水西盛，人血气积，肌肉充，皮肤致，毛发坚，腠理郄……至其月郭空，则海水东盛，人气血虚，其卫气去，形独居。"《素问·八正神明论》曰："月始生，则血气始精，卫气始行，月郭满，则血气实，肌肉坚；月郭空，则肌肉减，经络虚，卫气去，形独居。是以因天时而调气血也。"其说明了人体的气血盛衰有一个月周期变化，在朔月的时候，气血空虚，人体抵抗力弱；到了上弦月，气血逐渐旺盛；到了满月时，气血达到非常充实的时期，人体的抵抗力最强；以后便逐渐减弱，到了下弦，气血变弱；到了晦月，气血达到一个周期的最衰弱的程度。此后又渐渐回升，开始下一个周期。

2）女子经水的月节律

中医学很早以前就观察到女子经水具有时间规律，正如《素问·上古天真论》所说："女子七岁，肾气盛……二七而天癸至……月事以时下，固有子。"其后随着进一步观察发现，女子经水具有月节律。《本草纲目》曰："女子……以血为主。其血上应太阴，下应海潮。月有盈亏，潮有朝夕。月事一月一行，与之相符，故谓之月水、月信、月经。"《景岳全书》曰："女体属阴，其气应月，月以三旬而一盈，经以三旬而一至，月月如期，经常不变，故谓之月经，又谓之月信。"

（3）年节律

1）阴阳的年节律

伴随着自然界四季的轮回，人体的阴阳消长与转化亦呈现出与之相对应的年节律。《素问·厥论》曰："春夏则阳气多而阴气少，秋冬则阴气盛而阳气衰。"总之，人体阴阳的年节律规律为夏季阳气最为旺盛，冬季阴气最旺盛，春季为由阴转阳的季节，秋季为阳转阴的季节。

2）五脏精气活动的年节律

五脏精气的消长亦具有年节律，如心者通于夏气，故夏天心气始长；肺者通于秋气，则秋天肺气收敛；肝者通于春气，而春天肝气始生；肾者通于冬气，则肾气在冬天闭藏；脾者通于长夏，故气在长夏旺盛。木旺于春，休于夏，囚于长夏，死于秋，相于冬；火旺于夏，休于长夏，囚于秋，死于冬，相于春。

3）人体脉象的年节律

脉诊是中医"望、闻、问、切"四诊中重要的一环，中医可通过脉象掌握人体脏腑气血阴阳的状况，而人体的脉象也会随着四季的更替有着周期性的年节律。《素问·脉要精微论》曰："天地之变，阴阳之应，彼春之暖，为夏之暑，彼秋之忿，为冬之怒，四变之动，脉与之上下，以春应中规，夏应中矩，秋应中衡，冬应中权。"关于四季的脉象，《素问·脉要精微论》描述为："春日浮，如鱼之游在波；夏日在肤，泛泛乎万物有余；秋日下肤，蛰虫将去；冬日在骨，蛰虫周密，君子居室。"总之，由于自然界的季节气候有更替，五脏阴阳、精气盛衰的变化反映在人体的脉象上，也就出现了"春弦、夏洪、秋毛、冬石"的特点。

2. 中医时间医学对疾病发生、发展及转归的认识

中医学"天人相应"的观点不仅表现在人体的生理上，亦体现在疾病的发生、发展与转归等病理方面。《灵枢·顺气一日分为四时》曰："朝则人气始生，病气衰，故旦慧；日中人气长，长则胜邪，故安；夕则人气始衰，邪气始生，故加；夜半人气入藏，邪气独居于身，故甚也。"这说明人体阴阳消长变化的昼夜节律影响疾病的发生及其病理变化。《伤寒杂病论》曰"太阳病欲解时，从巳至未上"，反映了疾病转归的昼夜时辰规律。

生理状态下五脏的精气活动及盛衰盈亏均具有一定的节律，病理状态下五脏疾病的发生与变化亦具有相关的规律。如《素问·脏气法时论》曰："病在肝，愈在夏，夏不愈，甚于秋，秋不死，持于冬，起于春，禁当风。肝病者，愈在丙丁，丙丁不愈，加于庚辛，庚辛不死，持于壬癸，起于甲乙。肝病者，平旦慧，下晡甚，夜半静。"

五运六气学说是中医探讨自然变化的周期性规律及其对人体健康和疾病影响的一门学说，是中医基本理论的基础和渊源，承载着中医学"天人合一"思想的核心内涵。六气发病规律反映了中医学关于疾病发作的年节律。《儒门事亲》曰："初之气为病，多发咳嗽……二之气为病，多发风温风热……三之气为病，多发热……四之气为病，多发暑气、头痛……五之气为病，多发喘息、呕逆、咳嗽……终之气为病，多发风痰、风寒湿痹。"

3. 中医时间医学在疾病治疗上的应用

"因时制宜"是"三因制宜"的重要组成部分，指的是治疗疾病要根据不同季节气候特点以制定适宜的治疗方法和原则。《素问·五常政大论》曰："故治病者，必明天道地理，阴阳更胜，气之先后，人之寿夭，生化之期，乃可以知人之形气矣。"又如《素问·八正神明论》云："是以因天时而调血气也。"

（1）依据阴阳的时间节律调和阴阳

在生理上，人体内的阴阳具有与自然界相一致的昼夜及年节律；在治疗上，亦可以依据阴阳的节律调和阴阳。阳虚或阴盛病证宜应用温补阳气的方法，治疗时机应为清晨或上午；阴虚或阳亢病证宜应用滋养阴血的方法，其治疗时机应在下午或夜间；滋阴潜阳的安神药物应在夜间服用。春夏因阳气旺盛慎用温热，秋冬因阴寒内盛慎用寒凉，但对"能夏不能冬"的阳虚阴盛者，夏不避温热，夏用温热之药培其阳，则冬不发病；对"能冬不能夏"的阴虚阳亢者，冬不避寒凉，冬用凉润之品养其阴，则夏日病减。

（2）依据五脏精气活动的时间节律调治五脏

我国古代对一年季节的划分有四季和五季两种方法。因人体有五脏，故常用五脏与五季相对应来说明人体五脏的季节变化。《素问·脏气法时论》就是以肝主春、心主夏、脾主长夏、肺主秋、肾主冬来分别对应的，一方面说明在对应季节本脏易于发病，另一方面在对应季节调治本脏可起到比其他季节更好的作用。

在药物的选择上，应充分考虑五味与五脏及五脏与五季的对应关系、五脏生克关系。正如《备急千金要方》云："春省酸增甘，以养脾气；夏省苦增辛，以养肺气；秋省辛增酸，以养肝气；冬省咸增苦，以养心气。"

（3）依据十二经脉气血流注的时间节律通调经络气血

在昼夜之中，机体内的气血依时流注，十二经脉气血各有盛衰之时，中医学将其称之为十二经脉的气血流注规律。《灵枢·卫气行》曰："是故谨候气之所在而刺之，是谓逢时。病在于三阳，必候其气在于阳而刺之；病在于三阴，必候其气在阴分而刺之。"《灵枢·四时气》云："按其所过之经以调之。"因此，依据十二经脉的气血流注规律，在不同时辰内推算脏腑的气血盛衰情况，按照虚补实泻的治疗原则，按时取穴治疗，可起到通调经络气血的作用。

第二节 中医学基础

一、阴阳学说

（一）阴阳的基本概念

阴阳，指事物或事物之间相互对立的两种基本属性，既可标示一事物内部相互对立的两个方面，又可标示相互对立的两种事物或现象。应用阴阳学说分析事物和现象，凡是具有对立相反又相互关联的事物和现象或一事物内相互对立的两个方面，都可用阴阳来概括。如以天地而言，则天为阳，地为阴；以人而言，则男为阳，女为阴；以气血而言，则气为阳，血为阴等（表1-1）。

表1-1 阴阳属性归类表

属性	空间	时间	季节	温度	湿度	重量	亮度	事物运动状态		
阳	上/外	昼	春/夏	温热	干燥	轻	明亮	上升	动、兴奋、亢进	
阴	下/内	夜	秋/冬	寒凉	湿润	重	晦暗	下降	静、抑制、衰退	

（二）阴阳的特征

阴阳具有普遍性、关联性、规定性和相对性的特征。

1. 阴阳的普遍性

世界上很多事物和现象都存在正反两个方面，皆可用阴阳来标示。如天阳地阴、日阳月阴、夏阳冬阴、火阳水阴、男阳女阴等。

2. 阴阳的关联性

阴阳所概括的一对事物或现象应是共处于统一体中，或一事物内部对立的两个方面，都是既相对立又相互关联的两个方面，如空间的上与下、内与外，时间的春夏与秋冬、昼与夜，温度的寒与热，生命物质的气与血等。

3. 阴阳的规定性

阴阳学说对阴阳各自属性有着明确的规定，具有不可反称性。如光明、温暖、向上、趋外、兴奋、发散等，是阳的特性；晦暗、寒冷、向下、内收、沉静、凝聚等，是阴的特性。

4. 阴阳的相对性

相对性指事物阴阳属性并不是一成不变的。

阴阳属性可以互相转化。在一定条件下，事物的阴阳属性可以发生相互转化，阴可以转化为阳，阳也可以转化为阴。如寒证和热证的转化：属阴的寒证在一定条件下可以转化为属阳的热证；属阳的热证在一定条件下也可以转化为属阴的寒证。

阴阳之中复有阴阳，即阴中有阳，阳中有阴。阴阳双方的任何一方又可以再分阴阳，如昼为阳，夜为阴。白昼的上午与下午相对而言，则上午为阳中之阳，下午为阳中之阴；夜晚的前半夜与后半夜相对而言，则前半夜为阴中之阴，后半夜为阴中之阳。

阴阳属性随比较对象而变。事物的阴阳属性是通过对立双方比较而划分的。若比较的对象发生了改变，事物的阴阳属性可随之发生改变。如100℃与50℃的水，100℃属阳，50℃属阴；而50℃与0℃相比较，则50℃属阳，0℃属阴。

（三）阴阳学说的基本内容

阴阳学说是以阴阳的对立统一和相互作用阐释宇宙间万物的生成、发展和变化的根本规律，其基本内容包括阴阳交感、阴阳对立、阴阳互根、阴阳消长、阴阳转化、阴阳自和六个方面。

1. 阴阳交感

阴阳交感，指阴阳二气在运动中相互感应而交合的相互作用。阴阳交通相合，彼此交感相错，是宇宙万物赖以生成和变化的根源。阳气升腾而为天，阴气凝聚而为地。天气下降，地气上升，天地阴阳二气相互作用，交感合和，产生万物。

2. 阴阳对立

阴阳对立，指阴阳"一分为二"，即对立、相反的关系，是事物或现象固有的属性。如天与地、日与月、水与火、男与女、寒与热、动与静、上与下、左与右等。

3. 阴阳互根

阴阳互根，指相互对立的阴阳两个方面，具有相辅相成、相互依存的关系。相辅相成是指相互对立的阴阳双方中的任何一方都包含着另一方，即阴中有阳，阳中有阴。互相依存即阳的根本在阴，阴的根本在阳，双方互为存在的前提。互为根本的阴阳双方具有相互资生、促进和助长的作用。

4. 阴阳消长

阴阳消长，指阴阳双方不是静止不变的，而是处于不断的消减和增加的运动变化之中，可表现为阴阳互为消长。由于阴阳相互制约，阳长制约阴则阴消，阴长制约阳而阳消；若阳消而对阴的制约减弱则阴长，阴消对阳的制约减弱则阳长。如一年四季的气候变化，从冬季寒冷，至春天温暖，再到夏天暑热，气候从寒冷逐渐转暖变热，即是"阳长阴消"的过程；由夏季暑热，到秋天凉爽，及至冬季寒冷，气候由炎热逐渐转凉变寒，这是"阴长阳消"的过程。亦可表现为阴阳同消同长，其表现形式有二：一是此长彼长，是阴阳之间出现某一方增加而另一方亦增加，即阴随阳长或阳随阴长；二是此消彼消，是阴与阳之间出现某一方消减而另一方亦消减，即阴随阳消或阳随阴消。如四季气候变化，随着春夏气温的逐渐升高而降雨量逐渐增多，随着秋冬气候的转凉而降雨量逐渐减少，即是阴阳同长与同消的消长变化。

5. 阴阳转化

阴阳转化，指事物的阴阳属性在一定条件下可以向其相反的方向转化，即属阳的事物可以转化为属阴的事物，属阴的事物可以转化为属阳的事物。如急性热病中，患者出现高热、面红、咳喘、气粗、烦渴、脉数有力等实热性表现，属阳证；邪热极盛，正气大伤，突然出现面色苍白、四肢厥冷、精神萎靡、脉微欲绝等虚寒性表现，属阴证。

6. 阴阳自和

阴阳自和，指阴阳双方自动维持和自动恢复其协调稳定状态的能力和趋势。阴阳自和，是相对的、动态的平衡，阴阳双方在交互作用中处于大体均势的状态，即阴阳协调和相对稳定状态。阴阳双方以对立制约与互根互用为基础，在一定限度内消长和在一定条件下转化的运动变化，维持阴阳平衡状态。

（四）阴阳学说在中医学中的应用

中医学运用阴阳学说，以辨证思维指导对具体事物的认识，阐明生命的形体结构、功能活动、病理变化、临床诊断、疾病防治及养生康复等，奠定了中医学理论体系的基础。

二、五行学说

（一）五行的基本概念

五行，即木、火、土、金、水五类物质属性及其运动变化。"五"，指由宇宙本原之气分化的构成宇宙万物的木、火、土、金、水五类物质属性；"行"，指运动变化。

五行学说是以木、火、土、金、水五类物质属性及其运动规律来认识世界、解释世界和探求宇宙变化规律的世界观和方法论（表1-2）。

表1-2　事物五行属性归类表

自然界						五行	人体					
五味	五色	五化	五气	五方	五季		五脏	五腑	五官	五体	五志	五液
酸	青	生	风	东	春	木	肝	胆	目	筋	怒	泪
苦	赤	长	暑	南	夏	火	心	小肠	舌	脉	喜	汗
甘	黄	化	湿	中	长夏	土	脾	胃	口	肉	思	涎
辛	白	收	燥	西	秋	金	肺	大肠	鼻	皮毛	悲	涕
咸	黑	藏	寒	北	冬	水	肾	膀胱	耳	骨	恐	唾

（二）五行的特性

"木曰曲直"：曲，屈也，弯曲；直，伸也，伸直。曲直，指树木枝条具有生长、升发、柔和，能屈能伸的特性。引申为凡具有生长、升发、条达、舒畅等类似性质或作用的事物和现象，归属于木。

"火曰炎上"：炎，炎热、光明；上，上升、升腾。炎上，指火具有炎热、上升、光明的特性。引申为凡具有炎热、升腾、光明等类似性质或作用的事物和现象，归属于火。

"土爰稼穑"：爰，通"曰"；稼，种植谷物；穑，收获谷物。稼穑，泛指人类种植和收获谷物的农事活动。引申为凡具有承载、受纳、生化等类似性质或作用的事物和现象，归属于土。

"金曰从革"：从，顺也；革，变革。从革，指金具有顺从变革、刚柔相济之性。引申为凡具有沉降、肃杀、收敛、变革等类似性质或作用的事物和现象，归属于金。

"水曰润下"：润，即滋润、濡润；下即向下、下行。润下，指水具有滋润、下行的特性。引申为凡具有滋润、下行、寒冷、闭藏等类似性质或作用的事物和现象，归属于水。

（三）五行学说的基本内容

五行学说的基本内容包括五行生克制化的正常规律和五行生克的异常变化两个方面。

1. 五行生克制化

五行生克制化，是在正常状态下五行系统所具有的自我调节机制。由于五行之间存在着相生、相克与制化的关系，从而维持五行系统的平衡与稳定，促进事物的生生不息。

五行相生的规律：木生火，火生土，土生金，金生水，水生木。在五行相生关系中，任何一行都具有"生我"和"我生"两方面的关系。《难经》将此关系比喻为母子关系："生我"者为母，"我生"者为子。以火为例，木生火，故"生我"者为木，木为火之母；火生土，故"我生"者为土，土为火之子。

五行相克的规律：木克土、土克水、水克火、火克金、金克木。在五行相克关系中，任何一行都具有"克我"和"我克"两方面的关系。《内经》把相克关系称为"所胜""所不胜"关系："克我"者为我"所不胜"，"我克"者为我"所胜"。如以木为例，由于木克土，故"我克"者为土，土为木之"所胜"；由于金克木，故"克我"者为金，金为木之"所不胜"。

五行制化的规律：五行中一行亢盛时，必然随之有制约，以防止亢而为害；一行相对不及时，必然随之有相生，以维持生生不息。如木生火，火生土，而木又克土；火生土，土生金，而火又克金；土生金，金生水，而土又克水；金生水，水生木，而金又克木；水生木，木生火，而水又克火。如此循环往复（图1-1）。

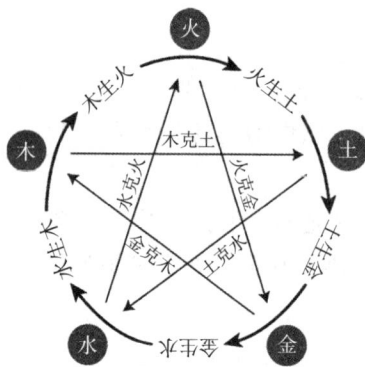

图1-1 五行制化示意图

2. 五行生克异常

五行生克异常，是指五行生克关系出现异常，从而导致五行系统的平衡被打破，从而出现五行母子相及与相乘相侮。

五行母子相及，属于五行相生关系的异常变化，包括母病及子和子病及母两种情况。如肾病及肝，即属母病及子。临床常见的水不涵木证，即先有肾水（阴）不足，不能涵养肝木，导致肝阴不足；肝肾阴虚，阴不制阳，进而导致肝阳偏亢。如心病及肝的病机传变，即属子病及母。临床可见由于心血不足累及肝血亏虚，而致心肝血虚证；由于心火旺盛引动肝火，而致心肝火旺证等。

五行相乘相侮，属于五行相克关系的异常变化，包括相乘和相侮两种情况。相乘指五行中所不胜一行对其所胜一行的过度制约或克制。可表现为木乘土，土乘水，水乘火，火乘金，金乘木。相侮指五行中所胜一行对其所不胜一行的反向制约和克制。可表现为木侮金，金侮火，火侮水，水侮土，土侮木。导致五行相乘和相侮的原因都有"太过"和"不及"两种情况。如有太过导致的相乘"木旺乘土"（即肝气犯脾）和不及所致的相乘"土虚木乘"（即脾虚肝乘）两种情况。如当木气过于亢盛，其所不胜一行的金不仅不能克木，反而受到木的欺侮，导致"木亢侮金"。当木气过度虚弱，则所胜一行的土会因木的衰弱而反向制约，导致"木虚土侮"。

（四）五行学说在中医学中的应用

中医学应用五行学说，阐释构建天人相应的系统结构、五脏系统之间的生理病机联系，说明内脏疾病的传变，指导疾病诊断和防治及养生康复等，是研究多元关系的主要思维方法之一。

三、藏象学说

"藏"指藏于体内的内脏，"象"指表现于外的生理、病理现象。藏象包括各个内脏实体及其生理活动和病理变化表现于外的各种征象。藏象学说是研究人体各个脏腑的生理功能、病理变化及其相互关系的学说。它是在历代医家医疗实践的基础上，在阴阳五行学说的指导下，概括总结而成的，是中医学理论体系中极其重要的组成部分。

脏腑根据功能特点分为五脏、六腑、奇恒之腑。五脏，即肝、心（含心包）、脾、肺、肾；六腑，即胆、小肠、胃、大肠、膀胱、三焦；奇恒之腑，包括脑、髓、骨、脉、胆和女子胞。

五脏的功能特点是化生和贮藏精气；六腑的功能特点是受盛和传化水谷；奇恒之腑，指这一类腑的形态及生理功能有异于"六腑"，不与水谷直接接触，而是一个相对密闭的组织器官，而且还具有类似于脏的贮藏精气的作用，因而称为奇恒之腑。脏腑在相互依存、互相制约的情况下，各司其职，共同构成一个完整的机体，不但在人体内部脏与脏、腑与腑之间相互联系，脏腑之间互为表里，而且与外界自然环境的变化、四时气候的转移、精神活动等方面，都是息息相关、互为影响的。

（一）五脏的主要生理功能与系统连属

五脏，是肝、心（含心包）、脾、肺、肾的合称。五脏代表的五个生理功能系统在脏腑、形体、官窍之间通过经络相互沟通联络，功能上相互配合，病理上相互影响，并非彼此孤立，而是密切联系，相互促进又相互制约，以维持整体功能的协调平衡。

1. 肝

肝位于横膈之下，右胁之内。肝为魂之处，血之藏，筋之宗。肝五行属木，主动，主升，与胆相表里。

（1）肝的主要生理功能

1）主疏泄

疏，即疏通；泄，即发泄、升发。肝主疏泄，是指肝具有疏通全身气机，使之调畅的功能。肝的疏泄功能，主要表现在以下三个方面。

①调畅气机：气机，即气的升降出入运动。机体的脏腑、经络、器官等的活动，全赖于气的升降出入运动。肝的疏泄功能对气机起着疏通作用，肝的疏泄功能正常，则气机调畅，周身各组织器官的生理活动就正常。如果肝失疏泄，气机不调，就可引起情志

异常变化，主要表现在抑郁和亢奋两个方面。肝气抑郁，可见心情不舒，闷闷不乐，多愁善虑，则出现胸胁、两乳和少腹等部位的胀痛不适等；肝气亢奋，可见性情急躁、易怒、烦躁不安、头目胀痛等症。

②促进脾胃的运化功能：脾胃是人体的主要消化器官，而肝主疏泄，对脾胃的消化起着协助作用，即肝具有促进消化吸收的功能。肝促进脾胃的运化功能，一方面是肝能疏通气机，促进脾胃之气的调畅，以维持其升清与降浊，从而保证正常的消化吸收功能。另一方面是肝能分泌与排泄胆汁，有助于脾胃的消化吸收功能。若肝失疏泄影响到胆汁的分泌与排泄，就可以出现胁肋胀痛、黄疸、食欲不振等症。

③调畅情志：情志活动，是属于心主神明的生理功能，但亦与肝的疏泄功能密切相关。这是因为正常的情志活动，主要依赖于气血的正常运行，情志异常对机体生理活动的重要影响也在于干扰正常的气血运行。气机调畅，则情志活动舒畅，心情开朗，乐观愉快，肝的疏泄功能正常，既不易怒，也不易郁。

此外，妇女的排卵和月经来潮、男子的排精，与肝的疏泄功能也有密切关系。

2）主藏血

肝藏血是指肝有贮藏血液和调节血量的生理功能。肝脏是人体贮藏血液的主要器官，犹如血库一样。在正常情况下，人体的血液运行不息，但肝必须储存一定量的血液，以备人体在特殊情况下（大量失血、剧烈运动及情绪激动时）的急需，以及制约肝的阳气升腾，勿使过亢，以维护肝的疏泄功能，使之冲和条达。

肝的藏血功能失常，一般可表现为两个方面。一是藏血不足，即肝血不足。由于肝血虚少，不能供给人体正常的血需求，可出现头晕目眩、四肢乏力等症。二是藏血失职，即肝不藏血，可以出现吐血、衄血，女性月经量多，甚至发生崩漏等多种出血症。此外，藏象学说中还有"肝藏魂"之说。肝的藏血功能正常，则魂有所舍。若肝血不足，心血亏损，则魂不守舍，可见惊骇多梦、卧寐不安、梦游、梦呓，以及出现幻觉等症。

（2）系统连属

1）在志为怒

藏象学说认为，外界信息引起人的情志变化，是由五脏的生理功能所化生，故把喜、怒、忧、思、恐称作五志，分属于五脏。肝在志为怒，怒是人们在情绪激动时的一种情志变化。怒对于机体的生理活动来说，一般属于不良刺激，可使气血上逆，阳气升泄。由于肝主疏泄，阳气升发，为肝之用，故肝在志为怒。

2）在液为泪

肝开窍于目，泪从目出。泪液有濡润眼睛、保护眼睛的功能。如肝的阴血不足时两目干涩，实际上即是泪液的分泌不足。如肝经湿热，可出现目眵增多、迎风流泪等症。

3）在体合筋，其华在爪

筋即筋膜，附着于骨而聚于关节，是联结关节、肌肉的一种组织。因全身筋膜有赖于肝血的滋养，肝的阴血不足，筋失所养，可出现手足震颤、肢体麻木、屈伸不利等症。爪，即爪甲，包括指甲和趾甲，乃筋之延续，故称"爪为筋之余"。肝血充足，则爪甲坚韧明亮，红润光泽；若肝血不足，则爪甲薄，枯而色夭，甚则变形脆裂。

4）在窍为目

目又称"精明"，是视觉器官。肝的经脉上联于目系，目有赖于肝气之疏泄和肝血的营养，故肝开窍于目。

2. 心

心居于胸腔，膈膜之上，圆而尖长，形似倒垂的未开莲蕊，有心包卫护于外。心为神之居、血之主、脉之宗，在五行属火，起着主宰生命活动的作用，与小肠相表里。

（1）心的主要生理功能

1）主血脉

心主血脉，包括主血和主脉两个方面，人体的血液运行于脉管之中，而依赖于心脉的搏动才能循环不息，发挥濡养的作用。"心主血，血之行身，通遍经络，脏腑循环"。所以血液循环的原动力是心脏。心脏的正常搏动，有赖于心气、心阳的推动和温煦，以及心血、心阴的营养和滋润，从而维持正常的心力、心率和心律，保证血液在脉内的正常运行。如心气、心阳不足，可见血色无华、脉象细弱无力等。

2）主神志

心主神志，即"心主神明"，或称"心藏神"。广义的神是指整个人体生命活动的外在表现，如整个人体的形象，以及面色、眼神、言语、应答、肢体活动等。狭义的神是心所主之神，包括思维、意识和情态活动等。人的精神活动是大脑的生理功能，即大脑对外界事物的反映。这早在《内经》已有明确的论述，并把它归属于心。所以说，"任物者谓之心"。任，有担任、接受的意思，即具有接受外来信息的功能。古人之所以把心称作"五脏六腑之大主"，是与心主神明的功能分不开的。故人的精神意识思维活动虽可分属于五脏，但主要归属于心主神明的生理功能。

藏象学说认为心主神明首先主要依赖于心血与心阴的作用，血与阴都有滋养心神的功能；其次，与心气、心阳亦有关，气与阳对心神起着鼓动和振奋的作用，也即推动作用。如心血不足，血不养心，可以导致心神不安，出现心悸、失眠、多梦等症。

（2）系统连属

1）在志为喜

心在志为喜，是指心的生理功能和精神情志的"喜"有关。由于心为神明之主，不仅喜伤心，而且五志过极，均会损伤心神。

2）在液为汗

汗液是津液通过阳气的蒸腾气化后，从玄府（汗孔）排出的液体。汗液的排泄，还有赖于卫气对腠理的开阖作用。腠理开，则汗液排泄，腠理闭，则无汗。由于汗为津液所化生，血与津液又同出一源，因此，有"汗血同源"之说。而血又为心所主，故有"汗为心之液"之称。

3）在体合脉，其华在面

心合脉，指全身的血脉都属于心。其华在面，指心的生理功能是否正常，可以显露于面部的色泽变化。

4）在窍为舌

心开窍于舌，是指舌为心之外候，又称舌为"心之苗"。舌的功能是主司味觉和表达语言。由于舌面无表皮覆盖，血管又极其丰富，因此，从舌质的色泽可以直接察知气血的运行和判断心主血脉的生理功能。心的功能正常，则舌体红活荣润，柔软灵活，味觉灵敏，语言流利。若心有病变，可从舌上反映出来。如心的阳气不足，则舌质淡白胖嫩；心火上炎则舌红，甚至生疮等。

附：心包

心包，又称心包络、膻中，是心脏外面的包膜，有保护心脏的作用。在经络学说中，手厥阴心包经与手少阳三焦经互为表里，故心包属脏。古代医家认为，心为人身之君主，不得受邪，所以若外邪侵心，则心包当先受病，故心包有"代心受邪"之功用。《灵枢·邪客》说："心者……邪弗能容也，容之则心伤，心伤则神去，神去则死矣。故诸邪之在于心者，皆在于心之包络。"明清温病学派受"心不受邪"思想的影响，将外感热病中神昏谵语等心神失常的病理变化，称之为"热入心包"或"痰热蒙蔽心包"。实际上，心包受邪所出现的病证，即是心的病证。心与其他脏腑一样，亦可受邪气侵袭。

3. 脾

脾位于中焦，在左膈之下。脾与胃同居中焦，脾胃均为消化系统的主要脏器，机体的消化运动，主要依赖于脾和胃的生理功能。机体生命活动的持续和气血津液的生化，都有赖于脾胃运化的水谷精微，因而称脾胃为气血生化之源，"后天之本"。脾在五行属土，五色主黄色，与胃相表里。

（1）脾的主要生理功能

1）主运化

运，转运输送；化，消化吸收。脾主运化，是指脾具有把水谷（饮食物）化为精微，并转输至全身的生理功能。脾的运化功能可分为运化水谷和运化水液两个方面。

运化水谷，即是对饮食物的消化和吸收。饮食入胃后，对饮食物的消化和吸收实际上是在胃和小肠内进行的。但是，必须依赖于脾的运化功能，才能将水谷化为精微。同样，也有赖于脾的转输和散精功能，才能把水谷精微灌溉四旁和布散全身。脾运化水谷功能正常，才能化生精、气、血、津液，提供足够的养料，使脏腑、经络、四肢百骸，以及筋肉皮毛等组织得到充分的营养。

运化水液，是指对水液的吸收、转输和布散作用，是脾主运化的一个组成部分。饮食物中吸收的营养物质多属液态物质，运化水液即是将被吸收的水谷精微中多余的水分及时地转输于肺和肾，通过肺、肾的气化功能，化为汗和尿排出体外。因此，脾运化水液功能健旺，则水液在体内运行正常。反之，脾运化水液功能减退，可导致水液在体内停滞，而产生湿、痰、饮等病理产物，甚则导致水肿。

2）主升清

升清是脾运化的功能特点，即指脾气以升为顺。"清"是指水谷精微等营养物质，"升清"即是指水谷精微等营养物质的吸收和上输于心、肺、头目，通过心肺的作用化生气血，以营养全身。若脾气不能升清，则水谷不能运化，气血生化无源，可出现神疲无力、头目眩晕、腹胀、泄泻等症。脾气（中气）下陷，则可见久泄脱肛，甚则内脏下垂等病证。

3）主统血

脾统血，是指脾有统摄、控制血液在经脉中运行，防止溢出脉外的功能。脾统血的作用是通过气摄血来实现的。脾气健运，气血生化有源，则气固摄血液的功能得以正常发挥，血液不至于溢出脉外而发生出血。反之，若脾不统血，脾气固摄血液的功能减弱，则可使血溢出脉外而见各种出血，如便血、尿血、崩漏等。

（2）系统连属

1）在志为思

思，即思考、思虑，是人体精神意识思维活动的一种状态。正常的思考问题，对机体的生理活动并无不良影响，但在思虑过度、所思不遂等情况下，就能影响机体的正常生理活动，常能导致不思饮食、脘腹胀闷、头目眩晕等症。

2）在液为涎

涎为口之津，是唾液中较清稀的部分。涎具有保护口腔黏膜、润泽口腔的作用，在进食时分泌增多，有助于饮食物的吞咽和消化。脾胃功能正常，涎液上行于口，不溢于口外。若脾胃不和，则往往导致涎液分泌急剧增加，而发生口涎自出。

3）在体合肌肉，主四肢

脾主全身之肌肉，这是指由于脾胃为气血生化之源，全身的肌肉都需要依靠脾胃所运化的水谷精微来营养，才能发达、丰满、健壮。如脾胃的运化功能障碍，则肌肉瘦削，萎软无力。四肢与躯干相对而言，是人体之末，故又称"四末"。人体四肢生理活动正常，同样有赖于脾胃运化的水谷精微等营养正常输布。

4）在窍为口，其华在唇

脾开窍于口，口腔是消化道的最上端。开窍于口，系指饮食口味等与脾运化功能有密切关系。若脾失健运，则可出现口淡无味、口甜、口腻等口味异常的感觉，从而影响食欲。口唇的色泽与全身的气血是否充盈有关。脾胃为气血生化之源，所以口唇的色泽正常，不但反映全身气血状况，而且反映脾胃运化水谷精微的功能正常。

4. 肺

肺位于胸腔，左右各一。由于肺的位置最高，故称"华盖"。因肺叶娇嫩，不耐寒热，易被邪侵，故又称其为"娇脏"。肺为魄之处、气之主，在五行属金，与大肠相表里。

（1）肺的主要生理功能

1）主气、司呼吸

肺主气的功能包括主一身之气和呼吸之气。

肺主一身之气，是指一身之气都归属于肺，由肺所主。肺主一身之气，首先体现于气的生成方面，特别是宗气的生成，主要依赖肺吸入的清气与脾胃运化的水谷精气相结合。因此，肺的呼吸功能健全与否，直接影响着宗气的生成，也影响着全身之气的生成。其次，肺主一身之气，还体现于对全身的气机具有调节作用。

肺主呼吸之气，指肺又是体内外气体交换的场所，通过肺的呼吸，吸入自然界的清气，呼出体内的浊气，实现了体内外气体的交换。通过不断的呼浊吸清，吐故纳新，促进气的生成，调节气的升降出入运动，从而保证了人体新陈代谢的正常进行。

2）主宣发和肃降

所谓"宣发"，即是使肺气向上和向外周的布散。宣发主要有三个方面：一是通过气化，呼出体内浊气；二是把脾转输的精液和水谷精微布散全身；三是宣发卫气，将代谢后的精液化为汗液排出体外。"肃降"是使肺气向下通降和使呼吸道保持洁净的作用，也有三个方面：一是吸入清气；二是吸入之清气和由脾转输的津液及水谷精微向下布散；三是清除呼吸道的异物。

宣发与肃降是相反相成的矛盾运动，生理情况下必须保持协调的关系，才能使气道通畅，呼吸调匀，体内外气体得以正常交换。如果二者的作用失常，失去相互协调的关系，就会发生"肺气不宣"或"肺失肃降"的病变，出现咳嗽、气喘等症。

3）通调水道

通，即疏通；调，即调节。水道是水液运行和排泄的通道。肺的通调水道功能是指肺的宣发和肃降对体内水液的输布、运行和排泄起着疏通和调节作用。肺的宣发作用调节汗液的排泄，肺气肃降将吸入之清气下纳于肾，而且体内的水液不断地向下输送，之后生成尿液而排出体外，均有赖于通调水道的功能。

4）朝百脉，主治节

朝，即聚会的意思，肺朝百脉，即是指全身的血液都通过经脉而聚会于肺，通过肺的呼吸，进行气体交换，然后再输布全身。治节，即治理、调节之意。肺的治节作用主要体现在四个方面：一是肺主呼吸，调节呼吸运动；二是肺主一身之气，调节全身气机的升降出入运动；三是助心行血，调节血液的运行；四是主宣发肃降，调节津液代谢。因此，全身气、血、津、液运行的调节均有赖于肺，肺主治节实际上是对肺的主要生理功能的高度概括。

（2）系统连属

1）在志为忧

以五志分属五脏来说，则肺在志为忧。忧和悲的情志变化，虽略有不同，但其对人体生理活动的影响是大体相同的，故忧和悲同属肺志。忧愁和悲伤情绪易使气不断消耗，由于肺主气，所以悲忧易伤肺。反之，肺功能下降时，机体对外来非良性刺激的耐受性就会下降，而易产生悲忧的情绪变化。

2）在液为涕

涕是由鼻黏膜分泌的黏液，并有润泽鼻窍的功能。若肺寒，则鼻流清涕；肺热，则涕黄浊；肺燥，则鼻干。

3）在体合皮，其华在毛

皮毛，包括皮肤、汗腺、毫毛等组织，是一身之表。依赖于卫气和津液的温养和润泽，成为抵御外邪侵袭的屏障。肺主气属卫，具有宣发卫气、输精于皮毛等生理功能。

皮肤是否致密、毫毛是否光泽、抵御外邪侵袭能力的强弱，均有赖于肺的生理功能是否正常。

4）在窍为鼻

肺开窍于鼻，鼻与喉相通而联于肺，鼻和喉是呼吸的门户，故有"鼻为肺之窍""喉为肺之门户"之说法。正由于肺开窍于鼻而与喉直接相通，所以外邪袭肺，多从鼻喉而入。肺的病变也多见鼻、喉的症状，如鼻塞、流涕、喷嚏、喉痒、音哑等。

5. 肾

肾位于腰部，脊柱两旁，左右各一。由于肾藏有"先天之精"，为脏腑阴阳之本，生命之源，故称肾为"先天之本"。肾在五行属水，五色主黑色，主骨生髓，与膀胱相为表里。

（1）肾的主要生理功能

1）藏精，主生长、发育与生殖

藏精是肾的主要生理功能。肾对精气具有闭藏的作用。肾中的精、气、阴、阳来源于先天，充盛于后天。精气是构成人体的基本物质，也是人体生长发育及各种功能活动的物质基础。肾所藏的精气包括"先天之精"和"后天之精"。"先天之精"是禀受于父母的生殖之精。"后天之精"是指出生以后，机体摄入的饮食通过脾胃运化功能而生成的水谷之精气，以及脏腑生理活动中化生的精气通过代谢平衡后的剩余部分，藏之于肾。

"先天之精"与"后天之精"的来源虽然有异，但均同归于肾，二者相互依存、相互为用。"先天之精"有赖于"后天之精"的不断培育和充养，才能充分发挥其生理效应。"后天之精"的化生又依赖于"先天之精"的活力资助。肾中精气的主要生理功能是促进机体的生长、发育和逐渐具备生殖能力。人体生长发育情况，可从头发、牙齿、骨骼及生殖功能等方面表现出来。在整个生命过程的生、长、壮、老的各个阶段中，其生理状态的变化取决于肾中精气的盛衰。

2）主水

肾主水液，主要是指肾中精气的气化功能对于体内津液的输布和排泄，维持体内津液代谢的平衡，起着极为重要的调节作用。肾对水液的气化作用，具体是靠肾阳与肾气来完成的。一方面，肾阳、肾气对水液具有固摄的作用，能使水液之清者上升，维持体内的正常水液量。另一方面，肾阳、肾气对水液具有推动的作用，能使水液之浊者下降，即生成尿液，并使之下注膀胱而排出体外。如果肾的阳气虚弱，则气化作用失常。如固摄无力，可发生小便量增多，以及遗尿、小便失禁等症；推动无力，可出现尿少、水肿等症。

3）主纳气

纳，即是接受、固摄的意思。肾主纳气，是指肾有摄纳肺所吸入的清气，防止呼吸表浅的作用，以保证体内气体的正常交换。人体的呼吸功能虽为肺所主，但必须依赖于肾的纳气作用。如果肾气虚弱，肾不纳气，会出现呼吸表浅的气短，以及动则气喘等症状。

（2）系统连属

1）在志为恐

肾在志为恐，恐是人们对事物惧怕的一种精神状态。恐与惊相似，但惊为不自知，事出突然而受惊；恐为自知，俗称胆怯。惊恐属肾，恐为肾之志，但总与心主神明相关。心藏神，神伤则心怯而恐，说明恐和惊的刺激对机体的气机运行产生不良影响。

2）在液为唾

唾为口之液，是唾液中较稠厚的部分。唾为肾精所化，咽而不吐，有滋养肾中精气的作用。所以古代导引家以舌抵上腭，待津唾满溢，咽之以养肾精，若多唾或久唾，则易耗损肾中精气。

3）在体为骨，主骨生髓，其华在发

肾主骨生髓的生理功能实际上是肾中精气具有促进生长发育功能的一个重要组成部分。小儿囟门迟闭，骨软无力，以及老年人的骨质脆弱易于骨折等，都与肾中精气不足、骨髓空虚有关。牙齿的生长与脱落，与肾中精气的盛衰密切相关。发的生长，全赖于肾之精血。发的生长与脱落，润泽与枯燥，不仅依赖于肾中精气之充养，而且亦有赖于血液的濡养，故称"发为血之余"。

4）在窍为耳及二阴

耳是听觉器官。听觉的灵敏与否与肾中精气的盈亏有密切关系。若肾中精气虚衰，则髓海失养，而可见听力减退，或见耳鸣，甚则耳聋等。

二阴，即前阴（外生殖器）和后阴（肛门）。前阴是排尿和生殖的器官，后阴是排泄粪便的通道。尿液的排泄是在膀胱，但需依赖肾的气化才能完成。因此，尿频、遗尿、尿失禁、尿少或尿闭均与肾的气化功能失常有关。

（二）六腑的主要生理功能

六腑，是胆、胃、小肠、大肠、膀胱、三焦的合称。其中胆、胃、小肠、大肠属于消化器官，膀胱属于泌尿器官，三焦是包含多种功能的一种特殊腑。它们共同的生理作用是将饮食物腐熟消化，传化糟粕。由于六腑以传化饮食物为其生理特点，故实而不满，以降为顺，以通为用。但是"通"和"降"的不及与太过，都属于病态。

1. 胆

胆，居六腑之首，又属于奇恒之腑。胆与肝相连，附于肝下，内储胆汁。胆汁又称精汁、清汁。胆汁味苦，色黄绿，由肝之精气所化生，汇集于胆，泄于小肠，以助饮食物消化，是脾胃运化功能得以正常进行的重要条件。

胆的主要生理功能是储存和排泄胆汁。

胆汁有助于食物的消化，由肝的疏泄功能控制和调节。若肝失疏泄，导致胆汁排泄不利，影响脾胃的运化功能，而出现胁下胀满疼痛、食欲减退、腹胀、便溏等症；胆汁上逆，则可见口苦、呕吐黄绿苦水；胆汁外溢，则可出现黄疸。

2. 小肠

小肠是一个相当长的管道器官，位于腹中，其上口在幽门处与胃之下口相接，其下口在阑门处与大肠之上口相连。饮食物的消化吸收主要是在小肠内进行的。

（1）主受盛和化物

受盛，即接受、以器盛物的意思；化物，有变化、消化、化生的意思。小肠受盛的功能主要体现在两个方面：一是接受经胃初步消化的饮食物。二是经胃初步消化的饮食物，在小肠内必须有相当时间的停留，以利于进一步消化和吸收。小肠有化物功能，是将胃初步消化的饮食物进一步消化吸收，将水谷化为精微。

（2）泌别清浊

泌，即分泌；别，即分别。小肠的泌别清浊功能，主要体现于三个方面：一是将经过小肠消化后的饮食物，分别为水谷精微和食物残渣两个部分；二是将水谷精微吸收，把食物残渣向大肠输送；三是小肠在吸收水谷精微时，也吸收了大量的水液，故又称"小肠主液"。

由此可见，小肠受盛、化物和泌别清浊的功能在水谷化为精微的过程中是十分重要的，实际上这是脾胃升清降浊的具体表现。因此，小肠的功能失调既可引起浊气在上的腹胀、腹痛、呕吐、便秘等症，又可引起清气在下的便溏、泄泻等症。

3. 胃

胃，又称胃脘，位于上腹部，上连食管，下接小肠。胃分上、中、下三部分。胃的上部称上脘，包括贲门与胃底部分；胃的中部称中脘，即胃体的部位；胃的下部称下脘，包括幽门。其生理特性是"喜润恶燥"。

（1）主受纳、腐熟水谷

受纳，即接受、容纳的意思。腐熟，是饮食物经过胃的初步消化，形成食糜的意思。饮食入口，经过食管，容纳于胃，故称胃为"太仓""水谷之海"。机体的生理活动和气血津液的化生，都需要依靠饮食物的营养，故又称胃为"水谷气血之海"。

（2）主通降，以降为和

饮食物入胃，经胃的腐熟后，下行入小肠，进一步消化吸收，所以说胃主通降，以降为和。胃的通降是降浊，降浊是受纳的前提条件。所以，胃失通降，不仅可以影响食欲，而且因浊气在上而发生口臭、脘腹胀闷或疼痛，以及大便秘结等症。若胃气失于通降，形成胃气上逆，则可出现嗳气酸腐、恶心、呕吐、呃逆等症。

4. 大肠

大肠位居腹中，上口在阑门处相接小肠，下口紧接肛门。大肠的主要生理功能是传化糟粕。大肠接受经过小肠泌别清浊后所剩下的食物残渣，再吸收其中多余的水液，形成粪便，经肛门而排出体外。大肠的变化传导作用，是胃的降浊功能的延伸，同时亦与肺的肃降功能有关。

5. 膀胱

膀胱位于小腹中央，为贮尿的器官。膀胱和肾直接相通，二者又有经脉相互络属，故为表里，膀胱的主要生理功能是贮尿和排尿。

膀胱的贮尿和排尿功能，全赖于肾的气化作用。所谓膀胱气化，实际上是隶属于肾的蒸腾气化。膀胱病变，主要表现为尿频、尿急、尿痛；或是小便不利、尿有余沥，甚至尿闭；或是遗尿，甚则小便失禁。膀胱的这些病变归根结底多与肾的气化功能有关。

6. 三焦

三焦是上焦、中焦、下焦的合称，为六腑之一。三焦的主要生理功能：一是通行元气，二是为水液运行之道路。

（1）通行元气

三焦是气升降出入的通道，又是气化的场所，故有主持诸气，总司全身的气机和气化功能。元气，是人体最根本的气。元气根于肾，通过三焦而充沛全身。

（2）为水液运行之道路

三焦有疏通水道、运行水液的作用，是水液升降出入的通路。全身的水液代谢，是由肺、脾、胃和肠、肾、膀胱等脏腑的协同作用而完成的，但必须以三焦为通道，才能正常升降出入。如果三焦水道不利，则可产生尿少、水肿等症。

（3）上焦、中焦、下焦的部位划分及其各自的生理特点

上焦：横膈以上的胸部，包括心肺两脏和头面部，称作上焦；也有人将上肢归属于上焦。上焦生理功能特点，概括了心肺宣发输布精气的功能。

中焦：指横膈以下，脐以上的上腹部。中焦的生理功能特点，实际上包括脾胃、肝胆的消化吸收功能。

下焦：下焦即脐以下。一般将脐以下的部位和脏器，如小肠、大肠、肾和膀胱等，均称下焦。下焦的生理功能特点：《内经》中说它的作用是排泄糟粕和尿液，但后世对藏象学说有了发展，将肝肾精血、命门原气等都归属于下焦，因而扩大了下焦的生理功能特点。

（三）奇恒之腑

奇，异也；恒，常也。奇恒之腑在形态上虽多属中空而与六腑相似，但在功能上却有异于六腑，故而称作奇恒之腑。奇恒之腑包括脑、髓、骨、脉、胆、女子胞六个脏器。奇恒之腑中除胆为六腑之一外，其余均没有表里脏腑，也没有五行的配属，这是不同于五脏六腑的又一特点。胆的生理，前面已论述，此处不再赘述。

1. 脑

脑居颅内，由髓汇集而成，与脊髓相连。"脑为髓之海"不但指出了脑是髓汇集而成，同时还说明了髓与脑的关系。脑的生理功能为主宰生命活动，产生精神活动，主管感觉和运动。脑、耳、目都在头部，脑之"不满"则可导致耳鸣、目眩及精神萎靡。明代李时珍明确指出脑与精神活动有关，谓"脑为元神之府"。

2. 髓

髓是人体骨髓、脊髓和脑髓的总称，由肾的精气与饮食精微所化生，有充养骨骼、补脑等作用。髓的生理功能包括：滋养骨骼，"肾主骨"；充养脑髓，髓聚而为脑髓，脑髓充盈，脑的功能才能够维持在正常状态，发挥其主持生命活动、主藏元神的作用；化生血液，肾精和五脏六腑之精在肾的气化作用下可以转化为髓，由髓可以化而为血。髓是化生人体血液的重要物质基础。

3. 骨

骨，泛指人体的骨骼，具有贮藏骨髓和支持形体的作用。

4. 脉

脉，又称脉管、血府、血脉，是气血运行的通道。气血在人体脉管中运行不息，并循环灌注全身，同时血脉能约束和促进气血循着一定的轨道和方向运行。

5. 女子胞

女子胞，又称胞宫，即子宫，是女性独有的生殖器官。女子胞位于小腹部，在膀胱之后，呈倒梨形。女子胞是发生月经和孕育胎儿的器官。

女子的月经来潮和胎儿的孕育，是一个复杂的生理过程，主要有如下三个方面的生理因素。

（1）"天癸"的作用

"天癸"是肾中精气充盈到一定程度的产物，具有促进性腺发育而至成熟的生理效应。因此，在"天癸"的促发下，女子生殖器官才能发育成熟，月经才能来潮，为孕育胎儿准备条件。可见"天癸"的至与竭是月经来潮与否的前提条件。"天癸"的至与竭，能引起冲、任二脉的相应生理效应。

（2）冲、任二脉的作用

冲、任二脉，同起于胞中。冲脉与肾经并行，与阳明脉相通，能调节十二经脉的气血，有"冲为血海"之称；任主胞胎，在小腹部与足三阴经相会，能调节全身的阴经，有"阴脉之海"之称。十二经脉气血充盈，才能溢入冲、任二脉，经过冲、任二脉的调节，注入胞宫，而发生月经。冲、任二脉的盛衰，受着"天癸"的调节。临床上，由于某些原因引起冲、任二脉失调时，即可出现月经周期紊乱，甚至不孕等症。

（3）心、肝、脾三脏的作用

心主血、肝藏血、脾为气血生化之源而统血，对于全身血液的化生和运行均有调节作用。月经的来潮和周期，以及胎儿的孕育，均离不开气血的充盈和血液的正常调节。因此，月经来潮与心、肝、脾三脏的生理功能状态有关。

（四）脏腑之间的相互联系

脏腑之间的关系是脏腑学说中整体性联系的内容之一。它说明人体各个内脏虽具有不同的功能，但它们是密切联系的有机整体。它们的联系方式，除在结构（包括经络）上有一定的联系外，主要是生理上存在着协同关系与依存关系，这样脏腑就形成了一个非常协调的统一整体。

1. 脏与脏之间的关系

脏与脏之间的关系，古人在理论上多是以五行的生克乘侮来进行阐述的。但是，经过历代医家的观察和研究，五脏之间的关系早已超越了五行生克乘侮的范围，目前已从各脏的生理功能来阐述其相互之间的关系。

（1）心与肺的关系

心与肺在生理上的关系，主要体现在气血之间的相互依存关系方面。心主血与肺主气的关系，实际上是全身气血之间相互依存关系的主要内容之一。肺主气而司呼吸，有促进心脏推动血行的作用。因此，肺司呼吸的功能正常，是保证血液正常运行的必要条件。心主血而推动血行，有维持肺脏司呼吸的作用。心脏推动血液的功能正常，则能保证肺呼吸功能的正常运行。

（2）心与脾的关系

心主血，脾统血，为气血生化之源，所以心与脾的关系主要表现在血液生成方面的相互依存和血液运行方面的相互协同。心血靠脾气转输的水谷精微化生，而脾的输出功能又赖于心血滋养。心主血，推动血液的运行。脾统血，使血循常道而行。心与脾的协同作用，保证了血液的正常运行。

（3）心与肝的关系

心与肝在生理上的关系，主要体现在血液与精神情志两方面。它们既有依存关系，又有协同关系。

血液方面：心主血，肝藏血。心血充盈、心气旺盛，则血运正常，肝才能有所贮藏。肝所贮之血充盈，并随着人体动静的不同需求量调节，心才能有所推动。因此，心肝两脏在血液及其运行方面是相互依存的，并且也起着很重要的协同作用。

精神情志方面：心主神志，肝主疏泄。人的精神、意识和思维活动虽然主要由心主宰，但与肝的疏泄功能亦密切相关。血液是神志活动的物质基础。心血充足，肝有所藏，则肝之疏泄正常，气机调畅，气血和平，精神愉快。肝血旺盛，制约肝阳，使之勿亢，则疏泄正常，使气血运行无阻，心血亦能充盛，心得血养，神志活动正常。由于心与肝均依赖血液的濡养滋润，阴血充足，两者功能协调，才能精神饱满，情志舒畅。

（4）心与肾的关系

心与肾在生理上的关系主要体现在两个方面：一是在心阴心阳与肾阴肾阳之间的依存关系方面，二是在心血与肾精之间的依存关系方面。心属火，位于上焦。肾属水，位于下焦。心有阴阳，肾亦有阴阳，各自相互对立依存，以维持动态平衡。心主血，肾藏精，血与精之间可以相互化生。

（5）肺与脾的关系

肺与脾在生理上的关系，主要体现在宗气生成与津液代谢两个方面的协同作用。宗气的生成，依赖于肺的呼吸功能及吸入自然界之清气，脾的运化功能吸收水谷之精气。清气与精气是生成宗气的物质基础，而肺脾在生理上的协同作用使这些物质基础充足，从而保证了宗气的正常生成等。

水液代谢方面：肺主行水而通调水道，脾主运化水湿，为调节水液代谢的重要脏器。人体的津液由脾上输于肺，通过肺的宣发和肃降而布散至周身及下输膀胱。脾之运化水湿赖肺气宣降的协助，而肺之宣降靠脾之运化以资助。脾肺两脏互相配合，共同参与水液代谢过程。如果脾失健运，水湿不化，聚湿生痰而为饮、为肿，影响及肺则肺失宣降而喘咳。其病在肺，而其本在脾。故有"脾为生痰之源，肺为贮痰之器"之说。反之，肺病日久，又可影响于脾，导致脾运化水湿功能失调。

（6）肺与肝的关系

肺与肝在生理上的关系主要体现在气机调节方面的协同作用与依存关系。肺主气，保证一身之气的充足与调节，肝主疏泄，促使全身气机的调畅，肺气以肃降为顺，肝气以升发为宜。

（7）肺与肾的关系

肺与肾在生理上的关系，主要体现在水液代谢与呼吸运动两方面的协同作用和依存关系。肺主通调水道，肾为主水之脏，肺肾的协同作用，保证了水液的正常输布与排泄。肺的通调水道功能，有赖于肾的蒸腾气化，而肾的主水功能有赖于肺的宣发肃降。所以，肺肾在水液代谢功能方面，既有协同作用，又有依存关系。肺为气之主，肾为气之根，肺主气，肾纳气，肺和肾共同作用于呼吸。

（8）肝与脾的关系

肝与脾在生理上的关系，主要体现在消化功能方面的依存关系与血液运行方面的协同作用。

消化功能方面：肝主疏泄，调畅气机和分泌排泄胆汁，能协助脾之运化。脾气健旺，运化功能正常，则有利于肝之疏泄。这就是肝与脾在消化方面的依存关系。

血液运行方面：血液的循行，虽由心所主持，但与肝、脾有密切关系。肝主藏血，脾主生血统血。脾之运化，赖肝之疏泄，而肝藏之血，又赖脾之化生。脾气健运，血液的化源充足，则生血统血机能旺盛。脾能生血统血，则肝有所藏，肝血充足，方能根据人体生理活动的需要来调节血液。此外，肝血充足，则疏泄正常，气机调畅，使气血运行无阻。所以肝脾相互协作，共同维持血液的生成和循行。

（9）肝与肾的关系

肝与肾在生理上的关系，主要体现在血与精之间存在相互滋生和相互转化的关系。肝藏血，肾藏精。血与精之间存在着相互滋生和转化的关系，即肝血的化生有赖于肾中所藏之精的作用，而肾精的充盛，亦有赖于肝血的滋生。所以，精能生血，血能化精，称之为"精血互生"。

（10）脾与肾的关系

脾与肾在生理上的关系，主要表现在三个方面：一是肾脾为先后天之本的依存与协同关系；二是脾之运化功能与肾精肾阳之间的依存关系；三是脾肾在水液代谢过程中的协同作用。

2. 脏与腑之间的相互联系

人体的内脏，不仅五脏之间、六腑之间有着一定的关系，而且在脏与腑之间也是有密切联系的。脏与腑之间的关系是比较复杂的，任何一脏都与各个腑有关，任何一腑都与各个脏有关。脏属阴，腑属阳；阴主里，阳主表。这样一脏一腑，一阴一阳，一表一里，相互配合，形成了脏腑的密切联系。

（1）心与小肠的关系

心的经脉属心而络小肠，小肠的经脉属小肠而络心，二者通过经脉的相互络属构成了表里关系。在病理上，心有实火，可下移于小肠，引起尿少、尿赤、尿痛等症。反之，如小肠有热，亦可循经上炎于心，可见心烦、舌赤、口舌生疮等。

（2）肺与大肠的关系

肺与大肠在生理上的关系，主要体现在肺气肃降与大肠传导功能之间的相互依存关系。肺气的肃降，有助于大肠传导功能的发挥。大肠传导功能正常，则有助于肺气的肃降。在病理情况下，如大肠实热，腑气不通，则可影响肺的肃降，而产生胸满、气短等症。肺失清肃，津液不能下达，可见大便干结或便秘。

（3）脾与胃的关系

脾与胃在生理上既存在着协同作用，又具有依存关系。脾主运化，胃主受纳，脾主升、胃主降，相反相成。由于脾与胃生理作用的不同，所以脾病与胃病的临床表现是有区别的。如脾的运化功能失常，清气不升，主要见腹泻而夹有未消化的食物。胃的熟腐功能失常，饮食停积于胃而不降，主要见胃脘胀满等症状。

（4）肝与胆的关系

肝与胆在生理上的关系，主要体现在同主疏泄功能方面。肝主疏泄，分泌和排泄胆汁，胆附于肝，胆汁来源于肝而疏泄于小肠。肝胆同主疏泄，共同发挥协助消化的作用。如肝胆湿热，疏泄功能失常，可见胁痛、黄疸、食欲不振等症。

（5）肾与膀胱的关系

肾与膀胱在生理上的关系，主要体现在排泄小便方面的相互依存和协同作用。人体水液经过肾的气化作用，浊者下降，必须有膀胱贮留和排泄，而膀胱的贮尿和排泄功能，又依赖于肾气的固摄与推动作用。因此，肾与膀胱共同协作，以完成排泄小便的功能。在病理情况下，肾与膀胱的病变可以相互影响。如肾气虚弱，气化失常或固摄无权，可影响膀胱之贮尿和排泄功能，出现小便不利或遗尿等症。膀胱湿热也可影响到肾，出现尿频、尿急、尿痛、腰痛等症。

四、经络学说

经络是经脉和络脉的总称，是人体内运行气血、联络脏腑、沟通内外、贯穿上下的通路。经脉包括十二经脉、奇经八脉，以及附属于十二经脉的十二经别、十二经筋、十二皮部；络脉包括十五络脉和难以计数的浮络、孙络。经络学说是阐述人体经络系统的循行分布、生理功能、病理变化及其与脏腑相互关系的一门学说，是中医理论体系的重要组成部分，贯穿于中医学的生理、病理、诊断、治疗等方面，几千年来一直指导着针灸临床治病，同时也指导着中医各科的临床实践，在针灸学中的地位尤为突出。经脉中的十二经脉、奇经八脉是子午流注针法、灵龟八法、飞腾八法重要的组成部分。

（一）手太阴肺经

1. 经脉循行

手太阴肺经，起于中焦，向下联络大肠，再返回沿胃上口，穿过横膈，入属于肺。从肺系（气管喉咙部）向外横行至腋窝下，沿上臂内侧下行，循行于手少阴与手厥阴经之前，下至肘中，沿着前臂内侧桡骨尺侧缘下行，经寸口动脉搏动处，行至大鱼际，再沿大鱼际桡侧缘循行直达拇指末端。其支脉，从手腕后分出，沿着食指桡侧直达食指末端（图1-2）。

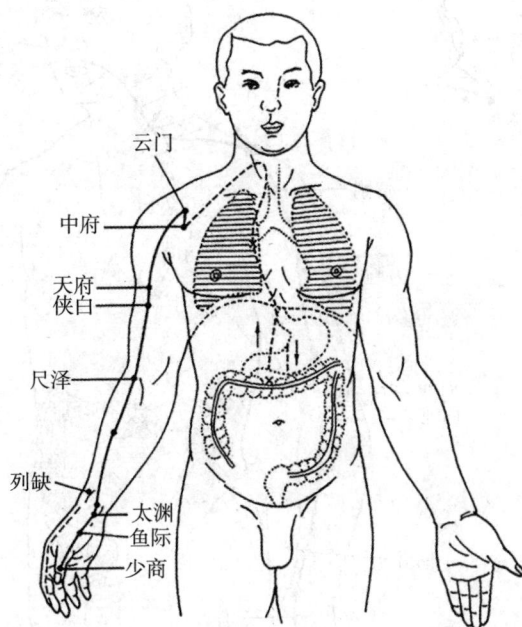

图1-2 手太阴肺经循行图

2. 主要病候

咳嗽，气喘，少气不足以息，咯血，伤风，胸部胀满，咽喉肿痛，缺盆部和手臂内侧前缘痛，肩背部寒冷、疼痛等。

3. 主治概要

（1）肺系病证

咳嗽，气喘，咽喉肿痛，咯血，胸痛等。

（2）经脉循行部位的其他病证

肩背痛，肘臂挛痛，手腕痛等。

（二）手阳明大肠经

1. 经脉循行

手阳明大肠经，起于食指之尖端（桡侧），沿食指桡侧，经过第1、2掌骨之间，上行至腕后两筋之间，沿前臂外侧前缘，至肘部外侧，再沿上臂外侧前缘上行到肩部，经肩峰前，向上循行至背部，与诸阳经交会于大椎穴，再向前行进入缺盆，络于肺，下行穿过横膈，属于大肠。其支脉，从缺盆部上行至颈部，经面颊进入下齿之中，又返回经口角到上口唇，交会于人中（水沟穴），左脉右行，右脉左行，止于对侧鼻孔旁（图1-3）。

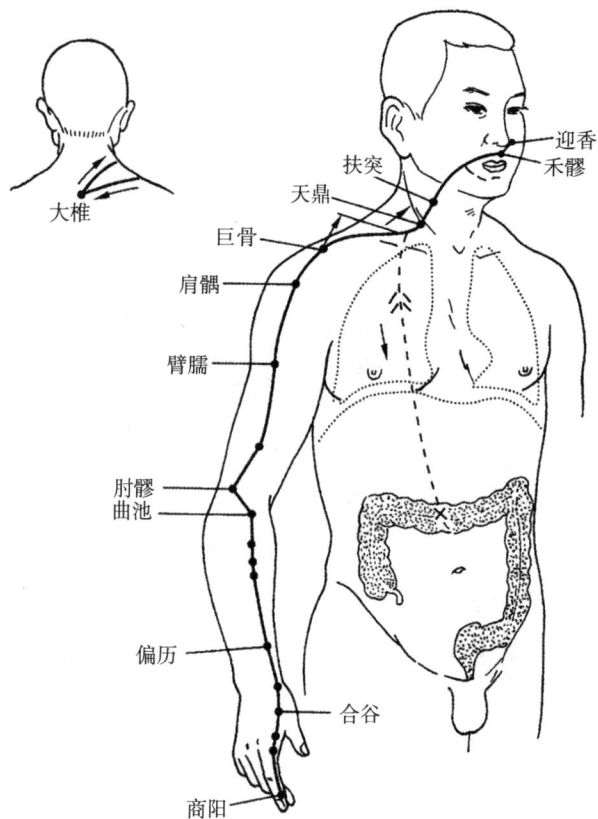

图 1 – 3　手阳明大肠经循行图

2. 主要病候

腹痛，肠鸣，泄泻，便秘，痢疾，咽喉肿痛，齿病，鼻流清涕或出血，本经循行部位疼痛、热肿或寒冷等。

3. 主治概要

（1）头面五官病

目病，齿痛，咽喉肿痛，鼻衄，口眼歪斜，耳聋等。

（2）热病、神志病

热病昏迷，眩晕，癫狂等。

（3）肠腑病证

腹胀，腹痛，肠鸣，泄泻等。

（4）经脉循行部位的其他病证

手臂酸痛，半身不遂，手臂麻木等。

（三）足阳明胃经

1. 经脉循行

足阳明胃经，起于鼻旁，上行鼻根，与足太阳经脉相交会，再沿鼻的外侧下行，入上齿龈中，返回环绕口唇，入下唇交会于承浆穴；再向后沿下颌下缘，至大迎穴处，再沿下颌角至颊车穴，上行到耳前，过足少阳经的上关穴处，沿发际至额颅部。其支脉，从大迎前下走颈动脉部（人迎），沿喉咙入缺盆，下横膈，入属于胃，联络于脾。其直行的经脉，从缺盆沿乳房内侧下行，经脐旁到下腹部的气冲部；一支脉从胃口分出，沿腹内下行，至气冲部与直行经脉相会合。由此经髀关、伏兔穴下行，至膝关节中。再沿胫骨外侧前缘下行，经足背到第 2 足趾外侧端（厉兑穴）；一支脉从膝下 3 寸处分出，下行到中趾外侧端；一支脉从足背分出，沿足大趾内侧直行到末端（图 1-4）。

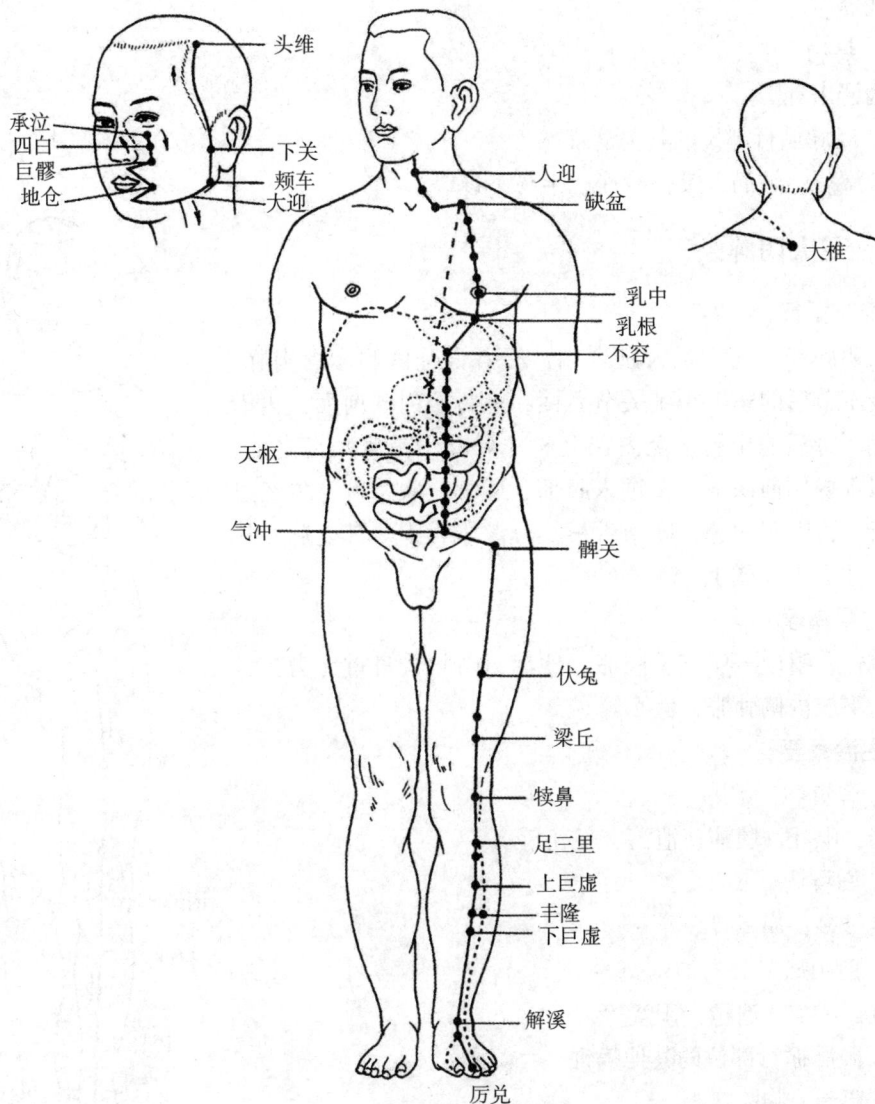

图 1-4 足阳明胃经循行图

2. 主要病候

肠鸣，腹胀，水肿，胃痛，呕吐或消谷善饥，口渴，咽喉肿痛，鼻衄，热病，癫狂，胸及膝髌等本经循行部位疼痛等。

3. 主治概要

（1）胃肠病

食欲不振，胃痛，呕吐，噎膈，腹胀，泄泻，痢疾，便秘等。

（2）头面五官病

目赤痛痒，目翳，眼睑眴动，鼻衄，齿痛，耳病等。

（3）神志病

癫狂等。

（4）热病

热病汗出等。

（5）经脉循行部位的其他病证

下肢痿痹，转筋，腰膝冷痛，半身不遂等。

（四）足太阴脾经

1. 经脉循行

足太阴脾经，起于足大趾末端，沿着大趾内侧赤白肉际，经过大趾本节后的第 1 跖趾关节后面，上行至内踝前面，再沿小腿内侧胫骨后缘上行，至内踝上 8 寸处交于足厥阴经之前，再沿膝股部内侧前缘上行，进入腹部，属脾，联络胃；再经过横膈上行，夹咽部两旁，联系舌根，分散于舌下。其支脉，从胃上膈，注心中（图 1-5）。

2. 主要病候

胃脘痛，呕吐，嗳气，腹胀，便溏，黄疸，身重无力，舌根强痛，下肢内侧肿胀，厥冷等。

3. 主治概要

（1）脾胃病

胃痛，呕吐，腹痛，泄泻，便秘等。

（2）妇科病

月经过多，崩漏等。

（3）前阴病

阴挺，不孕，遗精，阳痿等。

（4）经脉循行部位的其他病证

下肢痿痹，胸胁痛等。

（五）手少阴心经

1. 经脉循行

手少阴心经，起于心中，出属心系（心与其他脏器相连的组织）；下行经过横膈，

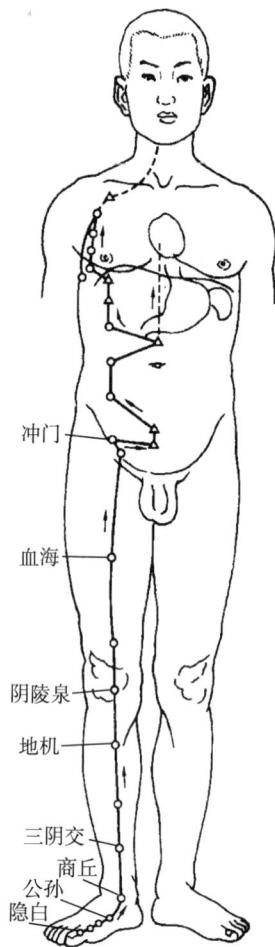

冲门

血海

阴陵泉

地机

三阴交

商丘

公孙

隐白

图 1-5　足太阴脾经循行图

联络小肠。其支脉，从心系向上，夹着食道上行，连于目系（眼球连接于脑的组织）。其直行经脉，从心系上行到肺部，再向外下到达腋窝部，沿着上臂内侧后缘，行于手太阴经和手厥阴经的后面，到达肘窝；再沿前臂内侧后缘，至掌后豌豆骨部，进入掌内，止于小指桡侧末端（图 1-6）。

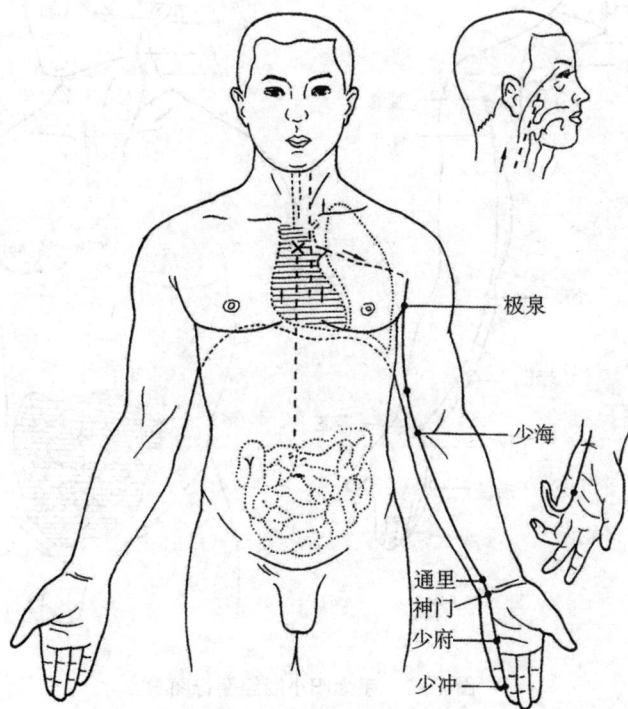

图 1-6　手少阴心经循行图

2. 主要病候
心痛，咽干，口渴，目黄，胁痛，上臂内侧痛，手心发热等。

3. 主治概要
（1）心、胸、神志病

心痛，心悸，癫狂痫等。

（2）经脉循行部位的其他病证

肩臂疼痛，胁肋疼痛，腕臂痛等。

（六）手太阳小肠经

1. 经脉循行
手太阳小肠经，起于手小指尺侧端，沿着手尺侧至腕部，出于尺骨头，直上沿着前臂外侧后缘，经尺骨鹰嘴与肱骨内上髁之间，沿上臂外侧后缘，到达肩关节，绕行肩胛部，交会于大椎，向下进入缺盆部，联络心，沿着食管，经过横膈，到达胃部，属于小肠。其支脉，从缺盆分出，沿着颈部，上达面颊，到目外眦，向后进入耳中。另一支脉，从颊部分出，上行目眶下，抵于鼻旁，至目内眦，斜行络于颧骨部（图1-7）。

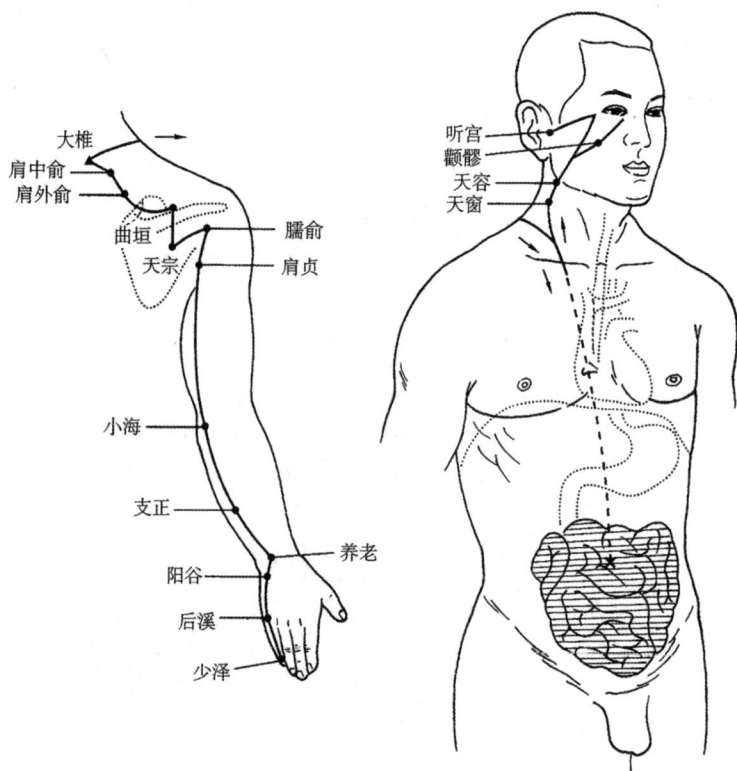

图1-7　手太阳小肠经循行图

2. 主要病候

少腹痛，腰脊痛引睾丸，耳聋，目黄，颊肿，咽喉肿痛，肩臂外侧后缘痛等。

3. 主治概要

（1）头面五官病

头痛，目翳，咽喉肿痛等。

（2）热病、神志病

昏迷，发热，疟疾等。

（3）经脉循行部位的其他病证

项背强痛，腰背痛，手指及肘臂挛痛等。

（七）足太阳膀胱经

1. 经脉循行

足太阳膀胱经，起始于内眼角，向上过额部，与督脉交会于头顶。其支脉，从头顶分出到耳上角。其直行经脉，从头顶入颅内络脑，再浅出沿枕项部下行，沿肩胛内侧脊柱两旁下行到达腰部，进入脊旁肌肉，入内络于肾，属于膀胱。一支脉从腰中分出，向下夹脊旁，通过臀部，进入腘窝中；一支脉从左右肩胛内侧分别下行，穿过脊旁肌肉，经过髋关节部，沿大腿外侧后缘下行，会合于腘窝内，向下通过腓肠肌，出外踝的后方，沿第5跖骨粗隆，至小趾的外侧末端（图1-8）。

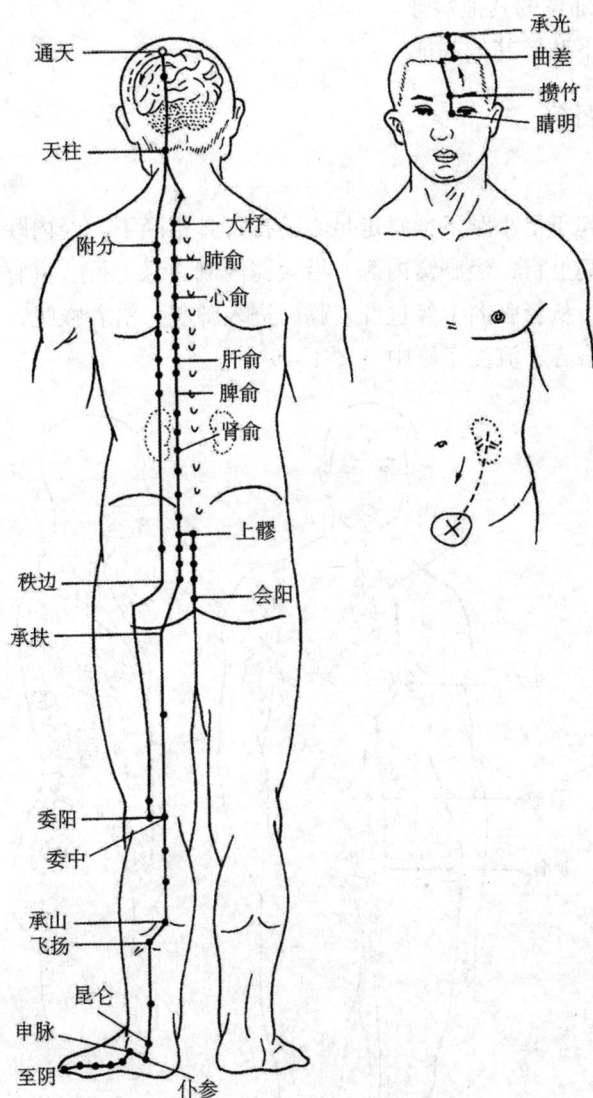

图1-8　足太阳膀胱经循行图

2. 主要病候

小便不通，遗尿，癫狂，目痛，鼻塞多涕，头痛，以及项、背、腰、臀部及下肢后侧本经循行部位疼痛等。

3. 主治概要

（1）脏腑病证

十二脏腑及其相关组织器官病证。

（2）神志病

癫、狂、痫等。

（3）头面五官病

头痛，鼻塞，鼻衄等。

（4）经脉循行部位的其他病证

项、背、腰、下肢等其他病证。

（八）足少阴肾经

1. 经脉循行

足少阴肾经，起于足小趾下，斜走足心，行舟骨粗隆下，经内踝的后方，向下进入足跟中，沿小腿内侧上行，经腘窝内侧，沿大腿内侧后缘上行，贯脊柱，属于肾，络于膀胱。其直行支脉，从肾脏向上经过肝、膈，进入肺脏，沿着喉咙，夹舌根旁；另一支脉，从肺分出，联络心，流注于胸中（图1-9）。

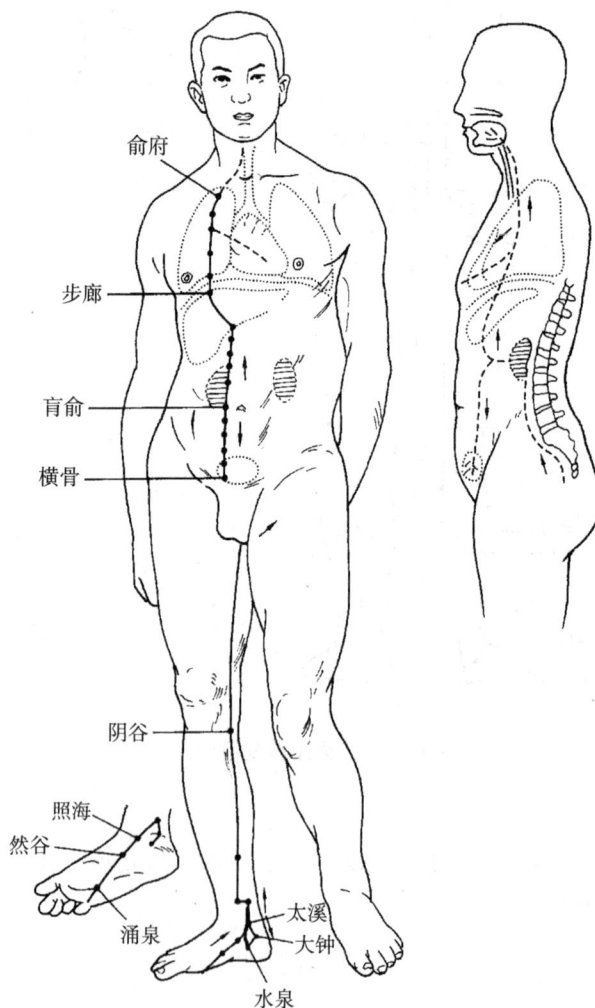

图1-9　足少阴肾经循行图

2. 主要病候

咯血，气喘，舌干，咽喉肿痛，水肿，大便秘结，泄泻，腰痛，脊股内后侧痛，痿弱无力，足心热等。

3. 主治概要

（1）头和五官病证

头痛，目眩，咽喉肿痛，齿痛，耳聋，耳鸣等。

（2）妇科病、前阴病

月经不调，遗精，阳痿，小便频数等。

（3）经脉循行部位的其他病证

下肢厥冷，内踝肿痛等。

（九）手厥阴心包经

1. 经脉循行

手厥阴心包经，起于胸中，出属心包络，向下经过横膈，自胸至腹依次联络上、中、下三焦。其支脉，从胸部向外侧循行，至腋下3寸处，再向上抵达腋部，沿上臂内侧下行于手太阴、手少阴经之间，进入肘中，再向下到前臂，沿两筋之间，进入掌中，循行至中指的末端。一支脉从掌中分出，沿无名指到指端（图1-10）。

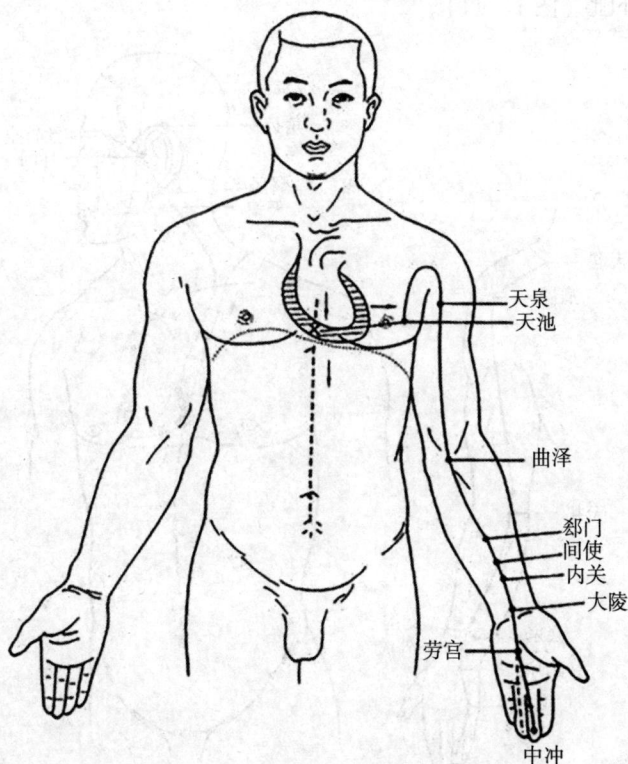

天泉
天池
曲泽
郄门
间使
内关
大陵
劳宫
中冲

图1-10　手厥阴心包经循行图

2. 主要病候

心痛，胸闷，心悸，心烦，癫狂，腋肿，肘臂挛急，掌心发热等。

3. 主治概要

（1）心胸、神志病

心痛，心悸，心烦，胸闷，癫狂痫等。

（2）胃腑病证

胃痛，呕吐等。

（3）经脉循行部位的其他病证

上臂内侧痛，肘、臂、腕挛痛，掌中热等。

（十）手少阳三焦经

1. 经脉循行

手少阳三焦经，起于无名指尺侧末端，向上经小指与无名指之间、手腕背侧，上达前臂外侧，沿桡骨和尺骨之间，过肘尖，沿上臂外侧上行至肩部，交出足少阳经之后，进入缺盆部，分布于胸中，散络于心包，向下通过横膈，从胸至腹，依次属上、中、下三焦。其支脉，从胸中分出，进入缺盆部，上行经颈项旁，经耳后直上出于耳上方，再下行至面颊部，到达眼眶下部。另一支脉，从耳后分出，进入耳中，再浅出到耳前，经上关、面颊到目外眦（图1-11）。

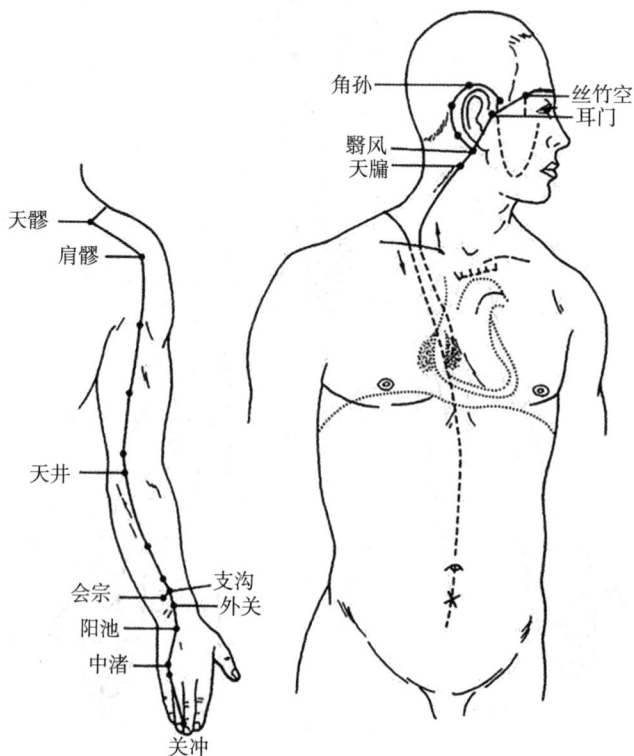

图1-11　手少阳三焦经循行图

2. 主要病候

腹胀，水肿，遗尿，小便不利，耳聋，耳鸣，咽喉肿痛，目赤肿痛，颊肿，耳后、肩、臂、肘外侧疼痛等。

3. 主治概要

（1）头面五官病

头、目、耳、颊、咽喉病等。

（2）热病

热病汗出等。

（3）经脉循行部位的其他病证

胸胁痛，肩臂外侧痛，上肢挛急、麻木、不遂等。

（十一）足少阳胆经

1. 经脉循行

足少阳胆经，起于目外眦，上行额角部，下行至耳后，沿颈项部至肩上，下入缺盆。耳部分支，从耳后进入耳中，出走耳前到目外眦后方。外眦部支脉，从目外眦下走大迎，会合于手少阳经到达目眶下，行经颊车，由颈部下行，与前脉在缺盆部会合，再向下进入胸中，穿过横膈，络肝，属胆，再沿胁肋内下行至腹股沟动脉部，绕外阴部毛际横行入髋关节部。其直行经脉，从缺盆下行，经腋部、侧胸部、胁肋部，再下行与前脉会合于髋关节部，再向下沿着大腿外侧、膝外缘下行经腓骨之前，至外踝前，沿足背部，进入第4趾外侧。足背部分支，从足背上分出，沿第1、2跖骨间，出于大趾端，穿过趾甲，出趾背毫毛部（图1－12）。

2. 主要病候

口苦，目眩，疟疾，头痛，颔痛，目外眦痛，缺盆部肿痛，腋下肿，胸、胁、股及下肢外侧痛，足

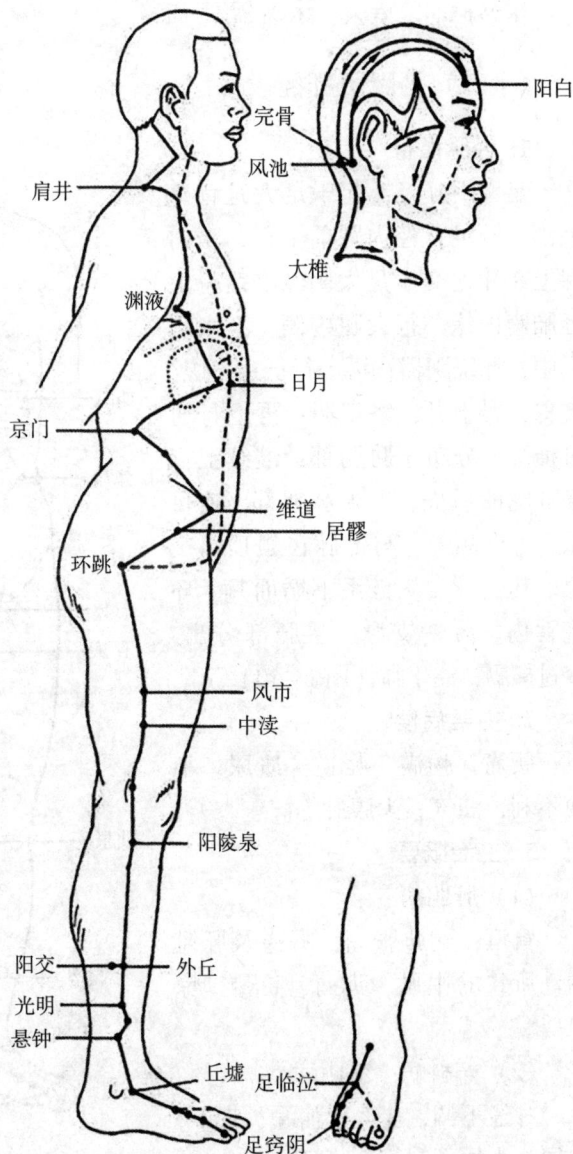

图1－12　足少阳胆经循行图

外侧痛，足外侧发热等。

3. 主治概要

（1）头面五官病

侧头、目、耳、咽喉病等。

（2）肝胆病

黄疸，口苦，胁痛等。

（3）热病、神志病

发热，癫狂等。

（4）经脉循行部位的其他病证

下肢痹痛、麻木、不遂等。

（十二）足厥阴肝经

1. 经脉循行

足厥阴肝经，起于足大趾背毫毛部，沿足背经内踝前上行，至内踝上8寸处交于足太阴经之后，上经腘窝内缘，行大腿内侧，上入阴毛中，环绕阴器；再上行抵达小腹，夹胃，属于肝，络于胆；再上行通过横膈，分布于胁肋部；继续上行经喉咙的后面，上入鼻咽部，连目系，上出额部，与督脉在颠顶部交会。其支脉，从目系下循面颊，环绕唇内。另一支脉，从肝部分出，穿过横膈，注于肺（图1-13）。

2. 主要病候

腰痛，胸满，呃逆，遗尿，小便不利，疝气，少腹肿等。

3. 主治概要

（1）肝胆病

黄疸，胸胁胀痛，呕逆及肝风内动所致的中风、头痛、眩晕、惊风等。

（2）妇科病、前阴病

月经不调，痛经，崩漏，带下，遗尿，小便不利等。

（3）经脉循行部位的其他病证

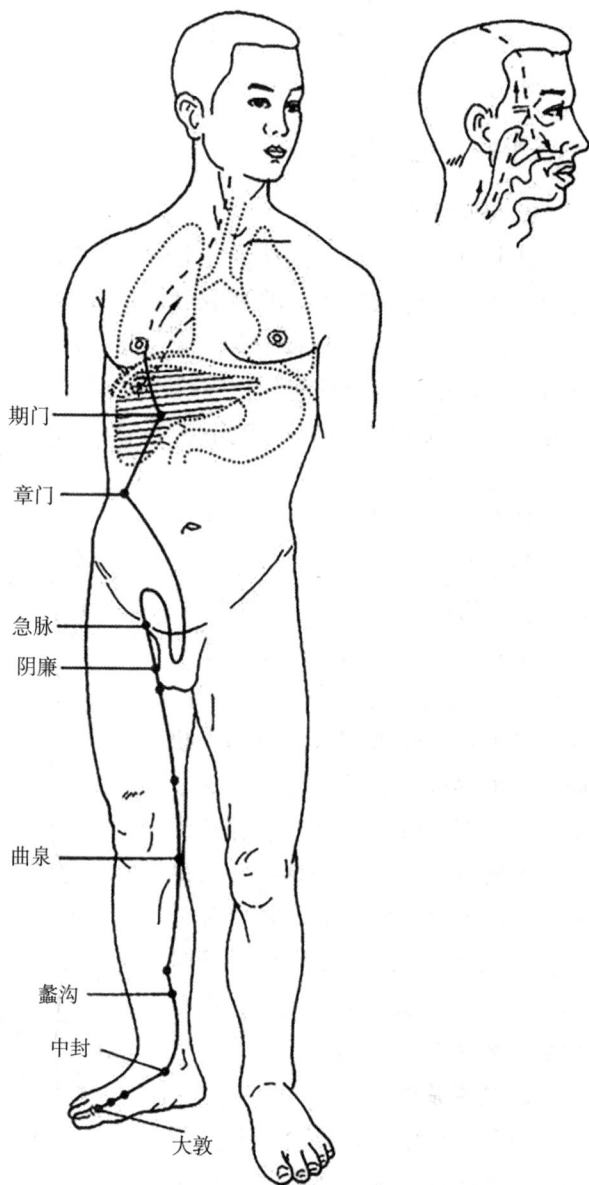

期门

章门

急脉

阴廉

曲泉

蠡沟

中封

大敦

图1-13　足厥阴肝经循行图

下肢痹痛、麻木、不遂等。

（十三）奇经八脉

1. 任脉

（1）经脉循行

任脉，起于小腹内，下出于会阴部，向前上行于阴毛部，循腹沿前正中线上行，经关元等穴至咽喉，再上行环绕口唇，经面部进入目眶下，联系于目（图1-14）。

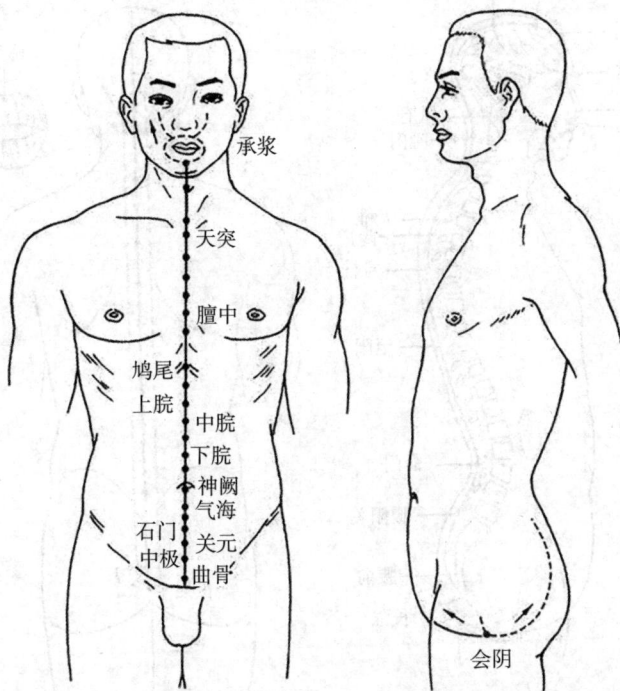

图1-14　任脉循行图

（2）主要病候

疝气，带下，腹中结块等。

（3）主治概要

1）脏腑病

腹部、胸部相关内脏病。

2）妇科病、前阴病

月经不调，痛经，崩漏，带下，遗精，阳痿，小便不利，遗尿等。

3）颈及面口病

瘿气，梅核气，咽喉肿痛，暴喑，口歪，齿痛等。

4）神志病

癫痫，失眠等。

5）虚证

部分腧穴有强壮作用，主治虚劳、虚脱等证。

2. 督脉

（1）经脉循行

督脉，起于小腹内，下行于会阴部，向后从尾骨端上行脊柱的内部，上达项后风府，进入脑内，上行至颠顶，沿前额下行鼻柱，止于上唇系带处（图1-15）。

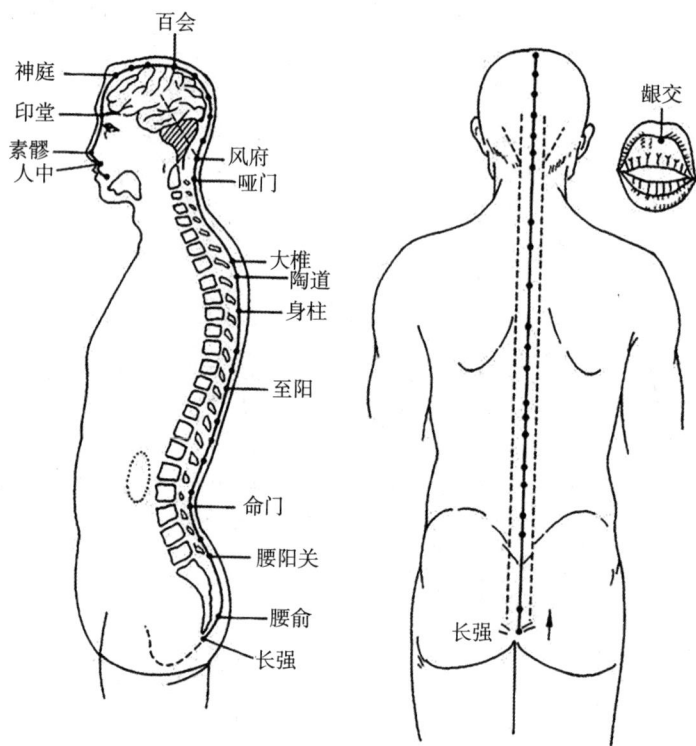

图1-15　督脉循行图

（2）主要病候

脊柱强痛，角弓反张等。

（3）主治概要

1）脏腑病

五脏六腑相关病证。

2）神志病，热病

失眠，健忘，癫痫，昏迷，发热，中暑，惊厥等。

3）头面五官病

头痛，眩晕，口、齿、鼻、目疾患等。

4）经脉循行部位的其他病证

头项、脊背、腰骶疼痛，下肢痿痹等。

3. 冲脉

（1）经脉循行

冲脉，起于小腹内，下出于会阴部，向上行于脊柱内；其外行者经气冲与足少阴经交会，沿腹部两侧上行，至胸中而散，继而上达咽喉，环绕口唇（图1－16）。

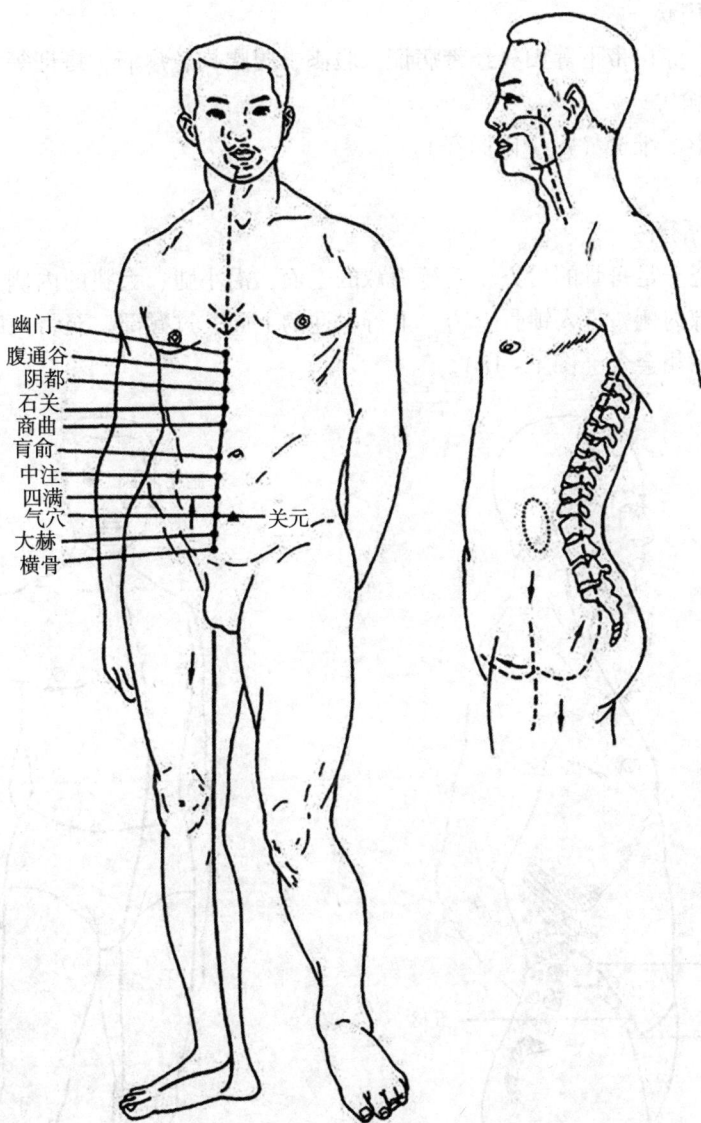

图1－16　冲脉循行图

（2）主要病候

月经失调、不孕等妇科病证，以及腹痛里急、气逆上冲等。

（3）交会腧穴

会阴、阴交（任脉），气冲（足阳明胃经），横骨、大赫、气穴、四满、中注、肓俞、商曲、石关、阴都、腹通谷、幽门（足少阴肾经）。

4. 带脉

（1）经脉循行

带脉，起于季胁部的下面，斜向下行至带脉、五枢、维道穴，横行绕身一周（图1–17）。

（2）主要病候

月经不调、赤白带下等妇科经带病证，腹满，腹腰拘急疼痛，痿证等。

（3）交会腧穴

带脉、五枢、维道（足少阳胆经）。

5. 阴跷脉

（1）经脉循行

阴跷脉，起于足舟骨的后方，上行内踝的上面，沿小腿、大腿的内侧直上，经过阴部，向上沿胸部内侧，进入锁骨上窝，上行人迎的上面，过颧部，至目内眦，与足太阳膀胱经和阳跷脉相会合（图1–18）。

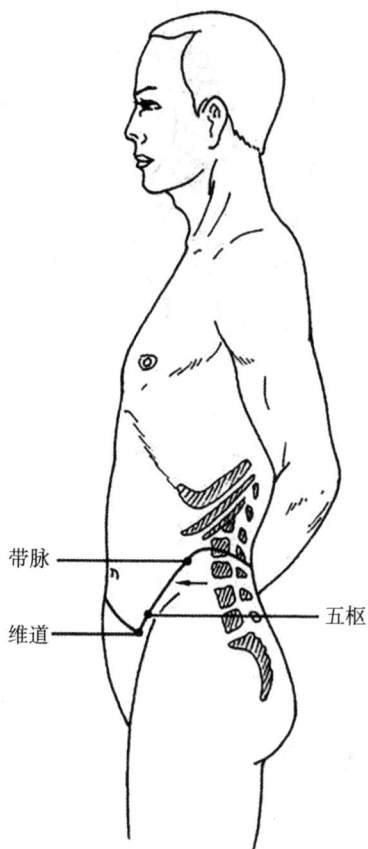

图 1–17　带脉循行图

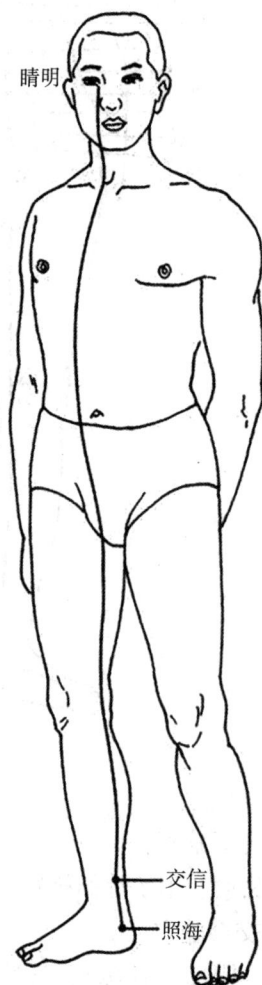

图 1–18　阴跷脉循行图

（2）主要病候

多寐，癃闭，肢体筋脉出现阳缓阴急的病证等。

（3）交会腧穴

照海、交信（足少阴肾经），睛明（足太阳膀胱经）。

6. 阳跷脉

（1）经脉循行

阳跷脉，起于足跟外侧，经外踝上行腓骨后缘，沿股部外侧和胁后上肩，过颈部上夹口角，进入目内眦，与阴跷脉相会合，再沿足太阳膀胱经上额，与足少阳经合于风池（图 1 - 19）。

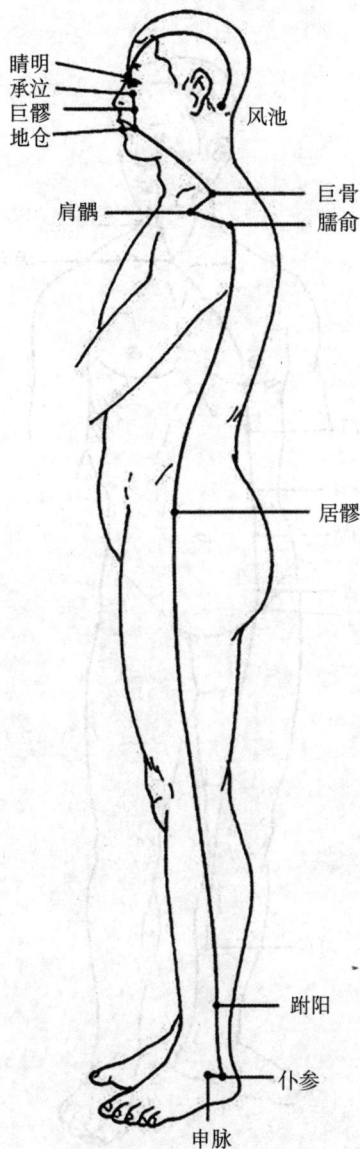

图 1 - 19　阳跷脉循行图

（2）主要病候

目痛，不寐，肢体筋脉出现阴缓阳急的病证等。

（3）交会腧穴

申脉、仆参、跗阳（足太阳膀胱经），居髎（足少阳胆经），臑俞（手太阳小肠经），肩髃、巨骨（手阳明大肠经），天髎（手少阳三焦经），地仓、巨髎、承泣（足阳明胃经），睛明（足太阳膀胱经）。

7. 阴维脉

（1）经脉循行

阴维脉，起于小腿内侧，沿大腿内侧上行至腹部，与足太阴经相合，过胸部，与任脉会于颈部（图 1 - 20）。

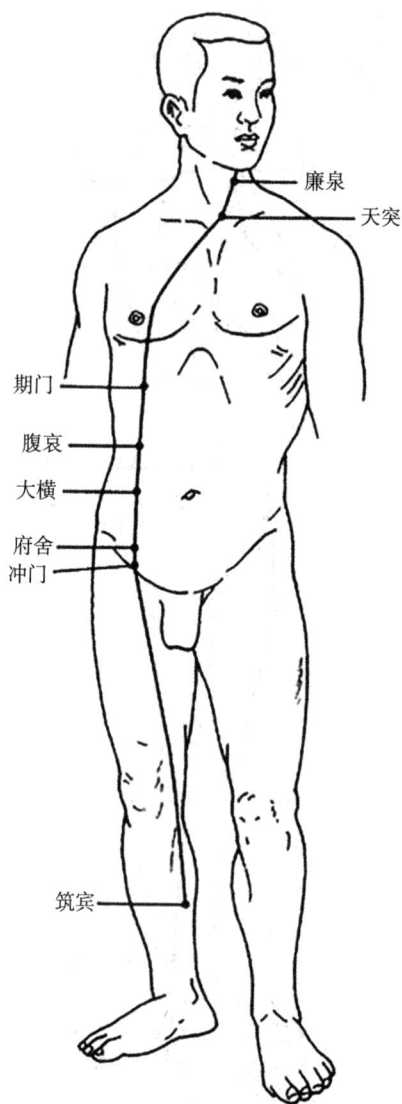

图 1 - 20　阴维脉循行图

（2）主要病候

心痛，胃痛，胸腹痛，郁证，胁满等。

（3）交会腧穴

筑宾（足少阴肾经），府舍、大横、腹哀（足太阴脾经），期门（足厥阴肝经），天突、廉泉（任脉）。

8. 阳维脉

（1）经脉循行

阳维脉，起于足跟外侧，向上经过外踝，沿足少阳经上行至髋关节部，经胁肋后侧，从腋后上肩，至前额，再到项后，合于督脉（图1-21）。

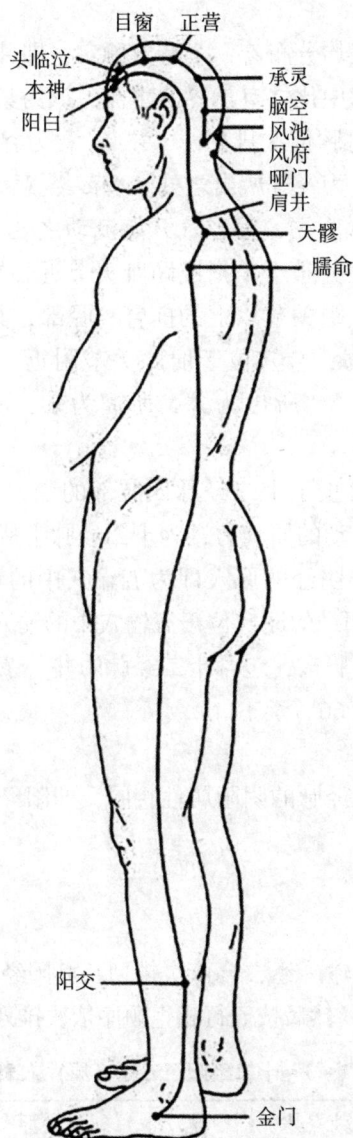

图1-21 阳维脉循行图

（2）主要病候

恶寒发热等外感病，头痛、目眩、腰痛等。

（3）交会腧穴

金门（足太阳膀胱经），阳交（足少阳胆经），臑俞（手太阳小肠经），天髎（手少阳三焦经），肩井（足少阳胆经），头维（足阳明胃经），本神、阳白、头临泣、目窗、正营、承灵、脑空、风池（足少阳胆经），风府、哑门（督脉）。

五、五输穴和原穴、八脉交会穴

（一）五输穴和原穴

在肘、膝关节以下十二经均分布着 5 个特定腧穴，即井、荥、输、经、合穴，为五输穴。古人将经气运行于经脉中比之自然界的水流，认为具有由小到大、由浅入深的特点。五输穴均从四肢末梢向肘膝依次排列。"井"，意为谷井，像山谷之泉，为水之源头；井穴分布于指或趾末梢，为经气所出之处。"荥"，意为小水，如刚出的泉水微流；荥穴分布于掌指或跖趾关节远心端，为经气开始流动之处。"输"，有输注之意，喻水流由小到大，由浅渐深；输穴分布于掌指或跖趾关节近心端，其经气渐盛。"经"，水流宽大通畅；经穴多位于腕、踝关节以上的前臂、胫部，其经气盛大流行。"合"，汇合之意，喻江河之水汇合入海；合穴位于肘膝关节附近，其经气充盛且入合于脏腑。《灵枢·九针十二原》指出："所出为井，所溜为荥，所注为输，所行为经，所入为合。"

脏腑原气输注、经过和留止于十二经脉四肢部的腧穴，称之为原穴。"原"为本原、原气之意，是人体生命活动的原动力，为十二经脉维持正常生理功能的根本。十二原穴多分布于腕踝关节附近。阴经的原穴即为五输穴中的输穴，即所谓"阴经以输为原""阴经之输并于原"。而阳经的原穴位于五输穴中的输穴之后，经穴之前。

子午流注纳甲法所运用的腧穴，包含十二经脉的井、荥、输、经、合 60 个五输穴，加上六阳经的 6 个原穴，共计 66 个穴位。

1. 五输穴的阴阳属性

五输穴的阴阳属性与所属经脉的阴阳属性相同，即阳经的五输穴均属阳，阴经的五输穴均属阴。

2. 五输穴的五行属性

原则：阳井金，阴井木。

规律：五输穴按井、荥、输、经、合依次排列，其阳经五输穴五行属性为从金开始，阴经五输穴五行属性从木开始，然后按五行相生顺序依次排列（表1-3，表1-4）。

表 1-3　十二经阳经五输（原）穴表

经脉	井（金）	荥（水）	输（木）	原	经（火）	合（土）
胆（木）	窍阴	侠溪	临泣	丘墟	阳辅	阳陵泉

续表

小肠（火）	少泽	前谷	后溪	腕骨	阳谷	小海
胃（土）	厉兑	内庭	陷谷	冲阳	解溪	足三里
大肠（金）	商阳	二间	三间	合谷	阳溪	曲池
膀胱（水）	至阴	通谷	束骨	京骨	昆仑	委中
三焦（相火）	关冲	液门	中渚	阳池	支沟	天井

表1-4　十二经阴经五输穴表

经　脉	井（木）	荥（火）	输（土）	经（金）	合（水）
肝（木）	大敦	行间	太冲	中封	曲泉
心（火）	少冲	少府	神门	灵道	少海
脾（土）	隐白	大都	太白	商丘	阴陵泉
肺（金）	少商	鱼际	太渊	经渠	尺泽
肾（水）	涌泉	然骨	太溪	复溜	阴谷
心包（相火）	中冲	劳宫	大陵	间使	曲泽

井荥输原经合穴歌诀

　　少商鱼际与太渊，经渠尺泽肺相连；商阳二三间合谷，阳溪曲池大肠牵；
　　厉兑内庭陷谷胃，冲阳解溪三里随；隐白大都太白延，脾经商丘阴陵泉；
　　少冲少府属于心，神门灵道少海寻；少泽前谷后溪腕，阳谷小海小肠经；
　　至阴通谷束京骨，昆仑委中膀胱知；涌泉然谷与太溪，复溜阴谷肾所宜；
　　中冲劳宫心包络，大陵间使传曲泽；关冲液门中渚焦，阳池支沟天井索；
　　窍阴侠溪临泣胆，丘墟阳辅阳陵泉；大敦行间太冲看，中封曲泉属于肝。

3. 各经五输穴和原穴定位及主治

（1）手太阴肺经

少商（井穴）

【定位】在手指，拇指末节桡侧，指甲根角侧上方0.1寸（指寸）。

【解剖】有指掌侧固有动、静脉所形成的动、静脉网；布有前臂外侧皮神经、桡神经浅支混合支及正中神经的掌侧固有神经末梢神经网。

【主治】①咽喉肿痛、鼻衄、高热等肺系实热病证。②昏迷、癫狂等急症。

【操作】浅刺0.1寸。或点刺出血。

鱼际（荥穴）

【定位】在手外侧，第1掌骨桡侧中点赤白肉际处。

【解剖】有拇短展肌和拇指对掌肌；布有前臂外侧皮神经和桡神经浅支混合支。

【主治】①咳嗽、咯血、咽干、咽喉肿痛、失音等肺系实热病证。②掌中热。③小儿疳积。

【操作】直刺0.5~0.8寸。治小儿疳积可用割治法。

太渊（输穴、原穴）

【定位】在腕前区，桡骨茎突与舟状骨之间，拇长展肌腱尺侧凹陷中。

【解剖】桡侧腕屈肌腱的外侧，拇长展肌腱内侧；有桡动、静脉；布有前臂外侧皮神经和桡神经浅支混合支。

【主治】①咳嗽、气喘等肺系病证。②无脉症。③腕臂痛。

【操作】避开桡动脉，直刺0.3~0.5寸。

经渠（经穴）

【定位】在前臂前区，腕掌侧远端横纹上1寸，桡骨茎突与桡动脉之间。

【解剖】桡侧腕屈肌腱的外侧，有旋前方肌；当桡动、静脉外侧处；布有前臂外侧皮神经和桡神经浅支混合支。

【主治】①咳嗽、气喘、胸痛、咽喉肿痛等肺系病证。②手腕痛。

【操作】避开桡动脉，直刺0.3~0.5寸。

尺泽（合穴）

【定位】在肘区，肘横纹上，肱二头肌腱桡侧缘凹陷中。

【解剖】在肘关节，当肱二头肌腱桡侧，肱桡肌起始部；有桡侧返动、静脉分支及头静脉；布有前臂外侧皮神经，直下为桡神经。

【主治】①咳嗽、气喘、咯血、咽喉肿痛等肺系实热病证。②肘臂挛痛。③急性吐泻、中暑、小儿惊风等急症。

【操作】直刺0.8~1.2寸，或点刺出血。

（2）手阳明大肠经

商阳（井穴）

【定位】在手指，食指末节桡侧，指甲根角侧上方0.1寸（指寸）。

【解剖】有指及掌背动、静脉网；布有来自正中神经的指掌侧固有神经，桡神经的指背侧神经。

【主治】①齿痛、咽喉肿痛等五官病。②热病、昏迷等热证、急症。

【操作】浅刺0.1寸，或点刺出血。

二间（荥穴）

【定位】在手指，第2掌指关节桡侧远端赤白肉际处。

【解剖】有指浅、深屈肌腱；有来自桡动脉的指背及掌侧动、静脉；布有桡神经的指背侧固有神经，正中神经的指掌侧固有神经。

【主治】①鼻衄、齿痛等五官病。②热病。

【操作】直刺0.2~0.3寸。

三间（输穴）

【定位】在手背，第2掌指关节桡侧近端凹陷中。

【解剖】有第1骨间背侧肌，深层为拇内收肌横头；有手背静脉网（头静脉起始部)、指掌侧固有动脉；布有桡神经浅支。

【主治】①齿痛、咽喉肿痛等五官病。②腹胀、肠鸣等肠腑病证。③手背麻木、肿痛。

【操作】直刺0.3～0.5寸。

合谷（原穴）

【定位】在手背，第2掌骨桡侧的中点处。

简便取穴法：以一手的拇指指间关节横纹，放在另一手拇、食指之间的指蹼缘上，当拇指尖下是穴。

【解剖】在第1、2掌骨之间，第1骨间背侧肌中，深层有拇收肌横头；有手背静脉网，为头静脉的起始部，腧穴近侧正当桡动脉从手背穿向手掌之处；布有桡神经浅支的掌背侧神经，深部有正中神经的指掌侧固有神经。

【主治】①头痛、目赤肿痛、齿痛、鼻衄、口眼歪斜、耳聋等头面五官病证。②发热恶寒等外感病证。③热病无汗或多汗。④痛经、闭经、滞产等妇产科病证。⑤各种痛证，为牙拔除术、甲状腺手术等五官及颈部手术针麻常用穴。

【操作】直刺0.5～1寸，针刺时手呈半握拳状。孕妇不宜针。

阳溪（经穴）

【定位】在腕区，腕背侧远端横纹桡侧，桡骨茎突远端，解剖学"鼻烟窝"凹陷中。

【解剖】当拇短伸肌腱、拇长伸肌腱之间；有头静脉，桡动脉本干及其腕背支；布有桡神经浅支。

【主治】①头痛、目赤肿痛、耳聋等头面五官病证。②手腕痛。

【操作】直刺或斜刺0.5～0.8寸。

曲池（合穴）

【定位】在肘区，在尺泽与肱骨外上髁连线中点凹陷处。

【解剖】桡侧腕长伸肌起始部，肱桡肌的桡侧；有桡返动脉的分支；布有前臂背侧皮神经，内侧深层为桡神经本干。

【主治】①手臂痹痛，上肢不遂。②热病。③眩晕。④腹痛、吐泻等肠胃病证。⑤咽喉肿痛、齿痛、目赤肿痛等五官热性病证。⑥瘾疹、湿疹、瘰疬等皮外科病证。⑦癫狂。

【操作】直刺1～1.5寸。

（3）足阳明胃经

厉兑（井穴）

【定位】在足趾，第2趾末节外侧，趾甲根角侧后方0.1寸（指寸）。

【解剖】有趾背动脉形成的动脉网；布有足背内侧皮神经的趾背神经。

【主治】①鼻衄、齿痛、咽喉肿痛等实热性五官病证。②热病。③多梦、癫狂等神志病。

【操作】浅刺0.1寸，或点刺出血。

内庭（荥穴）

【定位】在足背，第2、3趾间，趾蹼缘后方赤白肉际处。

【解剖】有足背静脉网；布有足背内侧皮神经的趾背神经。

【主治】①齿痛、咽喉肿痛、鼻衄等五官热性病证。②热病。③吐酸、腹泻、痢疾、便秘等胃肠病证。④足背肿痛，跖趾关节痛。

【操作】直刺或斜刺0.5~0.8寸。

陷谷（输穴）

【定位】在足背，第2、3跖骨间，第2跖趾关节近端凹陷中。

【解剖】有第2跖骨间肌；有足背静脉网；布有足背内侧皮神经。

【主治】①面肿、水肿等水液输布失常性疾患。②足背肿痛。③肠鸣，腹痛。

【操作】直刺或斜刺0.3~0.5寸。

冲阳（原穴）

【定位】在足背，第2跖骨基底部与中间楔状骨关节处，可触及足背动脉。

【解剖】在趾长伸肌腱外侧；有足背动、静脉及足背静脉网；当腓浅神经的足背内侧皮神经第2支本干处，深层为腓深神经。

【主治】①胃痛。②口眼歪斜。③癫狂痫。④足痿无力。

【操作】避开动脉，直刺0.3~0.5寸。

解溪（经穴）

【定位】在踝区，踝关节前面中央凹陷中，蹲长伸肌腱与趾长伸肌腱之间。

【解剖】在蹲长伸肌腱与趾长伸肌腱之间；有胫前动、静脉；浅部当腓浅神经，深层当腓神经。

【主治】①下肢痿痹、踝关节病、足下垂等下肢、踝关节疾患。②头痛，眩晕。③癫狂。④腹胀，便秘。

【操作】直刺0.5~1寸。

足三里（合穴）

【定位】在小腿外侧，犊鼻下3寸，胫骨前嵴外1横指处，犊鼻与解溪连线上。

【解剖】在胫骨前肌、趾长伸肌之间；有胫前动、静脉；为腓肠外侧皮神经及隐神经的皮支分布处，深层当腓深神经。

【主治】①胃痛、呕吐、噎膈、腹胀、腹泻、痢疾、便秘等胃肠病证。②下肢痿痹。③癫狂等神志病。④乳痈、肠痈等外科疾患。⑤虚劳诸证，为强壮保健要穴。

【操作】直刺1~2寸。强壮保健常用温灸法。

（4）足太阴脾经

隐白（井穴）

【定位】在足趾，大趾末节内侧，趾甲根角侧后方0.1寸（指寸）。

【解剖】有趾背动脉；布有腓浅神经的足背支及足底内侧神经。

【主治】①月经过多、崩漏等妇科病。②便血、尿血等慢性出血证。③癫狂，多梦。④惊风。⑤腹满，暴泻。

【操作】浅刺0.1寸。

大都（荥穴）

【定位】在足趾，第1跖趾关节远端赤白肉际凹陷中。

【解剖】在踇趾展肌止点；有足底内侧动、静脉的分支；布有足底内侧神经的趾足底固有神经。

【主治】①腹胀、胃痛、呕吐、腹泻、便秘等脾胃病证。②热病，无汗。

【操作】直刺0.3~0.5寸。

太白（输穴、原穴）

【定位】在跖区，第1跖趾关节近端赤白肉际凹陷中。

【解剖】在踇趾展肌中；有足背静脉网，足底内侧动脉及足跗内侧动脉分支；布有隐神经及腓浅神经分支。

【主治】①肠鸣、腹胀、腹泻、胃痛、便秘等脾胃病证。②体重节痛。

【操作】直刺0.5~0.8寸。

商丘（经穴）

【定位】在踝区，内踝前下方，舟骨粗隆与内踝尖连线中点凹陷中。

【解剖】有跗内侧动脉、大隐静脉；布有隐神经及腓浅神经分支丛。

【主治】①腹胀、腹泻、便秘等脾胃病证。②黄疸。③足踝痛。

【操作】直刺0.5~0.8寸。

阴陵泉（合穴）

【定位】在小腿内侧，胫骨内侧髁下缘与胫骨内侧缘之间的凹陷中。

【解剖】在胫骨后缘和腓肠肌之间，比目鱼肌起点上；前方有大隐静脉、膝最上动脉，最深层有胫后动、静脉；布有小腿内侧皮神经本干，最深层有胫神经。

【主治】①腹胀，腹泻，水肿，黄疸。②小便不利，遗尿，尿失禁。③阴部痛，痛经，遗精。④膝痛。

【操作】直刺1~2寸。治疗膝痛可向阳陵泉或委中方向透刺。

（5）手少阴心经

少冲（井穴）

【定位】在手指，小指末节桡侧，指甲根角侧上方0.1寸（指寸）。

【解剖】有指掌固有动、静脉所形成的动、静脉网；布有指掌侧固有神经。

【主治】①心悸、心痛、癫狂、昏迷等心与神志病证。②热病。③胸胁痛。

【操作】浅刺0.1寸，或点刺出血。

少府（荥穴）

【定位】在手掌，横平第5掌指关节近端，第4、5掌骨之间。

【解剖】在4、5掌骨之间，有第4蚓状肌，指浅、深屈肌腱，深部为骨间肌；有指掌侧总动、静脉；布有第4指掌侧固有神经。

【主治】①心悸、胸痛等心胸病。②阴痒，阴痛。③痈疡。④小指挛痛。

【操作】直刺0.3~0.5寸。

神门（输穴、原穴）

【定位】在腕前区，腕掌侧远端横纹尺侧端，尺侧腕屈肌腱的桡侧缘。

【解剖】在尺侧腕屈肌腱桡侧缘，深层为指深屈肌；有尺动脉通过；布有前臂内侧皮神经，尺侧为尺神经。

【主治】①心痛、心烦、惊悸、怔忡、健忘、失眠、痴呆、癫狂痫等心与神志病证。②高血压。③胸胁痛。

【操作】直刺0.3～0.5寸。

灵道（经穴）

【定位】在前臂前区，腕掌侧远端横纹上1.5寸，尺侧腕屈肌腱的桡侧缘。

【解剖】在尺侧腕屈肌腱与指浅屈肌之间，深层为指深屈肌；有尺动脉通过；布有前臂内侧皮神经，尺侧为尺神经。

【主治】①心痛，悲恐善笑。②暴喑。③肘臂挛痛。

【操作】直刺0.3～0.5寸。不宜深刺，以免伤及血管和神经。

少海（合穴）

【定位】在肘前区，横平肘横纹，肱骨内上髁前缘。

【解剖】有旋前圆肌、肱肌；有贵要静脉，尺侧上、下副动脉，尺侧返动脉；布有前臂内侧皮神经，外前方有正中神经。

【主治】①心痛、癔症等心病、神志病。②肘臂挛痛，臂麻手颤。③头项痛，腋胁部痛。④瘰疬。

【操作】直刺0.5～1寸。

（6）手太阳小肠经

少泽（井穴）

【定位】在手指，小指末节尺侧，指甲根角侧上方0.1寸（指寸）。

【解剖】有指掌侧固有动、静脉及指背动脉形成的动、静脉网；布有尺神经手背支。

【主治】①乳痈、乳少等乳疾。②昏迷、热病等急症、热证。③头痛、目翳、咽喉肿痛等头面五官病证。

【操作】浅刺0.1寸，或点刺出血。孕妇慎用。

前谷（荥穴）

【定位】在手指，第5掌指关节尺侧远端赤白肉际凹陷中。

【解剖】有指背动、静脉；布有尺神经手背支。

【主治】①热病。②乳痈，乳少。③头痛、目痛、耳鸣、咽喉肿痛等头面五官病证。

【操作】直刺0.3～0.5寸。

后溪（输穴）

【定位】在手内侧，第5掌指关节尺侧近端赤白肉际凹陷中。

【解剖】在小指尺侧，第5掌骨小头近端，当小指展肌起点外缘；有指背动、静脉，手背静脉网；布有尺神经手背支。

【主治】①头项强痛、腰背痛、手指及肘臂挛痛等痛证。②耳聋，目赤。③癫狂痫。④疟疾。

【操作】直刺0.5~1寸。治疗手指挛痛可透刺合谷穴。

腕骨（原穴）

【定位】在腕区，第5掌骨底与三角骨之间的赤白肉际凹陷中。

【解剖】在手尺侧，小指展肌起点外缘；有腕背侧动脉（尺动脉分支），手背静脉网；布有尺神经手背支。

【主治】①指挛腕痛，头项强痛。②目翳。③黄疸。④热病，疟疾。

【操作】直刺0.3~0.5寸。

阳谷（经穴）

【定位】在腕后区，尺骨茎突与三角骨之间的凹陷中。

【解剖】当尺侧腕伸肌的尺侧缘；有腕背侧动脉；布有尺神经手背支。

【主治】①颈颔肿痛、臂外侧痛、腕痛等痛证。②头痛、目眩、耳鸣、耳聋等头面五官病证。③热病。④癫狂痫。

【操作】直刺0.3~0.5寸。

小海（合穴）

【定位】在肘后区，尺骨鹰嘴与肱骨内上髁之间凹陷中。

【解剖】尺神经沟中，为尺侧腕屈肌的起始部；有尺侧上、下副动脉和副静脉，以及尺返动、静脉；布有前臂内侧皮神经、尺神经本干。

【主治】①肘臂疼痛，麻木。②癫痫。

【操作】直刺0.3~0.5寸。

（7）足太阳膀胱经

至阴（井穴）

【定位】在足趾，足小趾末节外侧，趾甲根角侧后方0.1寸（指寸）。

【解剖】有趾背动脉及趾跖侧固有动脉形成的动脉网；布有趾跖侧固有神经及足背外侧皮神经。

【主治】①胎位不正，滞产。②头痛，目痛。③鼻塞，鼻衄。

【操作】浅刺0.1寸。胎位不正用灸法。

足通谷（荥穴）

【定位】在足趾，第5跖趾关节的远端，赤白肉际处。

【解剖】有趾跖侧动、静脉；布有趾跖侧固有神经及足背外侧皮神经。

【主治】①头痛，项强。②目眩，鼻衄。③癫狂。

【操作】直刺0.2~0.3寸。

束骨（输穴）

【定位】在跖区，第5跖趾关节的近端，赤白肉际处。

【解剖】在小趾外展肌下方；有第4趾跖侧总动、静脉；有第4趾跖侧神经及足背外侧皮神经分布。

【主治】①头痛、项强、目眩等头部疾患。②腰腿痛。③癫狂。

【操作】直刺0.3～0.5寸。

京骨（原穴）

【定位】在跖区，第5跖骨粗隆前下方，赤白肉际处。

【解剖】在小趾外展肌下方；有足底外侧动、静脉；布有足背外侧皮神经，深层为足底外侧神经。

【主治】①头痛，项强。②腰腿痛。③癫痫。④目翳。

【操作】直刺0.3～0.5寸。

昆仑（经穴）

【定位】在踝区，外踝尖与跟腱之间的凹陷中。

【解剖】有腓骨短肌；有小隐静脉及腓动、静脉；有腓肠神经经过。

【主治】①后头痛，项强，目眩。②腰骶疼痛，足踝肿痛。③癫痫。④滞产。

【操作】直刺0.5～0.8寸。孕妇禁用，经期慎用。

委中（合穴）

【定位】在膝后区，腘横纹中点。

【解剖】在腘窝正中，有腘筋膜；皮下有股腘静脉，深层内侧为腘静脉，最深层为腘动脉；分布有股后皮神经，正当胫神经处。

【主治】①腰背痛、下肢痿痹等腰及下肢病证。②腹痛、急性吐泻等急症。③瘾疹，丹毒。④小便不利，遗尿。

【操作】直刺1～1.5寸，或用三棱针点刺腘静脉出血。针刺不宜过快、过强、过深，以免损伤血管和神经。

（8）足少阴肾经

涌泉（井穴）

【定位】在足底，屈足卷趾时足心最凹陷中；约当足底第2、3趾蹼缘与足跟连线的前1/3与后2/3交点凹陷中。

【解剖】有趾短屈肌腱、趾长屈肌腱、第2蚓状肌，深层为骨间肌；有来自胫前动脉的足底弓；布有足底内侧神经分支。

【主治】①昏厥、中暑、小儿惊风、癫狂痫等急症及神志病证。②头痛，头晕，目眩，失眠。③咯血、咽喉肿痛、喉痹、失音等肺系病证。④大便难，小便不利。⑤奔豚气。⑥足心热。

【操作】直刺0.5～1寸，针刺时要防止刺伤足底动脉弓。临床常用灸法或药物敷贴。

然谷（荥穴）

【定位】在足内侧，足舟骨粗隆下方，赤白肉际处。

【解剖】有足大趾外展肌，有跖内侧动脉及跗内侧动脉分支；布有小腿内侧皮神经末支及足底内侧神经。

【主治】①月经不调、阴挺、阴痒、白浊等妇科病证。②遗精、阳痿、小便不利等泌尿生殖系统疾患。③咯血，咽喉肿痛。④消渴。⑤下肢痿痹，足跗痛。⑥小儿脐风，口噤。⑦腹泻。

【操作】直刺0.5～1寸。

太溪（输穴、原穴）

【定位】在足踝区，内踝尖与跟腱之间凹陷中。

【解剖】有胫后动、静脉分布；布有小腿内侧皮神经、胫神经。

【主治】①头痛、目眩、失眠、健忘、遗精、阳痿等肾虚证。②咽喉肿痛、齿痛、耳鸣、耳聋等阴虚性五官病证。③咳嗽、气喘、咯血、胸痛等肺系疾患。④消渴，小便频数，便秘。⑤月经不调。⑥腰脊痛，下肢厥冷，内踝肿痛。

【操作】直刺0.5～1寸。

复溜（经穴）

【定位】在小腿内侧，内踝尖上2寸，跟腱的前缘。

【解剖】在比目鱼肌下端移行于跟腱处的内侧；前方有胫后动、静脉；布有腓肠内侧皮神经、小腿内侧皮神经，深层为胫神经。

【主治】①水肿、汗证（无汗或多汗）等津液输布失调病证；②腹胀、腹泻、肠鸣等胃肠病证；③腰脊强痛，下肢痿痹。

【操作】直刺0.5～1寸。

阴谷（合穴）

【定位】在膝后区，腘横纹上，半腱肌腱外侧缘。

【解剖】在半腱肌腱外侧缘；有膝上内侧动、静脉；布有股内侧皮神经。

【主治】①癫狂。②阳痿、小便不利、月经不调、崩漏等泌尿生殖系统疾患。③膝股内侧痛。

【操作】直刺1～1.5寸。

（9）手厥阴心包经

中冲（井穴）

【定位】在手指，中指末端最高点。

【解剖】有指掌侧固有动、静脉所形成的动、静脉网；有正中神经的指掌侧固有神经分布处。

【主治】①中风昏迷、舌强不语、中暑、昏厥、小儿惊风等急症。②热病，舌下肿痛。③小儿夜啼。

【操作】浅刺0.1寸；或点刺出血。

劳宫（荥穴）

【定位】在掌区，横平第3掌指关节近端，第2、3掌骨之间偏于第3掌骨。简便取穴法：握拳，中指尖下是穴。

【解剖】在第2、3掌骨间，下为掌腱膜，第2蚓状肌及指浅、深屈肌腱，深层为拇指内收肌横头的起点，有骨间肌；有指掌侧总动脉；布有正中神经的第2指掌侧总神经。

【主治】①中风昏迷、中暑等急症。②心痛、烦闷、癫狂痫等心与神志病证。③口疮，口臭。④鹅掌风。

【操作】直刺0.3~0.5寸。

大陵（输穴、原穴）

【定位】在腕前区，腕掌侧远端横纹中，掌长肌腱与桡侧腕屈肌腱之间。

【解剖】在掌长肌腱与桡侧腕屈肌腱之间，有拇长屈肌和指深屈肌腱；有腕掌侧动、静脉网；布有前臂内侧皮神经、正中神经掌皮支，深层为正中神经本干。

【主治】①心痛，心悸，胸胁满痛。②胃痛、呕吐、口臭等胃腑病证。③喜笑悲恐、癫狂痫等神志疾患。④臂、手挛痛。

【操作】直刺0.3~0.5寸。

间使（经穴）

【定位】在前臂前区，腕掌侧远端横纹上3寸，掌长肌腱与桡侧腕屈肌腱之间。

【解剖】在桡侧腕屈肌腱与掌长肌腱之间，有指浅屈肌，深部为指深屈肌；有前臂正中动、静脉，深部为前臂掌侧骨间动、静脉；布有前臂内侧皮神经，其下为正中神经，深层有前臂掌侧骨间神经。

【主治】①心痛、心悸等心系病证。②胃痛、呕吐等胃腑病证。③热病，疟疾。④癫狂痫。⑤腋肿，肘、臂、腕挛痛。

【操作】直刺0.5~1寸。

曲泽（合穴）

【定位】在肘前区，肘横纹上，肱二头肌腱的尺侧缘凹陷中。

【解剖】在肱二头肌腱的尺侧；当肱动、静脉处；布有正中神经的主干。

【主治】①心痛、心悸、善惊等心系病证。②胃痛、呕血、呕吐等胃腑病证。③暑热病。④肘臂挛痛，上肢颤动。

【操作】直刺1~1.5寸；或点刺出血。

（10）手少阳三焦经

关冲（井穴）

【定位】在手指，第4指末节尺侧，指甲根角侧上方0.1寸（指寸）。

【解剖】有指掌侧固有动、静脉所形成的动、静脉网；布有尺神经的指掌侧固有神经。

【主治】①头痛、目赤、耳鸣、耳聋、喉痹、舌强等头面五官病证。②热病，中暑。

【操作】浅刺0.1寸，或点刺出血。

液门（荥穴）

【定位】在手背部，当第4、5指间，指蹼缘上方赤白肉际凹陷中。

【解剖】有尺动脉的指背动脉；布有尺神经的手背支。

【主治】①头痛、目赤、耳鸣、耳聋、喉痹等头面五官热性病证。②疟疾。③手臂痛。

【操作】直刺 0.3 ~ 0.5 寸。

中渚（输穴）

【定位】在手背，第 4、5 掌骨间，第 4 掌指关节近端凹陷中。

【解剖】有第 4 骨间肌；皮下有手背静脉网及第 4 掌背动脉；布有尺神经的手背支。

【主治】①头痛、目赤、耳鸣、耳聋、喉痹等头面五官病证。②热病，疟疾。③肩背肘臂酸痛，手指不能屈伸。

【操作】直刺 0.3 ~ 0.5 寸。

阳池（原穴）

【定位】在腕后区，腕背侧远端横纹上，指伸肌腱的尺侧缘凹陷中。

【解剖】有皮下手背静脉网，第 4 掌背动脉；布有尺神经手背支及前臂背侧皮神经末支。

【主治】①目赤肿痛、耳聋、喉痹等五官病证。②消渴，口干。③腕痛，肩臂痛。

【操作】直刺 0.3 ~ 0.5 寸。

支沟（经穴）

【定位】在前臂后区，腕背侧远端横纹上 3 寸，尺骨与桡骨间隙中点。

【解剖】在桡骨与尺骨之间，指总伸肌与拇长伸肌之间；深层有前臂骨间背侧动脉和掌侧动、静脉；布有前臂背侧皮神经，深层有前臂骨间背侧神经及掌侧神经。

【主治】①耳聋，耳鸣，暴喑。②胁肋痛。③便秘。④瘰疬。⑤热病。

【操作】直刺 0.5 ~ 1 寸。

天井（合穴）

【定位】在肘后区，肘尖上 1 寸凹陷中。

【解剖】在肱骨下端鹰嘴窝中，有肱三头肌腱；有肘关节动、静脉网；布有前臂背侧皮神经和桡神经肌支。

【主治】①耳聋。②癫痫。③瘰疬，瘿气。④偏头痛，胁肋痛，颈项肩臂痛。⑤肘劳。

【操作】直刺 0.5 ~ 1 寸。

(11) 足少阳胆经

足窍阴（井穴）

【定位】在足趾，第 4 趾末节外侧，趾甲根角侧后方 0.1 寸（指寸）。

【解剖】有趾背侧动、静脉，趾跖侧动、静脉形成的动、静脉网；布有趾背侧神经。

【主治】①头痛、目赤肿痛、耳鸣、耳聋、喉痹等头面五官病证。②胸胁痛，足跗肿痛。③不寐。④热病。

【操作】浅刺 0.1 ~ 0.2 寸；或点刺出血。

侠溪（荥穴）

【定位】在足背，第 4、5 趾间，趾蹼缘后方赤白肉际处。

【解剖】有趾背侧动、静脉；布有足背中间皮神经的趾背侧神经。

【主治】①惊悸。②头痛、眩晕、颊肿、耳鸣、耳聋、目赤肿痛等头面五官病证。③胁肋疼痛、膝股痛、足跗肿痛等痛证。④乳痈。⑤热病。

【操作】直刺0.3~0.5寸。

足临泣（输穴）

【定位】在足背，第4、5跖骨底结合部的前方，第5趾长伸肌腱外侧凹陷中。

【解剖】有足背静脉网，第4跖背侧动、静脉；布有足背中间皮神经。

【主治】①偏头痛、目赤肿痛、胁肋疼痛、足跗疼痛等痛证。②月经不调，乳少，乳痈。③疟疾。④瘰疬。

【操作】直刺0.3~0.5寸。

丘墟（原穴）

【定位】在踝区，外踝的前下方，趾长伸肌腱的外侧凹陷中。

【解剖】在趾短伸肌起点处；有外踝前动、静脉分支；布有足背外侧皮神经分支及腓浅神经分支。

【主治】①目赤肿痛、目翳等目疾。②颈项痛、腋下肿、胸胁痛、外踝肿痛等痛证。③足内翻，足下垂。

【操作】直刺0.5~0.8寸。

阳辅（经穴）

【定位】在小腿外侧，外踝尖上4寸，腓骨前缘。

【解剖】在趾长伸肌和腓骨短肌之间；有胫前动、静脉分支；布有腓浅神经。

【主治】①偏头痛、目外眦痛、咽喉肿痛、腋下肿痛、胸胁满痛等头面躯体痛证。②瘰疬。③下肢痿痹。

【操作】直刺0.8~1.2寸。

阳陵泉（合穴）

【定位】在小腿外侧，腓骨头前下方凹陷中。

【解剖】在腓骨长、短肌中；有膝下外侧动、静脉；当腓总神经分为腓浅神经及腓深神经处。

【主治】①黄疸、胁痛、口苦、呕吐、吞酸等肝胆犯胃病证。②膝肿痛、下肢痿痹及麻木等下肢、膝关节疾患。③小儿惊风。④肩痛。

【操作】直刺1~1.5寸。

（12）足厥阴肝经

大敦（井穴）

【定位】在足趾，大趾末节外侧，趾甲根角侧后方0.1寸（指寸）。

【解剖】有趾背动、静脉；布有腓深神经的趾背神经。

【主治】①疝气，少腹痛。②遗尿、癃闭、五淋、尿血等前阴病。③月经不调、崩漏、阴挺等妇科病。④癫痫。

【操作】浅刺0.1~0.2寸；或点刺出血。

行间（荥穴）

【定位】在足背，第1、2趾间，趾蹼缘后方赤白肉际处。

【解剖】有足背静脉网；第1趾背动、静脉；正当腓深神经的跖背神经分为趾背神经的分歧处。

【主治】①中风、癫痫、头痛、目眩、目赤肿痛、青盲、口歪等肝经风热病证。②月经不调、痛经、闭经、崩漏、带下等妇科病。③阴中痛，疝气。④遗尿、癃闭、五淋等泌尿系病证。⑤胸胁满痛。

【操作】直刺0.5～0.8寸。

太冲（输穴、原穴）

【定位】在足背，第1、2跖骨间，跖骨底结合部前方凹陷中，或触及动脉搏动。

【解剖】在𧿹长伸肌腱外缘；有足背静脉网、第1跖背动脉；布有腓深神经的跖背侧神经，深层为胫神经的足底内侧神经。

【主治】①中风、癫狂痫、小儿惊风、头痛、眩晕、耳鸣、目赤肿痛、口歪、咽痛等肝经风热病证。②月经不调、痛经、闭经、崩漏、带下、滞产等妇产科病证。③黄疸、胁痛、口苦、腹胀、呕逆等肝胃病证。④癃闭，遗尿。⑤下肢痿痹，足跗肿痛。

【操作】直刺0.5～1寸。

中封（经穴）

【定位】在踝区，内踝前，胫骨前肌腱的内侧缘凹陷中。

【解剖】在胫骨前肌腱的内侧；有足背静脉网、内踝前动脉；布有足背内侧皮神经的分支及隐神经。

【主治】①疝气。②阴缩，阴茎痛，遗精。③小便不利。④腰痛、少腹痛、内踝肿痛等痛证。

【操作】直刺0.5～0.8寸。

曲泉（合穴）

【定位】在膝部，腘横纹内侧端，半腱肌腱内缘凹陷中。

【解剖】在胫骨内侧髁后缘，半膜肌、半腱肌止点前上方，缝匠肌后缘；浅层有大隐静脉，深层有腘动、静脉；布有隐神经、闭孔神经，深向腘窝可及胫神经。

【主治】①月经不调、痛经、带下、阴挺、阴痒、产后腹痛、腹中包块等妇科病。②遗精，阳痿，疝气。③小便不利。④膝髌肿痛，下肢痿痹。

【操作】直刺1～1.5寸。

（二）八脉交会穴

八脉交会穴，原称"交经八穴""流注八穴"和"八脉八穴"，其记载首见于窦汉卿《针经指南》，是奇经八脉在四肢部与十二经脉之气相通的8个腧穴，八脉交会穴均位于腕踝部上下（表1-5）。

表 1-5　八脉交会穴

穴名	所属经脉	关系	所通经脉	主治范围
公孙	足太阴脾经	父	冲脉	心、胸、胃病证
内关	手厥阴心包经	母	阴维脉	
足临泣	足少阳胆经	男	带脉	目外眦、耳、侧头、颈肩、胸胁病证
外关	手少阳三焦经	女	阳维脉	
后溪	手太阳小肠经	夫	督脉	目内眦、耳、头项、肩胛、腰背病证
申脉	足太阳膀胱经	妻	阳跷脉	
列缺	手太阴肺经	主	任脉	肺系、咽喉、胸膈病证
照海	足少阴肾经	客	阴跷脉	

八脉交会穴歌诀

公孙冲脉胃心胸，内关阴维下总同，

临泣胆经连带脉，阳维目锐外关逢，

后溪督脉内眦颈，申脉阳跷络亦通，

列缺任脉行肺系，阴跷照海膈喉咙。

八脉交会穴定位及主治

公孙（通冲脉）

【定位】在跖区，第 1 跖骨底的前下缘赤白肉际处。

【解剖】在姆趾展肌中；有足背静脉网、足底内侧动脉及足跗内侧动脉分支；布有隐神经及腓浅神经分支。

【主治】①胃痛、呕吐、腹痛、腹泻、痢疾等脾胃肠腑病证。②心烦、失眠、狂证等神志病证。③逆气里急、气上冲心（奔豚气）等冲脉病证。

【操作】直刺 0.6 ~ 1.2 寸。

内关（通阴维脉）

【定位】在前臂前区，腕掌侧远端横纹上 2 寸，掌长肌腱与桡侧腕屈肌腱之间。

【解剖】在桡侧腕屈肌腱与掌长肌腱之间，浅部有指浅屈肌，深部为指深屈肌；有前臂正中动、静脉，深部为前臂掌侧骨间动、静脉；布有前臂内侧皮神经，其下为正中神经，深层有前臂掌侧骨间神经。

【主治】①心痛、胸闷、心动过速或过缓等心系病证。②胃痛、呕吐、呃逆等胃腑病证。③中风，偏瘫，眩晕，偏头痛。④失眠、郁证、癫狂痫等神志病证。⑤肘、臂、腕挛痛。

【操作】直刺 0.5 ~ 1 寸。

外关（通阳维脉）

【定位】在前臂后区，腕背侧远端横纹上 2 寸，尺骨与桡骨间隙中点。

【解剖】在桡骨与尺骨之间，指总伸肌与拇长伸肌之间；深层有前臂骨间背侧动脉和掌侧动、静脉；布有前臂背侧皮神经，深层有前臂骨间背侧神经及掌侧神经。

【主治】①热病。②头痛、目赤肿痛、耳鸣、耳聋等头面五官病证。③瘰疬。④胁肋痛。⑤上肢痿痹不遂。

【操作】直刺 0.5~1 寸。

足临泣（通带脉）

【定位】在足背，第 4、5 跖骨底结合部的前方，第 5 趾长伸肌腱外侧凹陷中。

【解剖】有足背静脉网，第 4 跖背侧动、静脉；布有足背中间皮神经。

【主治】①偏头痛、目赤肿痛、胁肋疼痛、足跗疼痛等痛证。②月经不调，乳少，乳痈。③疟疾。④瘰疬。

【操作】直刺 0.3~0.5 寸。

后溪（通督脉）

【定位】在手内侧，第 5 掌指关节尺侧近端赤白肉际凹陷中。

【解剖】在小指尺侧，第 5 掌骨小头近端，当小指展肌起点外缘；有指背动、静脉，手背静脉网；布有尺神经手背支。

【主治】①头项强痛、腰背痛、手指及肘臂挛痛等痛证。②耳聋，目赤。③癫狂痫。④疟疾。

【操作】直刺 0.5~1 寸。治疗手指挛痛可透刺合谷穴。

申脉（通阳跷脉）

【定位】在踝区，外踝尖直下，外踝下缘与跟骨之间凹陷中。

【解剖】在腓骨长短肌腱上缘；有外踝动脉网及小隐静脉；布有腓肠神经的足背外侧皮神经分支。

【主治】①头痛，眩晕。②失眠、癫狂痫等神志病证。③腰腿酸痛。

【操作】直刺 0.3~0.5 寸。

列缺（通任脉）

【定位】在前臂，腕掌侧远端横纹上 1.5 寸，拇短伸肌腱和拇长展肌腱之间，拇长展肌腱沟的凹陷中。

简便取穴法：两手虎口自然平直交叉，一手食指按在另一手桡骨茎突上，指尖下凹陷中是穴。

【解剖】在肱桡肌腱、拇长展肌腱与拇短伸肌腱之间，桡侧腕长伸肌腱内侧；有头静脉，桡动、静脉分支；布有前臂外侧皮神经和桡神经浅支的混合支。

【主治】①咳嗽、气喘、咽喉肿痛等肺系病证。②偏正头痛、齿痛、项强痛、口眼歪斜等头面部病证。③手腕痛。

【操作】向上斜刺 0.5~0.8 寸。

照海（通阴跷脉）

【定位】在踝区，内踝尖下 1 寸，内踝下缘边际凹陷中。

【解剖】在足大趾外展肌的止点处；后方有胫后动、静脉；布有小腿内侧皮神经，深部为胫神经本干。

【主治】①失眠、癫痫等神志病证。②咽喉干痛、目赤肿痛等五官热性病证。③月经不调、痛经、带下、阴挺等妇科病证。④小便频数，癃闭。

【操作】直刺0.5~0.8寸。

第三节　地理学与天文学基础

子午流注针法在推算日时干支时要运用到经度、纬度、时区、真太阳时等涉及地理学与天文学的知识，因此有必要熟悉和掌握这些知识。

一、经度、纬度

早在2000多年前的春秋时期，人们已经认识到了自东方房宿至西方昴宿横向为纬，自北方虚宿至南方张宿纵向为经。《灵枢·卫气行》云："岁有十二月，日有十二辰，子午为经，卯酉为纬，天周二十八宿，而一面七星，四七二十八星，房昴为纬，虚张为经。"杨上善的《黄帝内经太素·卫五十周》指出："经云，虚张为经者错矣，南方七宿星为中也。"马莳的《黄帝内经灵枢注证发微》云："绕天一周，有二十八宿，而一方计有七星，四方各七，则四七计有二十八星，其房昴为东西之纬，虚张为南北之经。"张介宾的《类经》云："房在卯中，昴在酉中，故为纬。虚在子中，张在午中，故为经。"

在古代"经"和"纬"有两种意义：一是指织物上的纵线和横线，如《正字通·糸部》曰："凡织纵曰经，横曰纬。"二是指地理上的南北和东西，如《周礼·考工记·匠人》曰："国中九经九纬。"贾公彦疏："南北之道为经，东西之道为纬。"根据这两种意义，后来产生了两组词语。从第一种意义产生了纺织上的"经线""纬线"等词，从第二种意义产生了地理学或天文学上的"经线""经度""纬线""纬度"等词。

目前对经纬度应用的认识是，当把地球看作一个标准的球体时，地球上某一点 P 的经度是指过这一点的经线 ACD 所在的半平面 $ACDO$，与本初子午线 ABD（即0度经线）所在平面 $ABDO$（即参照面）的二面角 α 的度数（图1-22-1）；某一点 P 的纬度是指过这一点纬线圈（图1-22-2中与赤道平面平行的 QO'）上的任意一点 Q 与球心 O 点的连线 OQ，和赤道 ACB（0度纬线）所在平面的线面角 θ。

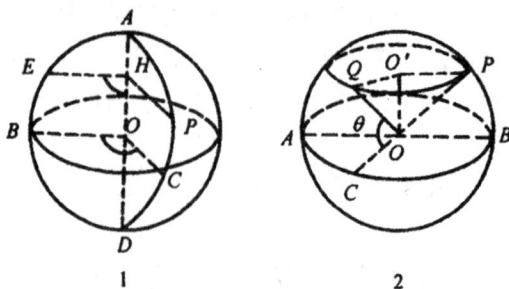

图1-22　经度角和纬度角

说明：①图 1 点 P 的经度角 $\angle PHE = \angle COB = \alpha$

②图 2 点 P 的纬度角 $\angle POB = \angle QOC = \theta$

③图 2 由同位角相等得 $\angle POB = \angle OPO' = \theta$

经度分东西，指南北；纬度分南北，指东西。二者既各有所指，又各司其职。首先，经度和纬度走向不同。经度是指地球上一个地点离本初子午线以东或以西的度数。纬度是指某点与地球球心的连线和地球赤道面所成的线面角。大地纬度是指某地地面法线对赤道面的夹角，天文纬度指该地铅垂线方向对赤道面的夹角。其次，经度与纬度特征不同。不像纬度有赤道作为自然的起点，经度没有自然的起点，作为本初子午线的那条线是人为选出来的。纬度是指经线上的任何一点至赤道间的弧距，系地理坐标之一，在地理坐标中起着纵坐标的作用，可用以确定和描述地球表面上任何地点或位置。最后，经度与纬度相关度不同。对经度而言，东经共 180 度，西经共 180 度，因为地球是圆的，所以东经 180 度和西经 180 度的经度是同一条经线，各国公定 180 度经线为"国际日期变更线"。对纬度而言，在赤道以南的叫南纬，在赤道以北的叫北纬。北极即北纬 90 度，南极即南纬 90 度。纬度的高低也标志着气候的冷热，如赤道和低纬度地区无冬，两极和高纬度地区无夏，中纬度地区四季分明。

二、时区

人类自诞生以来，逐渐适应了"日出而作，日落而息"的生产生活规律，各地遵循并使用地方时，通过日晷、沙漏、水钟等仪器测定当地某刻的具体时间。时钟发明后，由于其种类多样，人类的计时方法和具体测定出的时间数值依然无法统一。随着交通和通讯的发展，地方时已经不能适应时代的发展需要，人们迫切要求对时间进行改革，区时应运而生。1884 年，在华盛顿举行的国际子午线会议认定了格林尼治所在经线为本初子午线、180 度经线为国际日期变更线、格林尼治天文台时间为标准时，从而建立全球时区方案。时区方案规定：全世界统一使用分区计时制，全球按经度分成 24个时区，每个时区跨 15 个经度；每个时区以中央经线的地方时作为全区共同使用的时刻，简称区时。1967 年国际度量衡会议正式采用铯 133 原子钟作为秒的依据，国际标准时也更改为协调世界时（Coordinated Universal Time，简称 UTC），至此国际上实现了计时方法的统一。

（一）理论时区和现实时区

时区是使用同一标准时的地区，可分为理论时区和现实时区。理论时区是从区时理论出发依据经度差异划分的时区，其采用的标准时为区时，与太阳光照条件密切相关，但是国与国之间的边界很少按经度划分，很多国家的国土还会跨越两个或两个以上的理论时区。对于时区的选择，各国不仅要考虑理论上的时区划分，还需综合考虑本国国土面积的大小、国土形状、地理位置的特殊性，以及政治、人口分布等因素，最终选择现实时区。现实时区是在理论时区的基础上参考自然地理条件和人文地理状况的差异划分的时区，主要以行政边界和自然界线规定的地区范围，在同一现实的时区内颁行同一的标准时，又称法定时。现实时区既考虑到太阳光照条件，又便于实行，故为许多国家所采用。

（二）时区的划分

为了使用上的方便，全球 24 个理论时区具体以 0 度经线（即本初子午线）为中线，从西经 7°30′ 到东经 7°30′（经度间隔为 15 度）为零时区，由零时区的两个边界分别向东和向西，每隔经度 15°划一个时区，向东划分 12 个时区，向西划分 12 个时区，地理经度和时间有特定的关系。

依据国际标准时区划分的方法，我国所处的地理位置东西相跨 5 个理论时区，从东五区到东九区，在划分现实时区时需在理论时区的基础上参考各地自然地理条件和人文地理状况的差异进行修订，因理论时区的东五区与东九区在我国所占的面积很小，故将其分别与理论时区的东六区与东八区合并在同一现实时区中，而且现实时区的划分应尽力保持省级行政区的完整性与地域单元的完整性，便于法定时的实行及取得良好的时间效益。比如内蒙古自治区跨经度 28 度多，故将其划分于两个现实时区中，包头市、呼和浩特市以西为东七区，包头市、呼和浩特市以东为东八区；青海省在地域单元上虽与西藏自治区相同，但其人口主要分布于东部，且与兰州、西安方向往来更频繁，故将其与陕西等省、自治区划为同一现实时区；东北三省虽然大部分地区属理论时区的东八区，但此三省从自然地理条件和经济特征看，是我国比较完整的地域单元，故将东北三省划分为同一现实时区，并以东经 127.5 度的经线为其标准时经线，因为此经线不仅处于东北三省中部，而且人口主要分布于该经线附近（表 1 - 6）。

表 1 - 6　中国的时区

区名	范围	对应理论时区	法定时	与北京时间之差异
西区	新、藏	东五区 东六区	东经 90 度的地方平太阳时	比北京时间慢 2 小时
中区	内蒙古西部、甘、宁、陕、青、川、云、贵、桂	东七区	东经 105 度的地方平太阳时	比北京时间慢 1 小时
东区	内蒙古东部、京、津、沪、晋、冀、豫、鲁、鄂、皖、苏、湘、赣、浙、闽、粤、琼、台、港澳地区	东八区	东经 120 度的地方平太阳时	与北京时间相同
东北区	黑、吉、辽	东八区 东九区	东经 127.5 度的地方平太阳时	比北京时间快 0.5 个小时

三、北京时间

中华人民共和国成立后，为了方便管理，我国使用了单一时区制，即北京时间。北京时间是我国目前通用的标准时间，即以东经 120 度子午线为标准的时间，北京时间并非是北京的地方时，而是北京所在的东八时区的区时。值得注意的是，北京时间并不是在北京确定的，而是由位于陕西省西安市临潼区的中国科学院国家授时中心原子钟确定，在陕西省渭南市蒲城县发布的。中国全境均采取北京时间（UTC + 8），但在新疆、西藏等地，政府机关、企事业单位作息时间和邮政通信费用优惠分界点虽然用北京时间来表示，但也比其他各省晚 2 小时，而在新疆民间（特别是维吾尔族群众中间），使用 UTC + 6 的情况更为普遍。

四、平太阳时

平太阳时简称平时，是以地球自转周期为基础的天文计时系统。平太阳时是以太阳的周日视运动的平均速度为基础测得的时间，即 1 个平太阳日分为 24 个平太阳时。用平太阳的时角来计量，以平太阳下中天的平太阳时为零时。平太阳是 19 世纪美国天文学家纽康引入的一个假想的参考点，它在天赤道上匀速运动，其速度与太阳在黄道上的平均运行速度相等。因为平太阳是天球上一个假想的点，不能观测，实际上是直接测定恒星时再换算成平太阳时。由于平太阳时是按各地子午圈计量，因此对于某一瞬间不同地理经度地方的平太阳时是不相同的，两地的地方平太阳时之差在数值上等于两地的地理经度之差。

为了避免平太阳时随经度而不断变化引起的不便，故人为地将地球划分为 24 个时区，每一时区经度为 15 度，时区中央的标准经度为 0 度、15 度、30 度等。以时区中央子午线的平太阳时为整个时区的统一时间，称为区时，又称标准时。以某一子午圈（如通过首都的子午圈）的时间作为某一区域或国家的民用时间标准，也称为标准时。我国采用的标准时间即北京时间就是平太阳时。

五、真太阳时

真太阳时亦称视太阳时，是指以太阳的周日视运动为依据而建立起来的时间计量系统。真太阳时是视太阳位于正南向为正午测得的时间。太阳视圆面中心连续两次上中天的时间间隔叫真太阳日，1 个真太阳日又分为 24 个真太阳时。真太阳时是以真太阳视圆面中心的时角来计量的，它的起算点是真太阳正午（上中天），但在日常生活中，习惯的起算点是半夜（下中天），正好相差 12 小时。所以，为了和人们的日常生活习惯一致，将真太阳时定义为真太阳视圆面中心的时角加 12 小时。由于地球绕太阳运动的轨道是一椭圆，又受到月球和行星的摄动作用，反映太阳在黄道上的运动是不均匀的，又由于太阳不是在天赤道上运行，而是在黄道上运行，赤道与黄道有交角，即使太阳在黄道上运行是均匀的，它的赤经的增加也是不均匀的，因此真太阳时是不均匀的。太阳距地球近时运行速度快，距地球远时运行速度慢。真太阳时比平太阳时提前或滞后几分钟至十几分钟，两者之差称为时差，平太阳时加上或减去时差可得出真太阳时。

我国幅员辽阔，横跨五个时区，当地时间与北京时间时差较大，在应用子午流注针法时有必要推算出当地时间。在推算当地时间时须知道当地的平太阳时，并计算出当地的真太阳时。

平太阳时是假设地球绕日运动是标准的圆形，实际上地球绕日运动是椭圆形，每天的日子长短是不同的，每天并不都是 24 小时，有时候少有时候多，考虑到该因素得到的是真太阳时。真太阳时要求每天的中午 12 点，太阳处在头顶最高，因此传统上确定准确时辰，应使用真太阳时，要把平太阳时调整为真太阳时。北京时间是东经 120 度经线的地方平太阳时。计算当地真太阳时的公式：当地真太阳时 = 当地平太阳时 + 时差 = 北京时间 + 当地平太阳时与北京时间之差 + 真太阳时与平太阳时之差。因地球每 24 小时自转 1 周（360 度），则每小时自转 $360° \div 24 = 15°$，每经度 1 度时刻差为 $60 \div 15 = 4$ 分钟，此为地区时差计算的基础。当地平太阳时与北京时间之差 = 4（分钟/度）× （地方经度 − 120）。如广州位于东经 113.23 度，那么广州与北京时间的时差应为 4 × （113.23 − 120）= −27 分 5 秒，即广州平太阳时比北京时间慢 27 分 5 秒。真太阳时与平太阳时之差 = 9.5 分钟 × Sin2L − 7.7 分钟 × Sin（L + 78 度），其中 L = 280 度 + 0.9856 度 × （计算日距当年 1 月 1 日的天数），此为一常数，但每天不同。其相关内容见下附 1、附 2、附 3，也可上网查阅。查阅知 11 月 24 日真太阳时与平太阳时之差为 + 13 分 17 秒，即广州与北京时间的实际时差应为 − 27 分 5 秒 + 13 分 17 秒 = − 13 分 48 秒，那么广州的真太阳时 = 北京时间 − 13 分 48 秒。

附 1：中国部分城市经度（参考）

北京	东经 116.24 度	上海	东经 121.29 度
天津	东经 117.12 度	重庆	东经 106.33 度
合肥	东经 117.17 度	福州	东经 119.18 度
长春	东经 125.19 度	沈阳	东经 123.25 度
大连	东经 121.36 度	哈尔滨	东经 126.36 度
石家庄	东经 114.30 度	郑州	东经 113.40 度
杭州	东经 120.10 度	海口	东经 110.20 度
南昌	东经 115.55 度	昆明	东经 102.42 度
南京	东经 118.46 度	成都	东经 104.04 度
长沙	东经 112.59 度	武汉	东经 114.17 度
济南	东经 117.00 度	太原	东经 112.33 度
贵阳	东经 106.42 度	西安	东经 108.57 度
兰州	东经 103.51 度	西宁	东经 101.48 度
广州	东经 113.23 度	南宁	东经 108.19 度
台北	东经 121.30 度	拉萨	东经 91.08 度
乌鲁木齐	东经 87.36 度	呼和浩特	东经 111.41 度
香港	东经 115.12 度	澳门	东经 115.07 度

附2：真太阳时与平太阳时差值表

1月01日-3分9秒	2月01日-13分44秒	3月01日-11分56秒	4月01日-3分16秒	5月01日+1分10秒	6月01日+1分54秒
1月02日-3分38秒	2月02日-13分50秒	3月02日-11分43秒	4月02日-2分58秒	5月02日+3分16秒	6月02日+1分44秒
1月03日-4分6秒	2月03日-13分56秒	3月03日-11分29秒	4月03日-2分41秒	5月03日+3分21秒	6月03日+1分34秒
1月04日-4分33秒	2月04日-14分1秒	3月04日-11分15秒	4月04日-2分24秒	5月04日+3分26秒	6月04日+1分23秒
1月05日-5分1秒	2月05日-14分5秒	3月05日-11分1秒	4月05日-2分7秒	5月05日+3分30秒	6月05日+1分12秒
1月06日-5分27秒	2月06日-14分9秒	3月06日-10分47秒	4月06日-1分50秒	5月06日+3分37秒	6月06日+1分1秒
1月07日-5分54秒	2月07日-14分11秒	3月07日-10分32秒	4月07日-1分33秒	5月07日+3分36秒	6月07日+0分48秒
1月08日-6分20秒	2月08日-14分13秒	3月08日-10分16秒	4月08日-1分17秒	5月08日+3分39秒	6月08日+0分36秒
1月09日-6分45秒	2月09日-14分14秒	3月09日-10分1秒	4月09日-1分1秒	5月09日+3分40秒	6月09日+0分24秒
1月10日-7分10秒	2月10日-14分15秒	3月10日-9分45秒	4月10日+0分46秒	5月10日+3分42秒	6月10日+0分12秒
1月11日-7分35秒	2月11日-14分14秒	3月11日-9分28秒	4月11日+0分30秒	5月11日+3分42秒	6月11日+0分1秒
1月12日-7分59秒	2月12日-14分13秒	3月12日-9分12秒	4月12日+0分16秒	5月12日+3分42秒	6月12日+0分14秒
1月13日-8分22秒	2月13日-14分11秒	3月13日-8分55秒	4月13日+0分1秒	5月13日+3分42秒	6月13日+0分39秒
1月14日-8分45秒	2月14日-14分8秒	3月14日-8分38秒	4月14日+0分13秒	5月14日+3分41秒	6月14日+0分52秒
1月15日-9分7秒	2月15日-14分5秒	3月15日-8分21秒	4月15日+0分27秒	5月15日+3分39秒	6月15日-1分5秒
1月16日-9分28秒	2月16日-14分1秒	3月16日-8分4秒	4月16日+0分41秒	5月16日+3分37秒	6月16日-1分18秒
1月17日-9分49秒	2月17日-13分56秒	3月17日-7分46秒	4月17日+0分54秒	5月17日+3分34秒	6月17日-1分31秒
1月18日-10分9秒	2月18日-13分51秒	3月18日-7分29秒	4月18日+1分6秒	5月18日+3分31秒	6月18日-1分45秒
1月19日-10分28秒	2月19日-13分44秒	3月19日-7分11秒	4月19日+1分19秒	5月19日+3分27秒	6月19日-1分57秒
1月20日-10分47秒	2月20日-13分38秒	3月20日-6分53秒	4月20日+1分31秒	5月20日+3分23秒	6月20日-2分10秒
1月21日-11分5秒	2月21日-13分30秒	3月21日-6分35秒	4月21日+1分42秒	5月21日+3分18秒	6月21日-2分23秒
1月22日-11分22秒	2月22日-13分22秒	3月22日-6分17秒	4月22日+1分53秒	5月22日+3分13秒	6月22日-2分36秒
1月23日-11分38秒	2月23日-13分13秒	3月23日-5分58秒	4月23日+2分4秒	5月23日+3分7秒	6月23日-2分48秒
1月24日-11分54秒	2月24日-11分4秒	3月24日-5分40秒	4月24日+2分14秒	5月24日+3分1秒	6月24日-3分1秒
1月25日-12分8秒	2月25日-12分54秒	3月25日-5分22秒	4月25日+2分23秒	5月25日+2分54秒	6月25日-3分13秒
1月26日-12分22秒	2月26日-12分43秒	3月26日-5分4秒	4月26日+2分33秒	5月26日+2分47秒	6月26日-3分25秒
1月27日-12分35秒	2月27日-12分32秒	3月27日-4分45秒	4月27日+2分41秒	5月27日+2分39秒	6月27日-3分37秒
1月28日-12分59秒	2月28日-12分21秒	3月28日-4分27秒	4月28日+2分49秒	5月28日+2分31秒	6月28日-3分49秒
1月29日-13分10秒	2月29日-12分8秒	3月29日-4分9秒	4月29日+2分57秒	5月29日+2分22秒	6月29日-4分0秒
1月30日-13分19秒		3月30日-3分51秒	4月30日+3分4秒	5月30日+2分13秒	6月30日-4分11秒
1月31日-13分37秒		3月31日-3分33秒		5月31日+2分4秒	
7月01日-4分22秒	8月01日-6分3秒	9月01日+1分0秒	10月01日+10分59秒	11月01日+16分24秒	12月01日+10分56秒
7月02日-4分33秒	8月02日-5分57秒	9月02日+1分20秒	10月02日+11分18秒	11月02日+16分25秒	12月02日+10分33秒
7月03日-4分43秒	8月03日-5分51秒	9月03日+1分40秒	10月03日+11分36秒	11月03日+16分25秒	12月03日+10分9秒
7月04日-4分53秒	8月04日-5分44秒	9月04日+2分1秒	10月04日+11分36秒	11月04日+16分24秒	12月04日+9分45秒
7月05日-5分2秒	8月05日-5分36秒	9月05日+2分21秒	10月05日+11分53秒	11月05日+16分23秒	12月05日+9分21秒
7月06日-5分11秒	8月06日-5分28秒	9月06日+2分42秒	10月06日+12分11秒	11月06日+16分21秒	12月06日+8分55秒
7月07日-5分20秒	8月07日-5分19秒	9月07日+3分3秒	10月07日+12分28秒	11月07日+16分17秒	12月07日+8分29秒
7月08日-5分28秒	8月08日-5分10秒	9月08日+3分3秒	10月08日+12分44秒	11月08日+16分13秒	12月08日+8分3秒
7月09日-5分36秒	8月09日-5分0秒	9月09日+3分24秒	10月09日+12分60秒	11月09日+16分9秒	12月09日+7分36秒
7月10日-5分43秒	8月10日-4分50秒	9月10日+3分45秒	10月10日+13分16秒	11月10日+16分3秒	12月10日+7分9秒
7月11日-5分50秒	8月11日-4分39秒	9月11日+4分6秒	10月11日+13分16秒	11月11日+15分56秒	12月11日+6分42秒
7月12日-5分56秒	8月12日-4分27秒	9月12日+4分27秒	10月12日+13分31秒	11月12日+15分49秒	12月12日+6分14秒
7月13日-6分2秒	8月13日-4分15秒	9月13日+4分48秒	10月13日+13分45秒	11月13日+15分41秒	12月13日+5分46秒
7月14日-6分8秒	8月14日-4分2秒	9月14日+5分10秒	10月14日+13分59秒	11月14日+15分32秒	12月14日+5分17秒
7月15日-6分12秒	8月15日-3分49秒	9月15日+5分31秒	10月15日+14分13秒	11月15日+15分22秒	12月15日+4分48秒
7月16日-6分16秒	8月16日-3分36秒	9月16日+5分53秒	10月16日+14分26秒	11月16日+15分11秒	12月16日+4分19秒
7月17日-6分20秒	8月17日-3分21秒	9月17日+6分14秒	10月17日+14分38秒	11月17日+14分60秒	12月17日+3分50秒
7月18日-6分23秒	8月18日-3分7秒	9月18日+6分35秒	10月18日+14分47秒	11月18日+14分47秒	12月18日+3分21秒
7月19日-6分25秒	8月19日-2分51秒	9月19日+6分57秒	10月19日+15分1秒	11月19日+14分34秒	12月19日+2分51秒
7月20日-6分27秒	8月20日-2分36秒	9月20日+7分18秒	10月20日+15分12秒	11月20日+14分20秒	12月20日+2分22秒
7月21日-6分29秒	8月21日-2分20秒	9月21日+7分39秒	10月21日+11分21秒	11月21日+14分6秒	12月21日+1分52秒
7月22日-6分29秒	8月22日-2分3秒	9月22日+8分0秒	10月22日+15分31秒	11月22日+13分50秒	12月22日+1分22秒
7月23日-6分29秒	8月23日-1分47秒	9月23日+8分21秒	10月23日+15分40秒	11月23日+13分34秒	12月23日+0分52秒
7月24日-6分29秒	8月24日-1分29秒	9月24日+8分42秒	10月24日+15分48秒	11月24日+13分17秒	12月24日+0分23秒
7月25日-6分28秒	8月25日-1分12秒	9月25日+9分2秒	10月25日+15分55秒	11月25日+12分59秒	12月25日+0分7秒
7月26日-6分26秒	8月26日+0分54秒	9月26日+9分22秒	10月26日+16分1秒	11月26日+12分40秒	12月26日+0分37秒
7月27日-6分24秒	8月27日+0分35秒	9月27日+9分42秒	10月27日+16分7秒	11月27日+12分21秒	12月27日-1分6秒
7月28日-6分21秒	8月28日+0分17秒	9月28日+10分2秒	10月28日+16分12秒	11月28日+12分1秒	12月28日-1分36秒
7月29日-6分17秒	8月29日+0分2秒	9月29日+10分21秒	10月29日+16分16秒	11月29日+11分40秒	12月29日-2分5秒
7月30日-6分13秒	8月30日+0分21秒	9月30日+10分40秒	10月30日+16分20秒	11月30日+11分18秒	12月30日-2分34秒
7月31日-6分8秒	8月31日+0分41秒		10月31日+16分22秒		12月31日-3分3秒

注：由于公历年与回归年的差异，以及闰年与平年的差异，实际的时差可能是前一日或后一日的数据，其误差可忽略不计。

附 3：区时、中央经线的计算

（1）区时

为满足整个世界时刻的统一，1879 年加拿大铁路工程师伏列明提出了"区时"的概念，并在 1884 年的一次国际会议上得到认可。各时区都以本区中央经线的地方时作为全区共同使用的时刻，称为区时。

区时的计算公式：所求地点的区时 = 已知地点的区时 ± 两地相隔时区数 ×1 小时。

①两地相隔时区数。如果两地同在东时区或西时区，则相隔时区数为两地所在区数相减（如东八区与东二区的时区差为 8 − 2 = 6）；如果一地在东时区，一地在西时区，则相隔时区数为两地时区相加（如东八区和西五区时区差为 8 + 5 = 13）。

②公式中"±"的选用，若所求地点在已知地点东侧，则用"+"，反之用"−"。时间计算中的东、西可根据经度判断，东经度越大，位置越东；西经度越大，位置越西。

③因一天为 24 小时，区时计算结果若大于 24 小时，则为第二天，该数值减去 24 小时，原日期加上一天，即为所求时间；若计算结果小于零，则为前一天，需用 24 小时减去所得数的绝对值，原日期减去一天，即为所求时间。

④在移动的情况下（如乘海轮或飞机），计算时间和日期，按公式计算后，再加上时间消耗。

（2）中央经线

中央经线一般指中央子午线。全球分为二十四个时区，以能够被 15 整除的经度作为该区域的中央子午线，每一时区占经度 15 度。如果知道某一经线 A（X°），要想知道其所在时区，则可以用以下计算公式：X° ÷ 15° = a⋯b。当 b < 7.5° 时，A 经线在 a 时区；当 b > 7.5° 时，a 经线在（a + 1）时区；当 b = 7.5° 时，A 经线在（a + 1）时区与 a 时区的分界线上；当 b = 0 时，A 经线在 a 时区的中央经线上。注意判断 X° 所属是东经还是西经。

第四节　历法学基础

历法学是子午流注针法推算的基础，学习应用子午流注针法需要具有一定的历法学基础。

我国是世界上最早发明应用天文历法的国家。早在《系辞》中就记载了我国古代先民观天察地的天文活动。其曰："古者包牺氏之王天下也，仰则观象于天，俯则观法于地，观鸟兽之文，与地之宜，近取诸身，远取诸物。"我国古代历法与天文现象密不可分，天文就是天象，是日月星辰有规律的运动形式。高诱注《淮南子·天文训》说："文者象也。天先垂文象日月五星及彗孛……故曰天文。"历法以天象为依据，属于天文学的实用部分，对于人类社会来说有统一的计量标准也就是历法显得尤为重要。

为适应人们日常生活、特定社会活动和研究的需要，根据对人类最攸关天象的精确观察，运用其规律科学合理地计量时间、制定时间序列的法则，称为历法。历，是计量年、月、日、时的方法，就是年、月、日、时的安排。历法，就是利用天象的变化规律调配年、月、日、时的一种计时法则。它是古代先民根据天象变化的自然规律，计量较长的时间间隔，判断气候的变化，预示季节来临的法则。从应用角度来说，也是推算年、月、日、时，并使其与相关天象对应的方法。

一、太阴历、太阳历、阴阳合历

世界各地的历法形式有所不同。比较常见的有阳历、阴历、阴阳合历等，当然，还有各民族或宗教使用的其他历法，比如回族有回历，藏族有藏历，道教有道历，佛教有佛历等。与中医学相关的历法可以分为三类：太阴历、太阳历、阴阳合历。

（一）太阴历

太阴历又称阴历、旧历、汉历、古历等，它是以月球受光面的圆缺晦明变动为基础，利用月球运行周期（朔望月）为标准制定的历法。太阴指的就是月亮。太阴历是古代先民通过长期观察与记录月亮的圆缺现象，从而探索出月亮在它轨道上运行的规律而制定的，它是以月亮绕地球公转的周期为计算基础的，要求历法月同朔望月（也就是月亮绕地球公转一周的时间）基本符合。当月亮背光面对地球，人们看不到有光的月面，即为朔日（阴历初一）；当月亮受光面全部对向地球，人们看到满月，即为望日（阴历十五）。朔望月的长度是 29 日 12 小时 44 分 2.8 秒，也就是 29.5306 日，两个朔望月大约相当于地球自转 59 周，所以阴历规定每个月中一个大月 30 日，一个小月 29 日，十二个朔望月为一年，共 354 日或 355 日。

（二）太阳历

在西方，人们使用的方法是放弃通过月亮的朔望来计月，而以一回归年为一年，再把一年人为地划分为十二个月，这就是太阳历，也就是现在使用的公历的前身——罗马历，为罗马教皇格里高利十三世召集学者制定，故又称格里高利历，它的优势是十分精准，3320 年才会有一日的误差。现在全世界通用的历法称为公历，也就是公历纪元、公元，又称西历和西元，它是一种源自西方社会的纪年方法。以耶稣诞生年作为纪年的开始。中国于 1912 年开始采用公历，但当时仍用中华民国纪年。1949 年中华人民共和国成立后，采用公历纪年。

太阳历又称为阳历，它是以太阳的回归年周期为基本数据制定的历法。是古人在天文工具日晷的基础上观察、测算每年日影的长短和方位，掌握了太阳在它的轨道上运行的情况。它是以地球绕太阳公转的周期为计算基础的，要求历法年同回归年（也就是地球绕太阳公转一周的时间）基本符合，回归年长度为 365.24219 日，约为 365 ¼ 天。

（三）阴阳合历

阴阳合历又称农历，民间俗称阴历，是以朔望月为基础，兼顾回归年的历法。农历以月亮绕地球运行一周的时间为一月，平均历月长度等于朔望月（29.5306 天），与太阴历原则相同；同时，设置闰月使历年平均天数尽可能接近回归年的天数，还设置二十四节气以反映季节的变化。阴阳合历通过设置闰月或其他的计算方法来调和四季，使季节能接近天时，便利农事，既照顾月相周期，又符合四季变化。阴阳合历是调和太阳、地球、月亮的运转周期的历法。太阳历只注重太阳的运行而与月亮运行无关，太阴历只注重月亮运行而不涉及太阳回归年，这就使得四季变化没有一定的时间，比如太阴历每年只有 354 日或 355 日，每 33 年就比太阳历多出了一年，这对于农业生产十分不便，于是产生了阴阳合历。阴阳合历既要求历法月同朔望月基本相符，又要求历法年同回归年基本相符，是一种综合阴、阳历优点，调和阴、阳历矛盾的历法。我国今天使用的农历，就是这种阴阳合历。

（四）置闰法

1. 公历置闰法

阳历以 365 日为 1 年，但是真正的回归年是 365.24219 日，每四年就会多出 1 天，所以阳历每 4 年增加 1 天，加在 2 月末，就是 366 日，这就是阳历的闰年。4 年加 1 天又比实际回归年多出了 44 分 56 秒，积满 128 年就多出 1 天，相当于 400 年约多算 3 天。为了使阳历纪年与实际的回归年吻合，因此，阳历置闰规定，除公元数可以 4 整除的闰年外，公元世纪的整数，必须能被 400 整除者才能算闰年（如 1600 年）。这就巧妙地在 400 年中减去了 3 天，其中闰年 2 月有 29 天。月份天数按照"一三五七八十腊，三十一天永不差。四六九冬三十天，只有二月二十八。每逢四年闰一日，一定要在二月加。整百年份要注意，四百倍数是闰年"的口诀记忆。

2. 农历置闰法

一个朔望月是 29.5306 日，一个农历年十二个月，一般六大六小月，只有 354 日，比实际回归年少 11.2422 日。不到三年必须加一个月才能使朔望月与回归年相适应。为了调整回归年与朔望月，使月份与季节大体吻合，智慧的先民们采用十九年置七闰的办法。因为十九年中要有 235 个朔望月，正好与十九个回归年的天数相等，即 235 × 29.5306 ≈ 19 × 365.25，没有设置闰月前十九年中有 19 × 12 = 228 个朔望月，必须增加七个闰月才能达到目的。这就是十九年七闰的置闰法。

（五）万年历

万年历是中国古代传说中最古老的一部太阳历。万年历的名称来源于商代一位名叫万年的人，万年是这部历法的编撰者，为纪念其功绩便将这部历法命名为"万年历"。而现在所使用的万年历，是包括若干年或适用于若干年的历书。

随着科技的发展，现代的万年历能同时显示公历、农历和干支历等多套历法，包含以制历时间为基准的前后数百年的月建大小、干支、节气信息，是人们日常生活中经常查找使用的历表。其载体更包括历书出版物、电子产品、电脑软件和手机应用等，非常丰富，方便人们查询使用。使用者可以通过手机等电子产品下载万年历的相关应用软件随时查询，省去了手工推算的步骤，大大方便了子午流注推算干支的时间。

二、时令、节气

（一）时令

时令，是指季节、节令。有了年、月、日、时的时间概念，并不等于就能得心应手地安排好时令。先民通过观察一年中动植物的表象与日影的变化来确定一年的时令。

（二）节气

节气是古代天文、气候和农业生产实践最成功的结合，概括了黄河中下游地区农业生产的气候特点。中国先民利用节气，把中国古代主要农耕地区的日地关系、气候特点及农耕活动恰当地表达出来。节气是先民通过立竿测影观测日影长短与寒暑变化而总结出的气候规律。

二十四节气是中国古代订立的一种用来指导农事的补充历法。二十四节气的节气，是表示一年四季天气变化与农业生产关系的。我国古代，节气简称气，实际是天气、气候的意思，最早始于《尚书·尧典》。二十四节气的基础是冬至点的确定，冬至是一个天文年度的起算点，把两冬至之间的时日二十四等分，就得出了二十四节气。

节气是由节气和中气构成，两者统称为节气。古人用二十四节气来划分一年中的12个月份，二十四节气中单数序列的节气称为"节"，双数序列的节气称为"气"或"中"，就是说二十四节气由十二"节"加十二"气"组成。每月分为两段，月首叫"节"，分别是立春、惊蛰、清明、立夏、芒种、小暑、立秋、白露、寒露、立冬、大雪和小寒；月中叫"气"，又叫中气，分别是雨水、春分、谷雨、小满、夏至、大暑、处暑、秋分、霜降、小雪、冬至和大寒。

二十四节气与十二月、十二地支见表1-7：

表1-7　二十四节气与十二月、十二地支

月份	地支	节气	中气	月份	地支	节气	中气
正月	（寅）	立春	雨水	二月	（卯）	惊蛰	春分
三月	（辰）	清明	谷雨	四月	（巳）	立夏	小满
五月	（午）	芒种	夏至	六月	（未）	小暑	大暑
七月	（申）	立秋	处暑	八月	（酉）	白露	秋分
九月	（戌）	寒露	霜降	十月	（亥）	立冬	小雪
十一月	（子）	大雪	冬至	十二月	（丑）	小寒	大寒

二十四节气的每一节气都有它特定的意义，节气的名称高度概括了这段时间气象条件的变化及它与农业生产的密切关系。

冬至，表示寒冷的冬天快要到了，冬至一般是每年12月23日左右，我国各地最冷的月份在1月，冬至的时刻确定得准不准，关系着全年节气的预报。古代天文学家的一项重要任务就是准确地测定冬至时刻，测出两次冬至时刻，就能得到一年的时间长度。这样定出的年，就是回归年，古代称为"岁实"。冬至日白昼最短，古代又称之为日短至、日南至。

夏至，表示炎热的夏天就要到来。我国广大地区，最热的月份是7月，夏至一般是每年的6月22日左右。夏至日白昼最长，古代又称为日长至或日北至。

春分、秋分，表示昼夜平分。这两天正好是昼夜相等，平分了一天，天文学称为日夜分。这两个节气又正处在立春与立夏、立秋与立冬的中间，把春季与秋季各分为两半。

立春、立夏、立秋、立冬，立是开始的意思，在天文学上把"四立"作为四季的开始，自立春到立夏为春季，自立夏到立秋为夏季，自立秋到立冬为秋季，自立冬到立春为冬季，因此，这四个节气是春、夏、秋、冬四季的开始。

二分、二至、四立来自天文，但是它们中的春、夏、秋、冬四字都具有农业意义，也就是春种、夏长、秋收、冬藏。春、夏、秋、冬四个字高度概括了农业生产与气象关系的全过程，反映了一年里的农业气候规律。

雨水，表示少雨雪的冬季已经过去，降雨开始，雨量开始逐渐增加。

惊蛰，蛰是藏，生物钻进土里冬眠过冬叫入蛰。春回大地后生物出土活动，古人认为是被春雷惊醒的，所以称为惊蛰。惊蛰时节，地温渐高，土壤解冻，正是春耕开始的时候。

清明，天气晴和，草木现青，处处清洁明净。

谷雨，降雨明显增加。越冬作物返青拔节，春播作物生根出苗，都需要雨水润泽，取雨生百谷之意。

小满，小麦等夏熟作物籽粒开始饱满，但仍未成熟。

芒种，小麦等有芒表明作物种子已经成熟，可以收割，又指正是夏天农作物播种季节，芒种又称"忙种"，指农事繁忙的节气。

小暑，开始炎热的节气。

大暑，一年中最为炎热的节气。

处暑，处是终止、躲藏的意思，表示炎热的夏季将要过去。

白露，处暑之后气温降低快速，夜间温度具备结成露水的条件，露水凝结较多，呈现白露，故这个节气称为白露。

寒露，气温继续降低，露水更多，有时结成冻露，故称寒露。

小雪，入冬后开始下雪，故称小雪。

大雪，入冬后降雪增多，地面可以积雪，故称大雪。

小寒，开始进入一年中最冷的季节。

大寒，正式进入一年中最冷的季节。

为了方便记忆，总结为二十四节气歌："春雨惊春清谷天，夏满芒夏暑相连。秋处露秋寒霜降，冬雪雪冬小大寒。每月两节不变更，最多相差一两天。上半年来六廿一，下半年是八廿三。"

三、干支及干支纪年纪月纪日纪时

（一）干支

干支是天干地支简称。

1. 天干

天干是甲、乙、丙、丁、戊、己、庚、辛、壬、癸十天干的简称，又称为十干、十母，是在子午流注中作为推算历法、记录时间的一种指事符号。早在殷商时期便有了干支甲子。最早十干被用于商王朝世袭的名号，如成汤名天乙，其子叫大丁、外丙、中壬，孙子名大甲、沃丁，曾孙名大庚、小甲，一直到纣王名帝辛。后来其才渐用于历法。

颜师古注《汉书·食货志》云："干，犹个也。"十干，即十个数字的意思。殷人主要用此十个字纪天日的次第，所以称天干。未纪月以前，是以旬为单位的，从甲到癸正好是十位，故叫十干（也叫一旬）。从出土的卜辞看，纪日虽有干支并言的，但却以十干为主。"己丑卜，庚雨"，即己丑日占卜，庚寅日有雨，却只用干（庚）表示，可见当时只重干不重支。

最初，天干包含万物的发生、少壮、繁盛、衰老、死亡等含义，可以说明事物由小到大，由生到死的变化规律。《史记·律书》记载：甲者，言万物剖符甲而出也；乙者，言万物生轧轧也……丙者，言阳道著明，故曰丙；丁者，言万物之丁壮也，故曰丁……庚者，言阴气庚万物，故曰庚；辛者，言万物之辛生，故曰辛……壬之为言妊也，言阳气任养万物于下也；癸之为言揆也，言万物可揆度，故曰癸。《汉书·律历志》曰："出甲于甲，奋轧于乙，明丙于丙，大盛于丁，丰茂于戊，理纪于己，敛更于庚，悉新于辛，怀妊于壬，陈揆于癸。"

根据《史记·律书》和《汉书·律历志》整理如下：

"甲者，言万物剖符甲而出也。"（嫩芽突破莩甲初生，甲指发芽时的种皮）。

"乙者，言万物生轧轧也。"（幼苗逐渐抽轧生长）。

"丙者，言阳道著明。"（阳气充盛生长特别显著）。

"丁者，言万物之丁壮也。"（幼苗不断壮大成长）。

"丰茂于戊。"（幼苗越发茂盛）。

"理纪于己。"（幼苗盛熟之极）。

"庚者，言阴气庚万物。"（果实收敛，生命从此更换）。

"辛者，言万物之辛生。"（成熟辛杀之后，新的生机又潜伏起来）。

"壬之为言妊也，言阳气任养万物于下也。"（又孕育新的生命为妊）。

"癸之为言揆也，言万物可揆度。"（下一代生命又将宿根待发）。

最初十天干是很朴素的，是从观察生命发展过程而总结出来的。随着十干具体内容的丧失，它逐渐演变而抽象化，成为一种代表序数的指事符号。

（1）天干的代表序数

天干的代表序数是按照天干从甲至癸出现的位次而设定的。如甲出现在第一位，甲的代表序数为1；丁出现在第四位，丁的代表序数为4。干支代数在年、月、日、时干支推算中应用（表1-8）。

表1-8　天干的代表序数表

天干	甲	乙	丙	丁	戊	己	庚	辛	壬	癸
代数	1	2	3	4	5	6	7	8	9	10

（2）天干的阴阳属性

在干支中，天干属阳，地支属阴；单数为阳，双数为阴，这是不变的。天干中，甲、丙、戊、庚、壬属阳，乙、丁、己、辛、癸为阴（表1-9）。

表1-9　天干配属阴阳表

阳干	甲	丙	戊	庚	壬
阴干	乙	丁	己	辛	癸

（3）天干的五行属性

十天干与五行的相配就是甲乙为木、丙丁为火、戊己为土、庚辛为金、壬癸为水，和春、夏、长夏、秋、冬一一对应。甲属于纯阳木，居于东方，有参天之势，甲木生于初春，得火方能发荣，这时候因为是萌芽，不宜金克之；甲木生于仲春的时候，由于是旺势极，适合宣泄菁英，此时用衰金克之反而能够旺木，木坚金缺。甲木在秋是不容土的。乙木属于阴木，居于东方。花草灌木，乙木是柔木，生于丑未月的话，因为丑土是湿土，能够培育乙木的根，乙木根固后克柔土就绰绰有余了。丙火非常猛烈，居于南方，是纯阳之火，太阳之精，并不惧怕水克，而且顽固的庚金也能够煅毁，遇到比较"柔"的辛金就会"合而反弱"，遇到壬水更是形成对峙之势。丁火，也是离火，居于南方。内阴外阳，所以说"丁火柔中"，也类似于灯烛之火。戊土是阳土，居于中央。是高亢之土，比己土高厚刚燥，非常固重。己土是阴土，居中央，是田园之土，而且其卑湿、中正含蓄。卑湿的土能够培木之根，遇甲木能够合而有情，遇到水则纳而能蓄。庚金是阳金，居于西方。其性质刚健，又带有秋天的肃杀之气，如刀斧之金。辛金是阴金，居西方，有着清润之质，比较相似珠玉之金。壬水是阳水，居北方，是昆仑之水，江河之水，壬水生于申，申又是在坤位，所以壬水能够泄西方肃杀之气，所以有刚中之德。癸水为阴水，居北方，是纯阴之水，也是壬水的归宿。其性弱，至静，似雨露之水（表1-10）。

表1-10　天干配属五行表

五行	木	火	土	金	水
天干	甲乙	丙丁	戊己	庚辛	壬癸

天干配五行歌诀

东方甲乙木，

南方丙丁火，

西方庚辛金，

北方壬癸水，

中央戊己土。

（4）五门十变

五门十变又名天干合化五行。天干合化，又称天干相合、天干五合，因为十个天干，两两相合，因此称为天干五合。

其原理是河图数理中天干交合之数：一、六共宗，二、七同道，三、八为朋，四、九为友，五、十同德。因为万物生成之数：天一生水，地六成之；地二生火，天七成之；天三生木，地八成之；地四生金，天九成之；天五生土，地十成之。一、六共宗，第一位的甲与第六位的己是相合的，所以甲己合。其他的以此类推，二、七同道，是乙庚合；三、八为朋，是丙辛合；四、九为友，是丁壬合；五、十同德，是戊癸合。

天干合化后的五行属性，在《素问·天元纪大论》中记载："甲己之岁，土运统之；乙庚之岁，金运统之；丙辛之岁，水运统之；丁壬之岁，木运统之；戊癸之岁，火运统之。"因此，天干合化后的结果是甲己合化土，乙庚合化金，丙辛合化水，丁壬合化木，戊癸合化火。根据刚柔相济之理，天干中阳干与阴干按顺序隔五相合，并化生五行，是纳干法合日互用的依据（表1-11）。

表1-11 天干合化五行表

天 干	甲	乙	丙	丁	戊	己	庚	辛	壬	癸
天干与五行的化生配合										
五 行		金		水		木		火		土

（5）掌上天干表示法

天干通常在左手上表示，左手拇指为动指，十天干定位于掌侧面第2~5指的关节横纹及指尖处，起始于小指近端指间关节横纹，按逆时针方向依次排列：甲在小指的近端指横纹处，乙在小指的远端指横纹处，丙在小指的指尖处，丁在无名指的指尖处，戊在中指的指尖处，己在食指的指尖处，庚在食指的远端指横纹处，辛在食指的近端指横纹处，壬在食指的掌指关节横纹处，癸在小指的掌指关节横纹处（图1-23）。

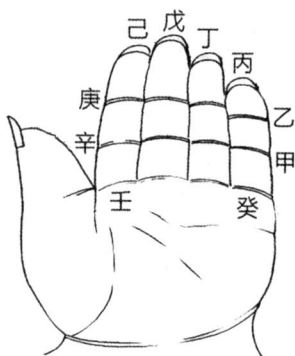

图 1-23 天干在手掌的位置

2. 地支

地支是子、丑、寅、卯、辰、巳、午、未、申、酉、戌、亥十二地支的简称，又称为十二支、十二子。地支最初的意思与天干一样，也是表示事物进展变化的反复过程。中国民俗也将十二地支分别配上动物的代表，称之为十二生肖，分别为子鼠、丑牛、寅虎、卯兔、辰龙、巳蛇、午马、未羊、申猴、酉鸡、戌狗、亥猪。这样方便记忆，因为在生活中也常用到。

殷人按月圆缺规律纪月，用十二支对应十二月。以十二地支代表北斗星斗柄所指的十二个方位。《鹖冠子·环流》曰："斗柄指东，天下皆春；斗柄指南，天下皆夏；斗柄指西，天下皆秋；斗柄指北，天下皆冬。"斗柄旋转由子至亥位，每月依次迁移一个辰次，以十二地支表示十二辰次与十二月相配叫"月建"，即十二月建，十一月建子，十二月建丑，一月建寅、二月建卯、三月建辰、四月建巳、五月建午、六月建未、七月建申、八月建酉、九月戌、十月建亥。

《史记·律书》记载：子者，滋也；滋者，言万物滋于下也……丑者，纽也，言阳气在上未降，万物厄纽，未敢出也……寅言万物始生寅然也，故曰寅……卯之为言茂也，言万物茂也……辰者，言万物之辰也。巳者，言阳气之已尽也……午者，阴阳交，故曰午……未者，言万物皆成，有滋味也……申者，言阴用事，申贼万物，故曰申……酉者，言万物之老也，故曰酉……戌者，言万物尽灭，故曰戌也，亥者，该也，言阳气藏于下，故该也。《汉书·律历志》曰："滋萌于子，纽芽于丑，引达于寅，冒茆于卯，振美于辰，巳盛于巳，咢布于午，昧薆于未，申坚于申，留孰与酉，毕入于戌，该阂于亥……故阴阳之施化，万物之终始。"

根据《史记·律书》和《汉书·律历志》整理如下：

"子者，滋也；滋者，言万物滋于下也。"（指十一月冬至一阳复苏生命潜藏于地，已渐有滋生之机。）

"丑者，纽也，言阳气在上未降，万物厄纽，未敢出也。"（指十二月阴尽阳生，新生命将解脱阴纽而出土。）

"寅言万物始生寅然也。"（正月为孟春，三阳开泰，生机已寅然活泼。）

"卯之为言茂也，言万物茂也。"（二月仲春，阳气方胜盛，生物的成长渐茂。）

"辰者，言万物之辰也。"（三月季春，春阳振动，生物越发长得貌美。）

"巳者，言阳气之已尽也。"（四月阳气益为盛壮。）

"午者，阴阳交""咢布于午"。（五月阳盛阴生，葶繁叶布。）

"未者，言万物皆成，有滋味也。"（六月生物盛长，果实成熟，物成有味。）

"申者，言阴用事，申贼万物。"（七月秋凉渐至，生物成熟渐收。）

"酉者，言万物之老也。"（八月阴气益盛，阳气渐衰，生物衰老。）

"戌者，言万物尽灭。"（九月季秋，生物尽收，万物尽灭。）

"亥者，该也，言阳气藏于下。"（十月阴气渐盛于外，阳气潜藏于内。）

在子午流注针法中，十二地支是推算历法、记录时间的指事符号，在表示时间时，须与天干配合使用。

（1）地支的代表序数

地支的代表序数是按照地支从子至亥出现的位次而设定的，地支的代表序数与天干一样，也与其所在十二地支的位次相对应，因此1、2、3、4、5、6、7、8、9、10、11、12分别对应十二地支，为地支的序数。如子出现在第一位，子的代表序数为1；亥出现在第十二位，亥的代表序数为12。地支代数在年、月、日、时干支推算中的应用见表1–12。

表1–12　地支的代表序数表

地支	子	丑	寅	卯	辰	巳	午	未	申	酉	戌	亥
代数	1	2	3	4	5	6	7	8	9	10	11	12

（2）地支配十二月

根据十二月建规律，正月建寅，即正月为寅月，以此类推二月为卯月、三月为辰月、四月为巳月、五月为午月、六月为未月、七月为申月、八月为酉月、九月为戌月、十月为亥月、十一月为子月、十二月为丑月（表1–13）。

表1–13　十二地支配十二月表

地支	子	丑	寅	卯	辰	巳	午	未	申	酉	戌	亥
月份	十一	十二	一	二	三	四	五	六	七	八	九	十

（3）地支配十二时辰

十二时辰由来已久，西周时候就已经开始使用了。《周礼·春官·冯相氏》中记载："掌十有二岁，十有二月，十有二辰，十日，二十八星之位，辨其叙事，以会天位。"时间的分割以十二累进，一纪十二年，一年十二个月，一日十二个时辰。古人将一个昼夜划分成的十二个时段用来记录时间，每一个时段叫一个时辰。一个时辰相当于现在的2个小时，十二个时辰就是24小时。十二时辰汉代命名为夜半、鸡鸣、平旦、日出、食时、隅中、日中、日昳、晡时、日入、黄昏、人定，又用十二地支来表示。

【子时】夜半，又名子夜、中夜，十二时辰的第一个时辰（23时至次日1时）。

【丑时】鸡鸣，又名荒鸡，十二时辰的第二个时辰（1 时至 3 时）。

【寅时】平旦，又称黎明、早晨、日旦等，是夜与日的交替之际（3 时至 5 时）。

【卯时】日出，又名日始、破晓、旭日等，指太阳刚刚露脸，冉冉初升的那段时间（5 时至 7 时）。

【辰时】食时，又名早食等，古人"朝食"之时，也就是吃早饭的时间（7 时至 9 时）。

【巳时】隅中，又名日禺等，临近中午的时候（9 时至 11 时）。

【午时】日中，又名日正、中午等（11 时至 13 时）。

【未时】日昳，又名日跌、日央等，太阳偏西为日跌（13 时至 15 时）。

【申时】晡时，又名日铺、夕食等（15 时至 17 时）。

【酉时】日入，又名日落、日沉、傍晚，意为太阳落山的时候（17 时至 19 时）。

【戌时】黄昏，又名日夕、日暮、日晚等，此时太阳已落山，天将黑未黑，天地昏黄，万物朦胧，故称黄昏（19 时至 21 时）。

【亥时】人定，又名定昏等，此时夜色已深，人们已经停止活动，安歇睡眠了。人定也就是人静（21 时至 23 时）。

需要注意的是，和月份一样，古代的计时方法和现代不同，现代人认为过了 24 点就是第二天的开始了，古人认为进入子时就是第二天了。因为子为一阳初生，阳气从子时开始发生，所以是一天的开始。月份以节气为准，时间以时辰为准（表 1-14）。

表 1-14　十二地支配十二时辰表

地支（时辰）	子	丑	寅	卯	辰	巳	午	未	申	酉	戌	亥
时间	23 时 ~ 次日 1 时	1 时 ~ 3 时	3 时 ~ 5 时	5 时 ~ 7 时	7 时 ~ 9 时	9 时 ~ 11 时	11 时 ~ 13 时	13 时 ~ 15 时	15 时 ~ 17 时	17 时 ~ 19 时	19 时 ~ 21 时	21 时 ~ 23 时

（4）地支的阴阳属性

把十二地支从一到十二按照顺序排列，按地支代表序数的奇偶性，将地支分为阳支和阴支。凡是单数（奇数）都属阳，属阳的地支为阳支；双数（偶数）都属阴，属阴的地支为阴支。子、寅、辰、午、申、戌为阳支，丑、卯、巳、未、酉、亥为阴支（表 1-15）。

表 1-15　地支阴阳配属表

阳支	子	寅	辰	午	申	戌
阴支	丑	卯	巳	未	酉	亥

（5）地支的五行属性

十二地支与五行相配反映了万物在一年中生长化收藏的变化规律。一年分为四季，每季 3 个月，寅卯与春相应，木旺于春，故寅卯属木；巳午与夏相应，火旺于夏，故巳午属火；申酉与秋相应，金旺于秋，故申酉属金；亥子与冬相应，水旺于冬，故亥子属水。《素问·太阴阳明论》曰："脾者土也，治中央，常以四时长四脏，各十八日寄治，不得独主于时也。"五行中土旺于四季，每季的最后一个月和土相应，所以辰未戌丑均属土，辰戌为阳土，丑未为阴土（表1-16）。

表1-16 地支五行配属表

五行	木	火	土	金	水
地支	寅卯	巳午	辰未戌丑	申酉	亥子

干支配五行歌诀

东方甲乙寅卯木，
南方丙丁巳午火，
西方庚辛申酉金，
北方壬癸亥子水，
辰戌丑未旺四季，
戊己中央皆属土。

（6）掌上地支表示法

地支通常在左手上表示，左手拇指为动指，十二地支定位于手掌面第2~5指的关节横纹及指尖，起始于无名指掌指关节横纹处，按顺时针方向依次排列：子在无名指的掌指关节横纹处，丑在中指的掌指关节横纹处，寅在食指的掌指关节横纹处，卯在食指的近端指横纹处，辰在食指的远端指横纹处，巳在食指的指尖处，午在中指的指尖处，未在无名指的指尖处，申在小指的指尖处，酉在小指的远端指横纹处，戌在小指的近端指横纹处，亥在小指的掌指关节横纹处（图1-24）。

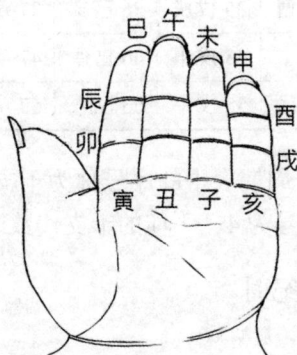

图1-24 地支在手掌的位置

为了方便推算，将天干手掌表示法和地支手掌表示法标注在手掌，即为干支手掌表示法（图1-25）。

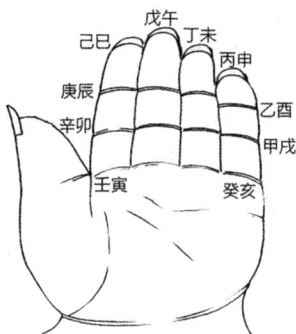

图 1 – 25　干支在手掌的位置

（二）六十环周

早在夏历中就用干支来编排年号和日期。十干和十二支依次相配，组成六十个基本单位，两者按固定的顺序互相配合，组成了干支纪法。干支配合的原则是，天干在前，地支在后；阳干与阳支配合，阴干与阴支配合。天干有十，起于甲终于癸；地支有十二，起于子终于亥。天干与地支依次相配，组成甲子、乙丑、丙寅、丁卯……癸亥，从第一个甲子到第二个甲子重现需要 60 组干支的配合，天干需要轮 6 次，地支需要轮 5 次，称为六十环周，也称六十花甲子，是干支纪年、月、日、时的必用符号（表 1 – 17）。

表 1 – 17　干支配合六十环周表

1 甲子	2 乙丑	3 丙寅	4 丁卯	5 戊辰	6 己巳	7 庚午	8 辛未	9 壬申	10 癸酉
11 甲戌	12 乙亥	13 丙子	14 丁丑	15 戊寅	16 己卯	17 庚辰	18 辛巳	19 壬午	20 癸未
21 甲申	22 乙酉	23 丙戌	24 丁亥	25 戊子	26 己丑	27 庚寅	28 辛卯	29 壬辰	30 癸巳
31 甲午	32 乙未	33 丙申	34 丁酉	35 戊戌	36 己亥	37 庚子	38 辛丑	39 壬寅	40 癸卯
41 甲辰	42 乙巳	43 丙午	44 丁未	45 戊申	46 己酉	47 庚戌	48 辛亥	49 壬子	50 癸丑
51 甲寅	52 乙卯	53 丙辰	54 丁巳	55 戊午	56 己未	57 庚申	58 辛酉	59 壬戌	60 癸亥

为了计算方便，我们把甲子周期表中的序号称为干支代数。如甲子的序号为 1，甲子的干支代数即为 1；丁卯的序号为 4，丁卯的干支代数即为 4。

（三）干支纪年纪月纪日纪时

1. 干支纪年

年，反映了春夏秋冬寒暑交替。我国纪年方法众多，包括帝王纪年法、年号纪年法、岁星纪年法、太岁纪年法、十二生肖纪年法、干支纪年法、公元纪年法。与子午流注针法关系密切的是干支纪年法。干支纪年是指用一对干支表示地球绕太阳公转一圈的时间。纪年用六十甲子，每年用一个干支表示，按顺序不断循环，如 2022 年是壬寅年，2023 年就是癸卯年。

年干支的推算是以二十四节气的立春（2 月 4 日左右立春）为前后两年推算的时间

节点，并不是以 1 月 1 号为前后两年的时间节点。以 2022 年为例，2022 年 2 月 4 日立春，当年 2 月 4 日前按 2021 年算，立春前为辛丑年，2022 年 2 月 4 日以后按 2022 年算，是壬寅年。

2. 干支纪月

干支纪月是指用一对干支表示月亮绕地球一圈的时间。古人经常观察到的天象是太阳的出没和月亮的盈亏，所以以昼夜交替的周期为一"日"，以月相变化的周期为一"月"，又称朔望月。月份按农历推算，月支固定不变，正月月支为寅，所求月份月支按十二地支顺序推导。纪月也用六十甲子，每月用一个干支表示，按顺序不断循环，如 2022 年农历十月干支为辛亥，十一月干支为壬子。

古代历法纪月的方法，是以节气为准的，因为它更贴近农耕生活。所谓贴近农耕生活，其实指的就是在天成象在地成形，而在地成形的具体时间，是要看地理气候的变化，因此以节气为定月的标准。干支纪月以每年立春发生时刻为起点，即立春开始是正月，惊蛰开始是二月，清明开始是三月，立夏开始是四月，芒种开始是五月，小暑开始是六月，立秋开始是七月，白露开始是八月，寒露开始是九月，立冬开始是十月，大雪开始是十一月，小寒开始是十二月。月干支的时间节点是节气，是从一个节气到下一个节气为一月，并非从阴历的某月初一到下个月初一。比如二月初一，一般说就是二月了，但此时如果还没有到惊蛰，则仍属于一月；比如正月二十八，一般认为就是正月，但如果此时已过了惊蛰，就要定义为二月了。需要注意的是，月干支推算与农历闰月没有相关性，如果遇到闰月是自前一个月顺延下来推算的，如 2023 年闰二月初一日至闰二月十四日为二月，闰二月十五日至闰二月二十九日为三月。

3. 干支纪日

日是最基本的时间计量单位，也是最重要的时间单位。一日一夜合在一起，称为一日。干支纪日是指用一对干支表示地球自转一周的时间。纪日也用六十甲子，每日用一个干支表示，按顺序不断循环，比如 2022 年 10 月 20 日是丙午日，21 日是丁未日。

4. 干支纪时

干支纪时是指用一对干支表示一天十二个时辰的方法。纪时也用六十甲子，每个时辰用一个干支表示，十二时辰对应的地支是固定的，天干在变化，按顺序不断循环，比如 2022 年 10 月 20 日 14：00 是乙未时，16：00 是丙申时。

第二章 子午流注针法内容 ▷▷▷▷

第一节 干支与脏腑经脉

一、天干与脏腑经脉配合

天干与脏腑配合，凡腑属阳配阳干，凡脏属阴配阴干。胆与肝分属甲木、乙木；小肠与心分属丙火、丁火；胃与脾分属戊土、己土；大肠与肺分属庚金、辛金；膀胱与肾分属壬水、癸水。据《灵枢·本输》载"三焦者，中渎之腑也，水道出焉，属膀胱"，故三焦并为壬；三焦、心包同属相火，为表里，故心包归癸。明代张介宾改三焦归于丙，包络归于丁（表2-1）。

表2-1 天干与脏腑经脉配合表

天干	甲	乙	丙	丁	戊	己	庚	辛	壬	癸
脏腑	胆	肝	小肠、三焦	心、心包	胃	脾	大肠	肺	膀胱	肾
经脉	胆经	肝经	小肠经、三焦经	心经、心包经	胃经	脾经	大肠经	肺经	膀胱经	肾经

天干配合脏腑经脉歌诀
甲胆乙肝丙小肠，丁心戊胃己脾乡，
庚属大肠辛属肺，壬属膀胱癸肾脏，
三焦阳腑须归丙，包络从阴丁火旁，
阳干宜纳阳之腑，脏配阴干理自当。

二、地支与脏腑经脉配合

地支与脏腑经脉的配属和人体经脉气血在一天十二时辰的流注次序相关，且腑属阳配阳支，脏属阴配阴支（表2-2）。

表2-2 地支与脏腑经脉配合表

地支	子	丑	未	亥	午	戌	辰	巳	卯	寅	申	酉
脏腑	胆	肝	小肠	三焦	心	心包	胃	脾	大肠	肺	膀胱	肾
经脉	胆经	肝经	小肠经	三焦经	心经	心包经	胃经	脾经	大肠经	肺经	膀胱经	肾经

地支配脏腑经脉歌诀

肺寅大卯胃辰宫，脾巳心午小未中，

申膀酉肾心包戌，亥焦子胆丑肝通。

窦汉卿的《标幽赋》中提到"水初下漏，太阴为始"，徐凤的《针灸大全》也提到每日寅时，太阴肺脉生自中焦。肺经起于中焦，肺朝百脉，因此十二经脉气血流注规律为每日寅时开始，气血从中焦注入手太阴肺经，卯时入大肠经，辰时入胃经，巳时入脾经，午时入心经，未时入小肠经，申时入膀胱经，酉时入肾经，戌时入心包经，亥时入三焦经，子时入胆经，丑时入肝经，依次流注，每一个时辰流经一条经脉，历经十二时辰，最后又回到肺经，周而复始，如环无端，循环不息（图2-1）。

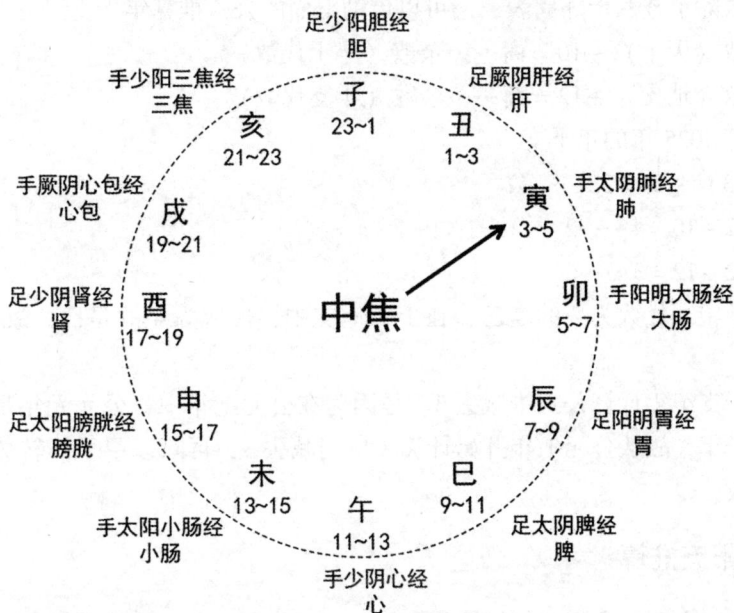

图2-1 十二经脉流注时辰

第二节 年、月、日、时干支的推算

子午流注针法按时开穴治病，要求知道患者就诊时的日时干支，可通过万年历、应用软件和上网查询，也可通过下列方法推算出年、月、日、时的干支。

一、年干支推算

年干支推算公式：

年干序数 =（公元纪年 - 3）÷10（取余数，无余者作10）

年支序数 =（公元纪年 - 3）÷12（取余数，无余者作12）

例：推算2025年的年干支。

年干序数 =（2025 - 3）÷10 = 202……2，对应为乙。

年支序数 =（2025 - 3）÷12 = 168……6，对应为巳。

即 2025 年干支为乙巳。

也可取当年的公元数减去 3，得出的数值除以 60，余数是该年的干支顺序数（即表 1 - 16 干支配合六十环周表中的顺序数）。

年干支推算公式：

（公元年数 - 3）÷60 = 商……余数（年干支代数）

例：推算 2025 年的年干支。

（2025 - 3）÷60 = 33……42

在六十环周表中，代数是 42 的干支为乙巳，故 2025 年是乙巳年。

所得余数除了查六十环周表，还可以借助下面的公式推算年干支。

所得余数（天干）÷10 = 商……余数（年干代数）

所得余数（地支）÷12 = 商……余数（年支代数）

例：推算 2025 年的年干支。

（2025 - 3）÷60 = 33……42

年干：42÷10 = 4……2

年支：42÷12 = 3……6

在十天干中，代数为 2 的是乙；在十二地支中，代数为 4 的是巳，故 2025 年的年干支为乙巳。

注：在干支纪年计算公式中减去 3，是因为在公元纪年中，公元元年是辛酉年，公元 4 年是甲子年，故从公元 1 年开始计算，应当减去 3，再除以甲子周转数，其余数即为年干支代数。

二、月干支推算

月干支是以农历二十四节气推算的，以立春开始是正月，惊蛰开始是二月……以此类推。

（一）月支推算

一年有十二个月，配十二地支，固定不变。按十二月建规律，每年正月月支为寅，二月是卯，三月为辰，四月为巳，五月为午，六月为未，七月为申，八月为酉，九月为戌，十月为亥，十一月为子，十二月为丑。

（二）月干推算

每月的天干不固定，月份与天干的配属和当年的年干有关系，须由该年所属的天干计算出正月的月干（表 2 - 3），然后从正月月干依次推算出其他月份的月干。临床可用歌诀或数式的方法进行推算。

1. 歌诀法

推算正月月干的歌诀名为"五虎遁"，又称为"正月月干歌诀"。

甲己之年丙作首，乙庚之年戊当头，

丙辛之年庚寅上，丁壬壬寅顺行流，

若言戊癸何方起，甲寅之上去寻求。

即：甲年己年正月干支是丙寅，乙年庚年正月干支是戊寅，丙年辛年正月干支是庚寅，丁年壬年正月干支是壬寅，戊年癸年正月干支是甲寅。

2. 数式法

1（甲）	2（乙）	3（丙）	4（丁）	5（戊）
6（己）	7（庚）	8（辛）	9（壬）	10（癸）
3（丙）	5（戊）	7（庚）	9（壬）	1（甲）

此数式法的意义同歌诀法。

表 2 - 3 2020 ~ 2035 年正月干支表

年份	正月干支	年份	正月干支	年份	正月干支	年份	正月干支
2020	戊寅	2021	庚寅	2022	壬寅	2023	甲寅
2024	丙寅	2025	戊寅	2026	庚寅	2027	壬寅
2028	甲寅	2029	丙寅	2030	戊寅	2031	庚寅
2032	壬寅	2033	甲寅	2034	丙寅	2035	戊寅

例 1：推算 2025 年正月的干支。

已知 2025 年为乙巳年，当年的年干为乙，按照歌诀"乙庚之年戊当头"，2025 年正月的月干为戊；正月建寅，故 2025 年正月的干支为戊寅。

例 2：推算 2025 年 10 月 15 日（农历八月二十四日）的月干支。

（1）2025 年的年干支：

（2025－3）÷60＝33……42

年干：42÷10＝4……2

年支：42÷12＝3……6

在十天干中，代数为 2 的是乙；在十二地支中，代数为 6 的是巳。故 2025 年的年干支为乙巳。

（2）农历八月的干支：根据正月月干歌诀，"乙庚之年戊当头"，2025 年正月的月干为戊，农历八月二十四日为寒露开始的九月，月干应为丙；按照十二地支与十二月份的对应关系，正月建寅，九月月支为戊，即九月干支为丙戌。

因此，2025 年 10 月 15 日（农历八月二十四日）的月干支为丙戌。

三、日干支推算

日干支通常用阳历推算。因为农历存在大小月和闰月不固定的情况，推算比较复杂，而阳历除了每 4 年有一次闰 2 月（闰年 2 月份多 1 天，为 29 天）外，每年的大小月都是固定不变的，因此日干支的推算通常采用阳历日。

（一）元旦干支的推算

元旦干支可以查元旦日干支表（表2-4），也可以通过公式推算。

求当年元旦干支，先求出当年与2001年的年数差Y（即当年年数-2001），然后用公式计算。余数凡逢1次闰年后加1，逢2次闰年后加2……依次类推。其闰年可用歌诀推算：四除年数尽均闰，除不尽者不闰年，百年整数停一闰，四百除尽仍为闰。

元旦天干=（365×Y+1）÷10=商……余数，加闰年数，若所得数大于10，则减去10。

元旦地支=（365×Y+1）÷12=商……余数，加闰年数，若所得数大于12，则减去12。

例：推算2025年元旦的干支。

2025年元旦天干=（365×24+1）÷10=876……1，+6，对应为庚。

2025年元旦地支=（365×24+1）÷12=730……1，+6，对应为午。

即2025年元旦干支为庚午。

表2-4　2020～2035年元旦日干支表

闰年		平年					
年份	元旦干支	年份	元旦干支	年份	元旦干支	年份	元旦干支
2020	癸卯	2021	己酉	2022	甲寅	2023	己未
2024	甲子	2025	庚午	2026	乙亥	2027	庚辰
2028	乙酉	2029	辛卯	2030	丙申	2031	辛丑
2032	丙午	2033	壬子	2034	丁巳	2035	壬戌

（二）日干支的推算

方法1：

在知道当年元旦的干支代数及所求当天与元旦相差天数，可用下列公式计算日干支。

日干序数=元旦天干序数+（相差天数÷10）的余数，若所得数大于10，则减去10。

日支序数=元旦地支序数+（相差天数÷12）的余数，若所得数大于12，则减去12。

例：推算2025年11月24日干支。

已知2025年元旦干支是庚午；

日干序数=7+（327÷10）=7+7（32……7）=14，-10，对应为丁

地支序数=7+（327÷12）=7+3（27……3）=10，对应为酉

即 2025 年 11 月 24 日干支为丁酉。

方法 2：

在知道当年元旦的干支代数、当天的日数、每月干支加减数，闰年自 3 月起都加 1 （表 2 - 5）。

日干序数 =（元旦天干序数 + 日序数 + 月天干加减常数）÷ 10（取余数，无余者作 10）

日支序数 =（元旦地支序数 + 日序数 + 月地支加减常数）÷ 12（取余数，无余者作 12）

表 2 - 5　每月干支加减数表

月份		1 月	2 月	3 月	4 月	5 月	6 月	7 月	8 月	9 月	10 月	11 月	12 月
平年	干	-1	0	-2	-1	-1	0	0	1	2	2	3	3
	支	-1	6	10	5	-1	6	0	7	2	8	3	9
闰　年		3 月以后余数加 1											

每月干支加减数歌诀

一五双减一，二六加零六，
三减二加十，四减一加五，
七零九加二，八加一七走，
十上加二八，冬三腊三九，
闰从三月起，余数均加一。

例：推算 2025 年 11 月 24 日干支。

日干序数 =（7 + 24 + 3）÷ 10 = 3……4，对应为丁。

日支序数 =（7 + 24 + 3）÷ 12 = 2……10，对应为酉。

即 2025 年 11 月 24 日干支为丁酉。

四、时干支推算

推算时干支时应考虑当地时间与标准时间之间的时差，推算时应以当地时间为准，即把当地北京时间调整为当地真太阳时。

(一) 时支推算

每日时间与时辰的对应除了直接记忆之外，还可以通过公式进行推算。

时间与时辰换算公式：

时间 ÷ 2 + 1 = 时支的序数

例 1：推算上午 8 时的时支。

8 ÷ 2 + 1 = 5　对应为辰时。

例 2：推算上午 11 时 24 分的时支。

11.24 ÷ 2 + 1 = 6.62　对应为午时。

提示：时间按 24 小时计算，计算结果保留一位小数后四舍五入。

（二）时干推算

1. 公式法

子时天干序数＝（日干序数 × 2 － 1）÷ 10（取余数，无余者作 10）

例：推算 2025 年 6 月 18 日 8 点 30 分的时干支。

（1）推算日干

查元旦日干支表，2025 年元旦干支为庚午，天干代数为 7，地支代数为 7；查每月干支加减数表，6 月天干加 0，地支加 6。

日干：（7 ＋ 18 ＋ 0）÷ 10 ＝ 2……5，对应为戊。

（2）推算时干

子时时干：（5 × 2 － 1）÷ 10 ＝ 0……9，对应为壬。

时支：上午 8 点 30 分为辰时。

壬子时依次顺推，至辰时当为丙辰时。

因此，2025 年 6 月 18 日 8 点 30 分的时干支为丙辰时。

2. 歌诀法

推算子时时干的歌诀名为"五鼠遁"，又称为"子时时干歌诀"。

甲己还生甲，乙庚丙作初，

丙辛戊为首，丁壬庚打头，

戊癸化壬子，日干时干流。

即：甲日与己日的子时为甲子时，乙日和庚日的子时为丙子时，丙日和辛日的子时为戊子时，丁日和壬日的子时为庚子时，戊日和癸日的子时为壬子时。

3. 数式法

1（甲）	2（乙）	3（丙）	4（丁）	5（戊）
6（己）	7（庚）	8（辛）	9（壬）	10（癸）
1（甲）	3（丙）	5（戊）	7（庚）	9（壬）

此数式法的意义同歌诀法。

例：推算 2025 年 6 月 18 日 16 点 30 分的时干支。

已知 2025 年 6 月 18 日日干为戊，按照歌诀"戊癸化壬子"，故子时是壬子时，16 点 30 分是申时，从壬子时依次顺推至申时，为庚申时。

因此，2025 年 6 月 18 日 16 点 30 分的时干支为庚申。

五、年月日时干支的推算举例

例：推算 2032 年 9 月 10 日（农历八月初六日）10 时 40 分的年月日时干支。

第一步：年干支推算。

（2032 － 3）÷ 60 ＝ 33……49

年干：49÷10＝4……9，对应为壬。

年支：49÷12＝4……1，对应为子。

在十天干中，代数为9的是壬；在十二地支中，代数为1的是子，故2032年的年干支为壬子。

第二步：月干支推算。

根据正月月干歌诀，"丁壬壬寅顺行流"，因此2032年正月的月干为壬，农历八月初六日为白露开始的八月，月干为己，按照十二地支与十二月份的对应关系，正月建寅，八月月支为酉，所以八月干支为己酉，即2032年9月10日月干支为己酉。

第三步：日干支推算。

查表得知2032年元旦干支为丙午，天干代数为3，地支代数为7；2032年为闰年，9月干支加减数均加2。

日干＝（3＋10＋2＋1）÷10＝1……6，对应为己。

日支＝（7＋10＋2＋1）÷12＝1……8，对应为未。

即2032年9月10日日干支为己未。

第四步：时干支推算。

已知2032年9月10日是己未日，根据子时时干歌诀"甲己还生甲"，故子时为甲子时，10时40分是巳时，从甲子时依次顺推至巳时，为己巳时。

因此，2032年9月10日（农历八月初六日）10时40分为壬子年己酉月己未日己巳时。

第三节　子午流注针法的运用

子午流注针法临床应用主要包括纳子法和纳甲法。

一、纳子法

子午流注纳子法又称纳支法，是以十二地支配合十二经脉气血流注时辰，结合五行相生规律，选取相应经脉腧穴进行治疗的按时取穴法，是一种广义的流注取穴法。

（一）按时循经取穴法

按时循经取穴法是指当某经或某脏腑发生疾病时，即在该经脉气血流注的时辰内，选用该经腧穴进行治疗。如胃痛，在辰时选用胃经穴治疗；心悸，在午时选用心经穴治疗。

优点：简便、灵活，可结合腧穴的功能选择适宜本病的穴位，如内庭清胃火、丰隆化痰、阴陵泉利湿等。

（二）补母泻子取穴法

1. 本经补母泻子取穴法

本经补母泻子取穴法是根据疾病的虚实情况，按照所病脏腑经脉的气血流注时辰，结合该经及其五输穴的五行属性，根据"补母泻子"原则，按时选取相应的五输穴进行治疗的取穴方法（表2-6）。具体取穴方法如下：

（1）某经虚证，在该经气血流注的下一个时辰（经气方衰之时），取该经的母穴补其虚。

（2）某经实证，在该经气血流注的时辰（经气方盛之时），取该经的子穴泻其实。

（3）若本经开穴时间已过或未到，或不实不虚之证，可取与本经同一五行属性的经穴（本穴）和本经原穴治疗。

例1：症见心悸气短、劳则加重、神疲乏力等心气不足之证。

治则：虚则补其母。

取穴：未时取心经少冲（井穴、属木、母穴）。

例2：症见喜笑不休、狂妄奔走、失眠等心火旺盛之证。

治则：实则泻其子。

取穴：午时取心经神门（输穴、属土、子穴）。

表2-6　本经补母泻子取穴

经脉	五行	流注时间	补法		泻法		过时或未到或不实不虚之证	
			母穴	时间	子穴	时间	本穴	原穴
肺	金	寅时	太渊	卯时	尺泽	寅时	经渠	太渊
大肠	金	卯时	曲池	辰时	二间	卯时	商阳	合谷
胃	土	辰时	解溪	巳时	厉兑	辰时	足三里	冲阳
脾	土	巳时	大都	午时	商丘	巳时	太白	太白
心	火	午时	少冲	未时	神门	午时	少府	神门
小肠	火	未时	后溪	申时	小海	未时	阳谷	腕骨
膀胱	水	申时	至阴	酉时	束骨	申时	足通谷	京骨
肾	水	酉时	复溜	戌时	涌泉	酉时	阴谷	太溪
心包	火	戌时	中冲	亥时	大陵	戌时	劳宫	大陵
三焦	火	亥时	中渚	子时	天井	亥时	支沟	阳池
胆	木	子时	侠溪	丑时	阳辅	子时	足临泣	丘墟
肝	木	丑时	曲泉	寅时	行间	丑时	大敦	太冲

十二经补母泻子歌

肺泻尺泽补太渊，大肠二间曲池前，

胃泻厉兑解溪补，脾在商丘大都边，

心先神门少冲后，小肠小海后溪连，

膀胱束骨至阴连，肾泻涌泉复溜添，

包络大陵中冲补，三焦天井中渚痊，

胆泻阳辅侠溪补，肝泻行间补曲泉。

2. 异经补母泻子取穴法

异经补母泻子取穴法是指当某经或某脏腑发生疾病时，结合十二经脉所属脏腑的五行属性，根据"补母泻子"原则，按时选取与病经有相生关系的异经腧穴进行治疗的取穴方法（表2-7）。具体取穴方法如下：

（1）某经虚证，在该经的母经气血流注的下一个时辰（经气方衰之时），取其母经的本穴和母穴补其虚。

（2）某经实证，在该经的子经气血流注的时辰（经气方盛之时），取其子经的本穴和子穴泻其实。

例1：肺经虚证取穴治疗。

治则：虚则补其母（土生金，取脾经穴）。

时辰：脾经所主巳时刚过的午时。

取穴：取脾经本穴（太白、输穴、属土、土中之土）。

取脾经母穴（大都、荥穴、属火、火生土）。

例2：肺经实证取穴治疗。

治则：实则泻其子（金生水，取肾经穴）。

时辰：肾经经气旺盛的酉时。

取穴：取肾经的本穴（阴谷、合穴、属水、水中之水）。

取肾经的子穴（涌泉、井穴、属木、水生木）。

表2-7　异经补母泻子取穴表

经脉	五行	补法				泻法			
		母经	本穴	母穴	时间	子经	本穴	子穴	时间
肺	金	脾	太白	大都	午时	肾	阴谷	涌泉	酉时
大肠	金	胃	足三里	解溪	巳时	膀胱	足通谷	束骨	申时
胃	土	小肠	阳谷	后溪	申时	大肠	商阳	二间	卯时
脾	土	心	少府	少冲	未时	肺	经渠	尺泽	寅时
心	火	肝	大敦	曲泉	寅时	脾	太白	商丘	巳时
小肠	火	胆	足临泣	侠溪	丑时	胃	足三里	厉兑	辰时
膀胱	水	大肠	商阳	曲池	辰时	胆	足临泣	阳辅	子时
肾	水	肺	经渠	太渊	卯时	肝	大敦	行间	丑时
心包	火	肝	大敦	曲泉	寅时	脾	太白	商丘	巳时
三焦	火	胆	足临泣	侠溪	丑时	胃	足三里	厉兑	辰时
胆	木	膀胱	足通谷	至阴	酉时	小肠	阳谷	小海	未时
肝	木	肾	阴谷	复溜	戌时	心	少府	神门	午时

（三）纳子法应用举例

例1：张某，男，47岁，公历2006年3月7日（农历二月八日）上午8点30分就诊。患者于 1 个月前饮酒后呃逆反复发作，在某医院诊断为膈肌痉挛，经治疗症状暂时缓解。现呃逆时有发生，尤以上午 7 点到 9 点为甚。呃声洪亮，冲逆而出，口臭烦渴，食欲不振，胃脘胀满，大便干结，小便尚可，舌质红，苔黄厚腻，脉滑数。

诊断：呃逆，中焦湿热证。

按时取穴：子午流注纳支法（本经补母泻子取穴法）应取胃经厉兑治疗。

公历 2006 年 3 月 7 日（农历二月八日）上午 8 点 30 分的干支是丙戌年辛卯月乙未日庚辰时。本例为胃经实证，根据纳子法"实则泻其子"的治疗原则，因胃属土，土生金，胃经气血充盛之时为辰时，应在胃经气血方盛的辰时取属金的井穴厉兑进行治疗。

例 2：李某，女，37 岁，公历 2005 年 4 月 8 日（农历二月三十日）上午 8 点 30 分就诊。患者月经过多 1 年余。月经周期、经期正常，月经量多，经色淡质稀，伴小腹隐隐作痛，面色苍白，神疲乏力，大便溏薄，舌淡润胖大边有齿痕，脉沉细无力。

诊断：月经量多，脾虚不摄证。

按时取穴：子午流注纳子法（本经补母泻子取穴法）应取脾经太白穴治疗。

公历 2005 年 4 月 8 日（农历二月三十日）上午 8 点 30 分的干支是乙酉年己卯月壬戌日甲辰时。本例为脾经虚证，根据纳子法"虚则补其母"的治疗原则，因脾属土，脾经气血充盛之时为巳时，应在脾经气血方衰的午时取脾经属火的荥穴大都穴，由于患者在甲辰时就诊，尚未到午时，故取脾经本穴和原穴太白。

例 3：李某，男，65 岁，公历 1998 年 10 月 21 日（农历九月二日）上午 10 点 20 分就诊。患者喘促反复发作 10 余年，加重 15 天。10 年前患者受凉后出现咳喘，以后每年均有发作，半月前因感寒咳喘再次发作，症见呼多吸少，动则喘促更甚，气不得续，腰膝酸软，头晕目眩，舌淡苔白，脉沉细数。

诊断：哮喘，肺肾气虚证。

按时取穴：子午流注纳子法（本经补母泻子取穴法）应取肺经经渠和太渊，肾经阴谷和太溪。

公历 1998 年 10 月 21 日（农历九月二日）上午 10 时 20 分的干支是戊寅年壬戌月辛丑日癸巳时。本例为肺肾气虚之证，按纳子法"虚则补其母"，因肺属金，本应在肺经气血方衰时取肺经母穴治疗。由于患者就诊在巳时，肺气方衰在卯时，已过，故取肺经本穴经渠与原穴太渊治疗；因肾属水，本应在肾经气血方衰的戌时取其母穴治疗，因戌时未到，故取肾经本穴阴谷与原穴太溪治疗。

二、纳甲法

纳甲法又称纳干法，是以十二经脉的五输穴及原穴为基础，根据出井、溜荥、注输、行经、入合的气血流注盛衰开阖，配合阴阳、五行、干支，逐日按时开穴的一种取穴方法。纳甲法最早见于阎明广的《子午流注针经》，徐凤在《针灸大全》中对纳甲法进行了修改，并撰写成十首"子午流注逐日按时定穴歌"，流传至今，成为目前临床常用的纳甲法开穴方法。

运用徐凤纳甲法应把握时间、经脉、腧穴三方面线索。先推算出患者就诊的日时干支，根据"阳日阳时开阳经穴，阴日阴时开阴经穴"的原则，结合经脉气血流注和五输穴相生顺序进行开穴。李梴在《医学入门》中指出："按日起时，循经寻穴；时上有穴，穴上有时。"

(一) 日干定值日经

纳甲法开穴主要用日干与时干。推算出日干后，依据天干配脏腑的关系，定出当天的值日经。如甲日为胆经值日，乙日为肝经值日。

本日：指当天日干所属的时间，即日干所属的子时到亥时的十二个时辰，包括昨日值日经与当日值日经的开穴时间。例如，甲日本日是指从甲子至乙亥的十二个时辰，包括昨日癸日值日经肾经值日的十个时辰，即从甲子时至癸酉时，同时包括甲日值日经胆经值日的甲戌和乙亥两个时辰。乙日本日是指从丙子至丁亥的十二个时辰，包括昨日甲日值日经胆经值日的九个时辰，即从丙子时至甲申时，同时包括乙日值日经肝经值日的乙酉、丙戌和丁亥三个时辰。

值日经：指当天值日的经脉。

值日：指值日经气血流注的时间。各经值日的时辰均为十一个，但各经值日的起止时辰均不相同，是以开取值日经井穴的时辰为其起始时间。值日经的开穴时间始于本日，亥时过后就延续到明日。例如：甲日胆经值日，是从甲日开取胆经井穴的时辰甲戌时开始，甲日甲戌时到乙日甲申时的十一个时辰（即甲日甲戌时和乙亥时，乙日丙子时、丁丑时、戊寅时、己卯时、庚辰时、辛巳时、壬午时、癸未时、甲申时）为胆经值日的时间。乙日肝经值日，是从乙日开取肝经井穴的时辰乙酉时开始，乙日乙酉时到丙日乙未时的十一个时辰（即乙日乙酉时、丙戌和丁亥时，丙日戊子时、己丑时、庚寅时、辛卯时、壬辰时、癸巳时、甲午时、乙未时）为肝经值日的时间。

(二) 阳进阴退定井穴

"阳进阴退"："阳"指天干，"进"指天干从第一位的阳干甲开始，依次向前顺数，即甲、乙、丙、丁……癸；"阴"指地支，"退"指地支从最后一位阳支戌开始，依次向后顺数，即戌、酉、申、未……亥。干支配合，依次顺推，即为每日值日经开取井穴的时辰（表2-8）。

表2-8 子午流注按时开取"井穴"表

日干	甲日	乙日	丙日	丁日	戊日	己日	庚日	辛日	壬日	癸日
值日经	胆经	肝经	小肠经	心经	胃经	脾经	大肠经	肺经	膀胱经	肾经
井穴	足窍阴	大敦	少泽	少冲	厉兑	隐白	商阳	少商	至阴	涌泉
时辰	甲→戌	乙→酉	丙→申	丁→未	戊→午	己→巳	庚→辰	辛→卯	壬→寅	癸亥

（三）时生时、经生经、穴生穴

时间、经脉、腧穴是纳甲法开穴时的三大要素。

1. 时间

阳日阳时开阳经穴（阳日阴时闭穴）；阴日阴时开阴经穴（阴日阳时闭穴）。

2. 经脉

根据开穴的时干确定经脉。例如，甲戌时的时干是甲，应开胆经的腧穴；丙子时的时干是丙，应开小肠经的腧穴。

3. 腧穴

纳甲法开穴从井穴开始，然后按十二经脉和五输穴的相生顺序依次开穴。

从各日开穴表中可以看出，时辰、经脉和腧穴的五行属性形成时生时、经生经、穴生穴的规律。

例1：甲日纳甲法开穴

时生时：甲戌时（木）——丙子时（火）——戊寅时（土）——庚辰时（金）——壬午时（水）。

经生经：胆经（木）——小肠经（火）——胃经（土）——大肠经（金）——膀胱经（水）。

穴生穴：井穴（金）——荥穴（水）——输穴（木）——经穴（火）——合穴（土）。

例2：乙日纳甲法开穴

时生时：乙酉时（木）——丁亥时（火）——己丑时（土）——辛卯时（金）——癸巳时（水）。

经生经：肝经（木）——心经（火）——脾经（土）——肺经（金）——肾经（水）。

穴生穴：井穴（木）——荥穴（火）——输穴（土）——经穴（金）——合穴（水）。

（四）返本归原

纳甲法在开到输穴时，需要同时开取值日经的原穴，也称"逢输过原""返本还原"。例如，甲日戊寅时，在开取胃经输穴陷谷时，需要同时开取值日经胆经的原穴丘墟；乙日己丑时，在开取脾经输穴太白时，需要同时开取值日经肝经的原穴太冲。

（五）日干重见

纳甲法在五输穴依次开完后，五个阳（阴）干循环一遍，在第六个时辰开穴时就会有日干重复出现的情况。例如，甲日胆经值日，甲戌时开胆经井穴，按五输穴顺序至壬午时开合穴，第六个阳时是甲申时，和甲日胆经流注的第一个时辰甲戌与日干同为

"甲"干，即为"日干重见"。乙日肝经值日，乙酉时开肝经井穴，按五输穴顺序至癸巳时开完合穴，第六个阴时是乙未时，和乙日肝经流注的第一个时辰乙酉与日干同为"乙"干，即为"日干重见"。

在日干重见的时辰，阳经"气纳三焦"，开"生我穴"；阴经"血归包络"，开"我生穴"。"我"指代的是值日经。如甲日胆经值日，胆经为阳经、属木，按照阳经"气纳三焦"的原则，甲日甲申时应开三焦经的荥穴（水生木）液门；乙日肝经值日，肝经为阴经、属木，按照阴经"血归包络"的原则，乙日乙未时应开心包经的荥穴（木生火）劳宫（表2-9至表2-18）。

表2-9 甲日胆经值日开穴表

时辰	甲戌	乙亥	丙子	丁丑	戊寅	己卯	庚辰	辛巳	壬午	癸未	甲申（日干重见）
经脉	胆		小肠		胃		大肠		膀胱		三焦（气纳三焦）
五输穴位	井（金）足窍阴	闭穴	荥（水）前谷	闭穴	输（木）陷谷	闭穴	经（火）阳溪	闭穴	合（土）委中	闭穴	纳（水）液门（他生我）
戊寅时同开丘墟，为返本还原											

表2-10 乙日肝经值日开穴表

时辰	乙酉	丙戌	丁亥	戊子	己丑	庚寅	辛卯	壬辰	癸巳	甲午	乙未（日干重见）
经脉	肝		心		脾		肺		肾		心包（血归包络）
五输穴位	井（木）大敦	闭穴	荥（火）少府	闭穴	输（土）太白	闭穴	经（金）经渠	闭穴	合（水）阴谷	闭穴	归（火）劳宫（我生他）
己丑时同开太冲，为返本还原											

表2-11 丙日小肠经值日开穴表

时辰	丙申	丁酉	戊戌	己亥	庚子	辛丑	壬寅	癸卯	甲辰	乙巳	丙午（日干重见）
经脉	小肠		胃		大肠		膀胱		胆		三焦（气纳三焦）
五输穴位	井（金）少泽	闭穴	荥（水）内庭	闭穴	输（木）三间	闭穴	经（火）昆仑	闭穴	合（土）阳陵泉	闭穴	归（木）中渚（他生我）
庚子时同开腕骨，为返本还原											

表 2 – 12　丁日心经值日开穴表

时辰	丁未	戊申	己酉	庚戌	辛亥	壬子	癸丑	甲寅	乙卯	丙辰	丁巳 （日干重见）
经脉	心		脾		肺		肾		肝		心包 （血归包络）
五输 穴位	井（木） 少冲	闭穴	荥（火） 大都	闭穴	输（土） 太渊	闭穴	经（金） 复溜	闭穴	合（水） 曲泉	闭穴	归（土） 大陵 （我生他）
辛亥时同开神门，为返本还原											

表 2 – 13　戊日胃经值日开穴表

时辰	戊午	己未	庚申	辛酉	壬戌	癸亥	甲子	乙丑	丙寅	丁卯	戊辰 （日干重见）
经脉	胃		大肠		膀胱		胆		小肠		三焦 （气纳三焦）
五输 穴位	井（金） 厉兑	闭穴	荥（水） 二间	闭穴	输（木） 束骨	闭穴	经（火） 阳辅	闭穴	合（土） 小海	闭穴	归（火） 支沟 （他生我）
壬戌时同开冲阳，为返本还原											

表 2 – 14　己日脾经值日开穴表

时辰	己巳	庚午	辛未	壬申	癸酉	甲戌	乙亥	丙子	丁丑	壬寅	己卯 （日干重见）
经脉	脾		肺		肾		肝		心		心包 （血归包络）
五输 穴位	井（木） 隐白	闭穴	荥（火） 鱼际	闭穴	输（土） 太溪	闭穴	经（金） 中封	闭穴	合（水） 少海	闭穴	归（金） 间使 （我生他）
癸酉时同开太白，为返本还原											

表 2 – 15　庚日大肠经值日开穴表

时辰	庚辰	辛巳	壬午	癸未	甲申	乙酉	丙戌	丁亥	戊子	己丑	庚寅 （日干重见）
经脉	大肠		膀胱		胆		小肠		胃		三焦 （气纳三焦）
五输 穴位	井（金） 商阳	闭穴	荥（水） 通谷	闭穴	输（木） 足临泣	闭穴	经（火） 阳谷	闭穴	合（土） 足三里	闭穴	归（土） 天井 （他生我）
甲申时同开合谷，为返本还原											

表 2 – 16 辛日肺经值日开穴表

时辰	辛卯	壬辰	癸巳	甲午	乙未	丙申	丁酉	戊戌	己亥	庚子	辛丑（日干重见）
经脉	肺		肾		肝		心		脾		心包（血归包络）
五输穴位	井（木）少商	闭穴	荥（火）然谷	闭穴	输（土）太冲	闭穴	经（金）灵道	闭穴	合（水）阴陵泉	闭穴	归（水）曲泽（我生他）

乙未时同开太渊，为返本还原

表 2 – 17 壬日膀胱经值日开穴表

时辰	壬寅	癸卯	甲辰	乙巳	丙午	丁未	戊申	己酉	庚戌	辛亥	壬子（日干重见）
经脉	膀胱		胆		小肠		胃		大肠		三焦（气纳三焦）
五输穴位	井（金）至阴	闭穴	荥（水）侠溪	闭穴	输（木）后溪	闭穴	经（火）解溪	闭穴	合（土）曲池	闭穴	归（金）关冲（他生我）

丙午时同开京骨、阳池，为返本还原

表 2 – 18 癸日肾经值日开穴表

时辰	癸亥	甲子	乙丑	丙寅	丁卯	戊辰	己巳	庚午	辛未	壬申	癸酉（日干重见）
经脉	肾		肝		心		脾		肺		心包（血归包络）
五输穴位	井（木）涌泉	闭穴	荥（火）行间	闭穴	输（土）神门	闭穴	经（金）商丘	闭穴	合（水）尺泽	闭穴	归（木）中冲（我生他）

丁卯时同开太溪、大陵，为返本还原

徐凤《子午流注逐日按时定穴歌》

甲日戌时胆窍阴，丙子时中前谷荥；
戊寅陷谷阳明俞，返本丘墟木在寅；
庚辰经注阳溪穴，壬午膀胱委中寻；
甲申时纳三焦水，荥合天干取液门。
乙日酉时肝大敦，丁亥时荥少府心；
己丑太白太冲穴，辛卯经渠是肺经；
癸巳肾宫阴谷合，乙未劳宫火穴荥。
丙日申时少泽当，戊戌内庭治胀康；
庚子时在三间俞，本原腕骨可祛黄；
壬寅经火昆仑上，甲辰阳陵泉合长；

丙午时受三焦火，中渚之中仔细详。
丁日未时心少冲，己酉大都脾土逢；
辛亥太渊神门穴，癸丑复溜肾水通；
乙卯肝经曲泉合，丁巳包络大陵中。
戊日午时厉兑先，庚申荥穴二间选；
壬戌膀胱寻束骨，冲阳土穴必还原；
甲子胆经阳辅是，丙寅小海穴安然；
戊辰气纳三焦脉，经穴支沟刺必痊。
己日巳时隐白始，辛未时中鱼际取；
癸酉太溪太白原，乙亥中封内踝比；
丁丑时合少海心，己卯间使包络止。
庚日辰时商阳居，壬午膀胱通谷之；
甲申临泣为俞木，合谷金原返本归；
丙戌小肠阳谷火，戊子时居三里宜；
庚寅气纳三焦合，天井之中不用疑。
辛日卯时少商本，癸巳然谷何须忖；
乙未太冲原太渊，丁酉心经灵道引；
己亥脾合阴陵泉，辛丑曲泽包络准。
壬日寅时起至阴，甲辰胆脉侠溪荥；
丙午小肠后溪俞，返求京骨本原寻；
三焦寄有阳池穴，返本还原似的亲；
戊申时注解溪胃，大肠庚戌曲池真；
壬子气纳三焦寄，井穴关冲一片金；
关冲属金壬属水，子母相生恩义深。
癸日亥时井涌泉，乙丑行间穴必然；
丁卯俞穴神门是，本寻肾水太溪原；
包络大陵原并过，己巳商丘内踝边；
辛未肺经合尺泽，癸酉中冲包络连；
子午截时安定穴，留传后学莫忘言。

徐凤纳甲法逐日按时开穴表、纳甲法闭穴时辰表（表2－19、2－20）。

表2－19　徐凤纳甲法逐日按时开穴表

时辰	甲日	时辰	戊日
甲戌	足窍阴	戊午	厉兑
丙子	前谷	庚申	二间
戊寅	陷谷；过丘墟	壬戌	束骨；过冲阳

续表

时辰	甲日	时辰	戊日
庚辰	阳溪	甲子	阳辅
壬午	委中	丙寅	小海
甲申	液门	戊辰	支沟
时辰	**乙日**	**时辰**	**己日**
乙酉	大敦	己巳	隐白
丁亥	少府	辛未	鱼际
己丑	太白；过太冲	癸酉	太溪；过太白
辛卯	经渠	乙亥	中封
癸巳	阴谷	丁丑	少海
乙未	劳宫	己卯	间使
时辰	**丙日**	**时辰**	**庚日**
丙申	少泽	庚辰	商阳
戊戌	内庭	壬午	通谷
庚子	三间；过腕骨	甲申	足临泣；过合谷
壬寅	昆仑	丙戌	阳谷
甲辰	阳陵泉	戊子	足三里
丙午	中渚	庚寅	天井
时辰	**丁日**	**时辰**	**辛日**
丁未	少冲	辛卯	少商
己酉	大都	癸巳	然谷
辛亥	太渊；过神门	乙未	太冲；过太渊
癸丑	复溜	丁酉	灵道
乙卯	曲泉	己亥	阴陵泉
丁巳	大陵	辛丑	曲泽
时辰	**壬日**	**时辰**	**癸日**
壬寅	至阴	癸亥	涌泉
甲辰	侠溪	乙丑	行间
丙午	后溪；过京骨、阳池	丁卯	神门；过太溪、大陵
戊申	解溪	己巳	商丘
庚戌	曲池	辛未	尺泽
壬子	关冲	癸酉	中冲

表2-20 纳甲法闭穴时辰表

本日	闭穴时辰			
甲日		庚午	壬申	
乙日		辛巳	癸未	
丙日		壬辰	甲午	
丁日		癸卯	乙巳	
戊日	甲寅	丙辰	己未	辛酉
己日		庚午	壬申	
庚日		辛巳	癸未	
辛日		壬辰	甲午	
壬日		癸卯	乙巳	
癸日	甲寅	丙辰	己未	辛酉

（六）闭穴变开穴

徐凤纳甲法开穴由于有阳日阳时开阳经穴、阴日阴时开阴经穴的限制，在每天十二个时辰中，只有六个时辰能够开穴，其余六个时辰为闭穴时辰，10天120个时辰就有60个时辰不能开穴，直接影响临床应用。明代医家李梴根据十干化运，合日互用，增加了36个时辰开穴。当代医家单玉堂通过反复临床实践和推算，总结出一四二五三○反克取穴法，使10天120个时辰都有开穴，解决了闭时闭穴问题。

1. 合日互用

合日互用取穴法又称夫妻相配取穴法，是运用"五门十变"理论，根据天干合化五行，相合两日可以互用相应时辰的穴位，即可变闭穴为开穴。

根据"五门十变"理论，与本日相合之日称为合日。如"甲己相合"，甲日为本日，己日为甲日的合日。本日某时辰闭穴，可互用合日相应时辰的开穴。如甲日闭穴时辰，可开己日相应时辰的腧穴，反之，己日可开甲日相应时辰的腧穴（表2-21）。

例1：甲日乙亥时开什么穴？

甲日为阳日，乙亥时为阴时，徐凤纳甲法本为闭穴时辰，根据合日互用，甲日与己日为合日，己日为阴日，可在阴时开穴，己日乙亥时开肝经的经穴中封，故甲日乙亥时也可开中封。

例2：丁日庚戌时开什么穴？

丁日为阴日，庚戌时为阳时，徐凤纳甲法为闭穴时辰，根据合日互用，丁日与壬日为合日，壬日为阳日，可在阳时开穴，壬日庚戌时开大肠经的合穴曲池，故丁日庚戌时也可开曲池。

表 2 – 21 子午流注纳甲合日互用开穴表

时间	时辰	甲日开穴	己日开穴	时辰	乙日开穴	庚日开穴	时辰	丙日开穴	辛日开穴	时辰	丁日开穴	壬日开穴	时辰	戊日开穴	癸日开穴
子 23~1	甲子(胆)		阳辅(经)火	丙子(小肠)	前谷(荥)水		戊子(胃)		足三里(合)土	庚子(大肠)	三间(输)腕骨(原)		壬子(膀)		关冲(井)气纳三焦生我
丑 1~3	乙丑(肝)	行间(荥)火		丁丑(心)		少海(合)水	己丑(脾)	太白(输)太冲(原)		辛丑(肺)		曲泽(合)水血归包络我生	癸丑(肾)	复溜(经)金	
寅 3~5	丙寅(小肠)		小海(合)土	戊寅(胃)	陷谷(输)丘墟(原)		庚寅(大肠)		天井(合)土气纳三焦生我	壬寅(膀)	昆仑(经)火	至阴(井)金	甲寅(胆)		
卯 5~7	丁卯(心)	神门(输)土太溪(原)大陵(原)		己卯(脾)		间使(经)金血归包络我生	辛卯(肺)	经渠(经)金	少商(井)木	癸卯(肾)			乙卯(肝)	曲泉(合)水	
辰 7~9	戊辰(胃)		支沟(经)火气纳三焦生我	庚辰(大肠)	阳溪(经)火	商阳(井)金	壬辰(膀)			甲辰(胆)	阳陵泉(合)土	侠溪(荥)水	丙辰(小肠)		
巳 9~11	己巳(脾)	商丘(经)金	隐白(井)木	辛巳(肺)			癸巳(肾)	阴谷(合)水	然谷(荥)火	乙巳(肝)			丁巳(心)	大陵(输)土血归包络我生	
午 11~13	庚午(大肠)			壬午(膀)	委中(合)土	通谷(荥)水	甲午(胆)			丙午(小肠)	中渚(输)木气纳三焦生我	后溪(输)木京骨(原)阳池(原)	戊午(胃)	厉兑(井)金	

续表

时间	时辰	甲日开穴	己日开穴	时辰	乙日开穴	庚日开穴	时辰	丙日开穴	辛日开穴	时辰	丁日开穴	壬日开穴	时辰	戊日开穴	癸日开穴
未 13~15	辛未(肺)	尺泽(合)水	鱼际(荥)火	癸未(肾)			乙未(肝)	劳宫(荥)火 血归包络我生	大冲(输)土 大渊(原)	丁未(心)	少冲(井)木		己未(脾)		
申 15~17	壬申(膀)			甲申(胆)	液门(荥)水 气纳三焦生我	临泣(输)木 合谷(原)	丙申(小肠)	少泽(井)金		戊申(胃)		解溪(经)火	庚申(大肠)	二间(荥)水	
酉 17~19	癸酉(肾)	中冲(井)木 血归包络	太溪(输)土 太白(原)	乙酉(肝)	大敦(井)木		丁酉(心)		灵道(经)金	己酉(脾)	大都(荥)火		辛酉(肺)		
戌 19~21	甲戌(胆)	足窍阴(井)金		丙戌(小肠)		阳谷(经)火	戊戌(胃)	内庭(荥)水		庚戌(大肠)		曲池(合)土	壬戌(膀)	束骨(输)木(原) 冲阳	
亥 21~23	乙亥(肝)		中封(经)金	丁亥(心)	少府(荥)火		己亥(脾)		阴陵泉(合)水	辛亥(肺)	大渊(输)土 神门(原)		癸亥(肾)		涌泉(井)木

2. 一四二五三〇反克取穴法

一四二五三〇反克取穴法是用数字1、2、3、4、5、0分别代表井、荥、输、经、合、纳穴，其开穴顺序是井、经、荥、合、输、纳穴。它是根据六甲周期、阳进阴退开井穴、阳日阳时开阳经穴和阴日阴时开阴经穴、地支顺时推进、五行反克等原则进行推算，就可使10日共120个时辰均有穴可开，解决了纳甲法的闭时闭穴问题（表2-22）。

（1）反克变相生规律

142530反克变为相生规律（阴经）

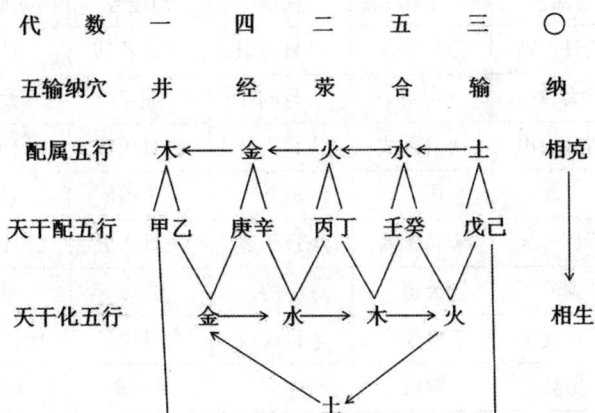

代　数	一	四	二	五	三	〇
五输纳穴	井	经	荥	合	输	纳
配属五行	木←	金←	火←	水←	土	相克
天干配五行	甲乙	庚辛	丙丁	壬癸	戊己	
天干化五行	金→	水→	木→	火		相生

土

142530反克变为相生规律（阳经）

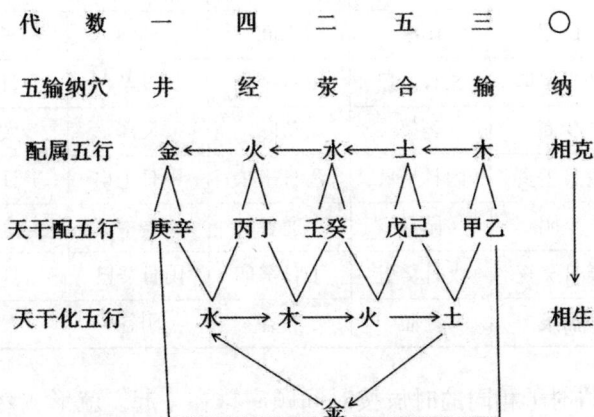

代　数	一	四	二	五	三	〇
五输纳穴	井	经	荥	合	输	纳
配属五行	金←	火←	水←	土←	木	相克
天干配五行	庚辛	丙丁	壬癸	戊己	甲乙	
天干化五行	水→	木→	火→	土		相生

金

（2）一四二五三〇反克取穴法开穴步骤

①根据时干确定开穴经脉。

②根据"阳进阴退"原则，确定经脉开井穴时辰。

③按照十二地支顺时推进，根据"阳时开阳经穴，阴时开阴经穴"的原则，依1、4、2、5、3、0顺序确定开井、经、荥、合、输及纳穴对应的时支（时干不变，所有时辰时干均与井穴时干相同），直到所求时辰为止。

④纳穴开取与纳甲法相同，阳经"气纳三焦"，开"生我穴"；阴经"血归包络"，开"我生穴"。

表 2-22　一四二五三○反克取穴表

常规		一	四	二	五	三	○
五输纳穴		井	经	荥	合	输	纳
六甲	干支	甲日甲戌	己日甲子	戊日甲寅	丁日甲辰	丙日甲午	乙日甲申
	穴名	足窍阴	阳辅	侠溪	阳陵泉	足临泣	液门
六乙	干支	乙日乙酉	己日乙亥	己日乙丑	戊日乙卯	丁日乙巳	丙日乙未
	穴名	大敦	中封	行间	曲泉	太冲	劳宫
六丙	干支	丙日丙申	庚日丙戌	庚日丙子	己日丙寅	戊日丙辰	丁日丙午
	穴名	少泽	阳谷	前谷	小海	后溪	中渚
六丁	干支	丁日丁未	辛日丁酉	庚日丁亥	庚日丁丑	己日丁卯	戊日丁巳
	穴名	少冲	灵道	少府	少海	神门	大陵
六戊	干支	戊日戊午	壬日戊申	辛日戊戌	辛日戊子	庚日戊寅	己日戊辰
	穴名	厉兑	解溪	内庭	足三里	陷谷	支沟
六己	干支	己日己巳	癸日己未	壬日己酉	辛日己亥	辛日己丑	庚日己卯
	穴名	隐白	商丘	大都	阴陵泉	太白	间使
六庚	干支	庚日庚辰	甲日庚午	癸日庚申	壬日庚戌	壬日庚子	辛日庚寅
	穴名	商阳	阳溪	二间	曲池	三间	天井
六辛	干支	辛日辛卯	乙日辛巳	甲日辛未	癸日辛酉	壬日辛亥	壬日辛丑
	穴名	少商	经渠	鱼际	尺泽	太渊	曲泽
六壬	干支	壬日壬寅	丙日壬辰	乙日壬午	甲日壬申	癸日壬戌	癸日壬子
	穴名	至阴	昆仑	通谷	委中	束骨	关冲
六癸	干支	癸日癸亥	戊日癸丑	丁日癸卯	丙日癸巳	乙日癸未	甲日癸酉
	穴名	涌泉	复溜	然谷	阴谷	太溪	中冲

上表所示，是将时干相同的时辰按时间顺序排在一起，就形成六甲、六乙、六丙、六丁、六戊、六己、六庚、六辛、六壬、六癸的序列，按此序列所开的五输穴顺序正是142530。纳甲法中的闭穴，就可根据这个规律开出相应的腧穴。

例1：甲日庚午时开何穴？

时干定经：庚为大肠经。

阳进阴退定井穴：庚辰时开井穴并定位1。

按142530隔位顺数，从井穴庚辰时顺数至午位即庚午时代数为4，当开经穴。故甲日午时开大肠经的经穴阳溪。

例2：戊日乙卯时开何穴？

时干定经：乙为肝经。

阳进阴退定井穴：乙酉时开井穴并定位1。

按142530隔位顺数，至卯位即乙卯时代数为5，当开合穴。故戊日乙卯时开肝经的合穴曲泉。

例3：乙日甲申时开何穴？

时干定经：甲为胆经。

阳进阴退定井穴：甲戌时开井穴并定位1。

按142530隔位顺数，从开井穴甲戌时顺数至甲申时，代数为0，当取纳穴。

甲为胆经属阳，阳经气纳三焦，开生我穴，应开三焦经属水的穴，故乙日甲申时开三焦经荥穴液门。

（七）养子时刻注穴法

养子时刻注穴法首见于《子午流注针经》，其中曰："养子时刻注穴者，谓逐时干旺气注脏腑井荥之法也。每一时辰，相生养子五度，各注井荥输经合五穴。昼夜十二时，气血行过六十俞穴也。"所谓"养子"是指五行母子相生，"时刻"指十二时辰分为百刻，"注穴"指十二经气血各至本时流注于所开之穴。养子时刻注穴法是逐日按时按刻开取五输穴的另一种流注开穴方法。该法以六十六穴为基础，每个时辰分五度，每度24分钟，以时干作为开穴的依据，贯穿"阳时阳经引气行，阴时阴经领血走""气纳三焦""血归包络"的子午流注理论流注开穴特点。每日值日经始开井穴的时辰与日干开穴法相同，即甲日甲戌时胆经引气行其井穴足窍阴；乙日乙酉时肝经引血行其井穴大敦；丙日丙申时小肠经引气行其井穴少泽；丁日丁未时心经引血行其井穴少冲；戊日戊午时胃经引气行其井穴厉兑；己日己巳时脾经引血行其井穴隐白；庚日庚辰时大肠经引气行其井穴商阳；辛日辛卯时肺经引血行其井穴少商；壬日壬寅时膀胱经引气行其井穴至阴；癸日癸亥时肾经引血行其井穴涌泉。然后依次按时开取各经值日时所纳的五输穴。按照"五门十变"的"甲与己合、乙与庚合、丙与辛合、丁与壬合、戊与癸合"的原则，刚柔相济，阴阳流注，交贯开穴。阳日气先血后，阴日血先气后。例如甲日甲戌时，胆气出井，甲与己合，己巳时脾血出井。乙日乙酉时，肝血出井，乙庚相合，庚辰时大肠气出井。这样阴阳并行，流注往复，永无休止。在合日互用时干支相同，养子时刻注穴法开穴相同；但因气纳三焦，血归包络时辰有别，故这两个时辰开穴互不相同。如遇阳干相合，气纳三焦，注于三焦经关冲、液门、中渚、阳池、支沟、天井六穴。如遇阴干相合血归包络，注于心包经的中冲、劳宫、大陵、间使、曲泽五穴。六腑的原穴是阴阳之气出入门户，不属井荥相生范围，阳经开输穴时，就须返本还原，同时开值日经原穴。

养子时刻注穴法根据日时天干取穴，每个时辰都有穴所开，昼夜十二时辰，气血行过六十六穴，十日一循，日日相连，循环无息，除了纳穴以外，时干相同则开出的穴位是一致的。本法将一时辰分为五度，每度占24分钟开一个穴位，一时辰开完五输穴，穴位转换较频，而且没有闭穴的时间，实用性强，更易临床掌握应用（表2-23）。

表2-23　养子时刻注穴表

甲日与己日

时辰	小时	分					附注
		1~24	24~48	48~72	72~96	96~120	
甲子	23~1	足窍阴	前谷	陷谷、丘墟	阳溪	委中	
乙丑	1~3	大敦	少府	太白	经渠	阴谷	
丙寅	3~5	少泽	内庭	三间、腕骨	昆仑	阳陵泉	
丁卯	5~7	少冲	大都	太渊	复溜	曲泉	
戊辰	7~9	关冲	液门	中渚、阳池	支沟	天井	胃气纳三焦
己巳	9~11	隐白	鱼际	太溪	中封	少海	脾引血行
庚午	11~13	商阳	足通谷	足临泣、合谷	阳谷	足三里	
辛未	13~15	少商	然谷	太冲	灵道	阴陵泉	
壬申	15~17	至阴	侠溪	后溪、京骨	解溪	曲池	
癸酉	17~19	中冲	劳宫	大陵	间使	曲泽	肾血纳包络
甲戌	19~21	足窍阴	前谷	陷谷、丘墟	阳溪	委中	胆引气行
乙亥	21~23	大敦	少府	太白	经渠	阴谷	

乙日与庚日

时辰	小时	分					附注
		1~24	24~48	48~72	72~96	96~120	
丙子	23~1	少泽	内庭	三间、腕骨	昆仑	阳陵泉	
丁丑	1~3	少冲	大都	太渊	复溜	曲泉	
戊寅	3~5	厉兑	二间	束骨、冲阳	阳辅	小海	
己卯	5~7	中冲	劳宫	大陵	间使	曲泽	脾血纳包络
庚辰	7~9	商阳	足通谷	足临泣、合谷	阳谷	足三里	大肠引气行
辛巳	9~11	少商	然谷	太冲	灵道	阴陵泉	
壬午	11~13	至阴	侠溪	后溪、京骨	解溪	曲池	
癸未	13~15	涌泉	行间	神门	商丘	尺泽	
甲申	15~17	关冲	液门	中渚、阳池	支沟	天井	胆气纳三焦
乙酉	17~19	大敦	少府	太白	经渠	阴谷	肝引血行
丙戌	19~21	少泽	内庭	三间、腕骨	昆仑	阳陵泉	
丁亥	21~23	少冲	大都	太渊	复溜	曲泉	

丙日与辛日

时辰	小时	分					附注
		1～24	24～48	48～72	72～96	96～120	
戊子	23～1	厉兑	二间	束骨、冲阳	阳辅	小海	
己丑	1～3	隐白	鱼际	太溪	中封	少海	
庚寅	3～5	关冲	液门	中渚、阳池	支沟	天井	大肠气纳三焦
辛卯	5～7	少商	然谷	太冲	灵道	阴陵泉	肺引血行
壬辰	7～9	至阴	侠溪	后溪、京骨	解溪	曲池	
癸巳	9～11	涌泉	行间	神门	商丘	尺泽	
甲午	11～13	足窍阴	前谷	陷谷、丘墟	阳溪	委中	
乙未	13～15	中冲	劳宫	大陵	间使	曲泽	肝血纳包络
丙申	15～17	少泽	内庭	三间、腕骨	昆仑	阳陵泉	小肠引气行
丁酉	17～19	少冲	大都	太渊	复溜	曲泉	
戊戌	19～21	厉兑	二间	束骨、冲阳	阳辅	小海	
己亥	21～23	隐白	鱼际	太溪	中封	少海	

丁日与壬日

时辰	小时	分					附注
		1～24	24～48	48～72	72～96	96～120	
庚子	23～1	商阳	足通谷	足临泣、合谷	阳谷	足三里	
辛丑	1～3	中冲	劳宫	大陵	间使	曲泽	肺血纳包络
壬寅	3～5	至阴	侠溪	后溪、京骨	解溪	曲池	膀胱引气行
癸卯	5～7	涌泉	行间	神门	商丘	尺泽	
甲辰	7～9	足窍阴	前谷	陷谷、丘墟	阳溪	委中	
乙巳	9～11	大敦	少府	太白	经渠	阴谷	
丙午	11～13	关冲	液门	中渚、阳池	支沟	天井	小肠气纳三焦
丁未	13～15	少冲	大都	太渊	复溜	曲泉	心引血行
戊申	15～17	厉兑	二间	束骨、冲阳	阳辅	小海.	
己酉	17～19	隐白	鱼际	太溪	中封	少海	
庚戌	19～21	商阳	足通谷	足临泣、合谷	阳谷	足三里	
辛亥	21～23	少商	然谷	太冲	灵道	阴陵泉	

戊日与癸日

时辰	小时	分					附注
		1~24	24~48	48~72	72~96	96~120	
壬子	23~1	关冲	液门	中渚、阳池	支沟	天井	膀胱气纳三焦
癸丑	1~3	涌泉	行间	神门	商丘	尺泽	
甲寅	3~5	足窍阴	前谷	陷谷、丘墟	阳溪	委中	
乙卯	5~7	大敦	少府	太白	经渠	阴谷	
丙辰	7~9	少泽	内庭	三间、腕骨	昆仑	阳陵泉	
丁巳	9~11	中冲	劳宫	大陵	间使	曲泽	心血纳包络
戊午	11~13	厉兑	二间	束骨、冲阳	阳辅	小海	胃引气行
己未	13~15	隐白	鱼际	太溪	中封	少海	
庚申	15~17	商阳	足通谷	足临泣、合谷	阳谷	足三里	
辛酉	17~19	少商	然谷	太冲	灵道	阴陵泉	
壬戌	19~21	至阴	侠溪	后溪、京骨	解溪	曲池	
癸亥	21~23	涌泉	行间	神门	商丘	尺泽	肾引血行

（八）临床应用

1. 按时开穴，配穴治疗

由于子午流注纳甲法是以时间作为针灸施治的唯一条件，不管何种疾病，只是按时取穴，而其绝大多数的时辰只有 1 个开穴，故难免有选穴不够充分的缺憾。为了弥补单纯按时开穴的不足，临床以按时开穴为基础，可以根据病情，结合腧穴的作用配用其他腧穴。

如牙痛病人，戊日庚申时就诊，纳甲法应开二间，可再配合谷、颊车、下关治疗。耳鸣病人，丁日丙午时就诊，纳甲法应开中渚，再配耳门、翳风、侠溪。此即先开时穴，再配其他穴。

2. 针对病情，定时治疗

为提高疗效，可选择流注开穴与病情相适应的时间进行治疗。先对疾病进行辨证，确定何经何脏疾病，选择与病情相对应的穴位，再按纳甲法推算出开穴时间，约定病人在开穴时间就诊进行针灸治疗。

如慢性咽炎，可约定己日辛未时，针刺鱼际穴；耳鸣，可约定丙日丙申时，针刺少泽穴。

3. 表里互用，原络配穴

表里经脉气血相通，故临床治疗可表里互用。如治疗胃痛，在按时开穴取脾经太白（输穴、土）时，可配胃经足三里（合穴、土）。

原络配用是指在按时开到原穴的同时，再配合互为表里的络穴。如乙日戊寅时，取胆经原穴丘墟时，可配肝经络穴蠡沟。

4. 据证补泻，灵活施治

子午流注纳甲法在按时开穴后，可根据病情选用适当的补泻手法和相应的治疗措施。由于子午流注针法注重气血流注盛衰开阖，所以采用迎随补泻和开阖补泻最为适宜。同时，如针刺、艾灸、电针、水针等施治方法也均可选择运用，以提高针灸治疗效果。

5. 纳甲法应用举例

例1：张某，男，58岁。3年来常感头晕目眩，经体检发现血压升高，给降压药治疗后血压时高时低，近日症状加重，头晕眼花，胸闷恶心，泛泛欲吐，舌质胖，苔白腻，脉缓滑。于2002年4月23日（农历三月十一日）下午5点30分就诊。推算年月日时干支和纳甲法开穴。

（1）推算年月日时干支：壬午年甲辰月辛酉日丁酉时。

（2）纳甲法开穴

①日干定值日经：辛日值日经是肺经。

②阳进阴退开井穴：辛日辛卯时开肺经井穴。

③根据时生时、经生经、穴生穴的原则，推算丁酉时开穴。

辛卯时（金）——肺经（金）——井穴（木）——少商

癸巳时（水）——肾经（水）——荥穴（火）——然谷

乙未时（木）——肝经（木）——输穴（土）——太冲、太渊（逢输过原）

丁酉时（火）——心经（火）——经穴（金）——灵道

2002年4月23日（农历三月十一日）下午5点30分纳甲法应开灵道。

例2：王某，女，62岁。患者于半月前突然昏仆，不省人事，口歪，右半身不遂而住院。现症：语言不利，口角歪向左侧，右半身不遂，手不能伸屈持物，腿不能抬举，瘫软无力，舌质紫暗，苔厚腻，脉沉滑。西医诊为"脑血管意外"。于2005年8月15日（农历七月十一日）10时就诊。推算年月日时干支和纳甲法开穴。

（1）年月日时干支：乙酉年甲申月辛未日癸巳时。

（2）纳甲法开穴：纳甲法开然谷。

①日干定值日经：辛日值日经是肺经。

②阳进阴退开井穴：辛日辛卯时开肺经井穴。

③根据时生时、经生经、穴生穴的原则，推算丁酉时开穴。

辛卯时（金）——肺经（金）——井穴（木）——少商

癸巳时（水）——肾经（水）——荥穴（火）——然谷

2005年8月15日（农历七月十一日）10时纳甲法应开然谷。

例3：赵某，男，36岁。患者慢性泄泻2年，每次食入生冷寒凉食物尤甚。近10天病情加重，腹部胀痛，得热痛减，大便稀，日行7~8次，纳差，小便正常，舌淡，苔薄白，脉滑。直肠镜检查，诊断为慢性结肠炎。2006年5月5日（农历四月初八日）8：30时就诊。推算年月日时干支和一四二五三〇开穴。

（1）年月日时干支：丙戌年癸巳月甲午日戊辰时。

（2）一四二五三〇开穴：支沟。

①时干定经：戊为胃经。

②阳进阴退定井穴：戊午时开井穴并定位1。

③按142530隔位顺数，从井穴戊午时顺数至辰位即庚辰时代数为0，当开纳穴。故戊辰时开三焦经的经穴支沟。

2006年5月6日（乙未日）辛巳时就诊，患者症状减轻，大便次数减少，取经渠。

2006年5月7日（丙申日）丙申时就诊，取少泽。

经按时开穴治疗10次，大便正常。嘱患者每日辰时灸足三里穴10分钟，以巩固疗效。随访半年未复发。

第三章　灵龟八法 ▷▷▷▷

第一节　灵龟八法的定义

　　灵龟八法又称"奇经纳甲法""奇经纳卦法"。它是运用古代哲学的八卦九宫学说，结合人体奇经八脉气血的会合，取与奇经八脉相通的八个经穴，按照日时干支的推演数字变化，采用相加、相除的方法，做出按时取穴的一种方法。其与子午流注纳甲法，一为奇经八脉取八穴，一为十二正经取六十六穴，奇正相合，相辅为用。不同的是，纳甲法分阳日阳时取阳经穴，阴日阴时取阴经穴，而灵龟八法则不分阴阳。

　　"灵龟"一词始见于《周易·颐卦》，其曰："初九，舍尔灵龟，观我朵颐，凶。"随后《尔雅·释鱼》中亦有记载。古代文献多言其为用于占卜的巨龟。"八法"最早见于《周礼·天官·冢宰》，指周朝管理官府的通法，其意与医学无涉。《针经指南·针经标幽赋》载："但用八法、五门，分主客而针无不效。"明代徐凤在《针灸大全》中注释："八法者，奇经八脉也……"结合同时期针灸文献可知，所谓"八法"就是指以八脉交会穴为主的治疗各种病证的配穴针灸法。

第二节　河图洛书与八卦九宫

一、河图洛书

　　"河图洛书"传说源于上古。伏羲氏时，洛阳东北孟津县境内的黄河中浮出龙马，背负"河图"献给伏羲。伏羲依河图而演成八卦，成为《周易》之来源。大禹时，洛阳境内洛河中浮出神龟，背驮"洛书"献给大禹。大禹依此治水成功，遂将天下分为九州，又依此定九章大法，治理社会。

　　几千年来，河图洛书的起源一直蒙着神秘的面纱。推崇者有之，质疑者亦不缺乏。推崇者认为河图洛书是中华文明之根、之源，其中包罗万象，是取之不尽的宝库。质疑者则否认"河图洛书"的真实性。清代胡渭《易图明辨》考证现在所见之河图洛书不过是宋人伪托附会之作。民国时期的疑古派不仅怀疑河图洛书的真实性，还怀疑许多古文献的真实性，甚至怀疑整个古史体系的真实性。这两方面因素共同促成有些人视河图洛书为神话传说，而不将它们作为文明的根源对待。

　　随着考古工作的开展，1977年7月，安徽阜阳双古堆西汉汝阴侯墓出土的"太乙九宫占盘"，证明洛书九宫图式在西汉初年已经流行。1987年，河南濮阳西水坡"河图四象"，以及安徽含山龟腹玉片的发现又将河图洛书的起源上推至 6500 年前。

根据文献记载，河图的名称最早见于先秦。《尚书·顾命》有"大玉、夷玉、天球、河图在东序"的记载；《论语·子罕》有"凤鸟不至，河不出图，吾已矣夫"的记载；《墨子·非攻》有"河出绿图，地出乘黄，武王践功"的记载。洛书名称首见于《易传·系辞》中"天垂象，见吉凶，圣人象之；河出图，洛出书，圣人则之"的记载。历代典籍也记载有河图洛书的内容，如《太玄·玄图》对河图数字排列的描述："一与六同宗，二与七同朋，三与八成友，四与九同道，五与十相守"，郑玄注的《周易》中说："地六成水于北与天一并；天七成火于南与地二并；地八成木于东与天三并；天九成金于西与地四并；地十成土于中与天五并也"。至宋代，道士陈抟传出了两幅图案，并且引发了"图十书九"和"图九书十"之争，朱熹、蔡元定在《易学启蒙·本图书第一》中仔细梳理了各种证据，最终定论河图、洛书的内容为陈抟所传的"图十书九"图案（图 3-1）。

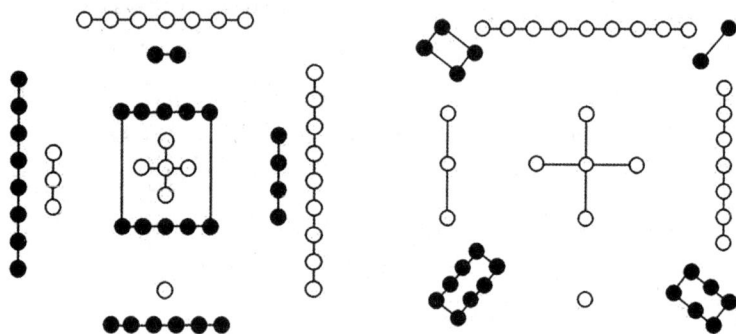

图 3-1　陈抟传出的河图（左）、洛书（右）

目前，主流观点认为河图洛书起源于古人对天文的观测，河图洛书中阴阳点的变化代表了一年内阴阳的消长变化。并且，不少学者认为河图洛书与古老的历法，如十月太阳历和十二月太阳历有密切关系。

（一）河图

河图由若干黑白点构成，图中黑白点的组合分别代表阴阳、五行、四象，并根据对应方位布局在图中。

1. 图形构成

图形下部：一个白点在内为阳，六个黑点在外为阴，代表水行、玄武、北方。

图形左侧：三个白点在内为阳，八个黑点在外为阴，代表木行、青龙、东方。

图形上部：二个黑点在内为阴，七个黑点在外为阳，代表火行、朱雀、南方。

图形右侧：四个黑点在内为阴，九个白点在外为阳，代表金行、白虎、西方。

图形中部：五个白点在内为阳，十个黑点在外为阴，代表土行、中央。

2. 天地之数

《易传·系辞上》有"天数二十有五，地数三十，凡天地之数五十有五"的记载，认为演绎天地万物的数皆由天地之数化生而成。河图中白点分别是 1、3、5、7、9，共25 个，为阳，为天数。黑点分别是 2、4、6、8、10，共 30 个，为阴，为地数。

3. 五行生成数

河图中五行生数为 1（水）、2（火）、3（木）、4（金）、5（土），五行成数为 6、7、8、9、10。生数加 5 即得成数，口诀为"天一生水，地六成之；地二生火，天七成之；天三生木，地八成之；地四生金，天九成之；天五生土，地十成之"。

河图以黑白点为符号，叠加了数、阴阳、五行、方位、时间等诸多信息，能够按照相应属性对世间万物进行归类。例如《素问·金匮真言论》中东方，木，肝，"其数八"；南方，火，心，"其数七"；西方，金，肺，"其数九"；北方，水，肾，"其数六"；中央，土，脾，"其数五"，以及"运气九篇"也多次涉及。这些原文中的"数"，都是"河图"结构之数所奠定的五行生成之数。

4. 阴阳关系

河图中不同方位代表阴阳的黑白点虽有多有少，但各个方位皆有阴阳，代表阴阳互根。每个方位黑白点有多有少，代表不同时空环境阴阳的消长变化，体现了阴阳对立制约。从河图中可见北方 – 东方 – 南方 – 西方，其阳数由 1 – 3 – 7 – 9，代表阳气渐盛；从南方 – 西方 – 北方 – 东方，其阴数由 2 – 4 – 6 – 8，代表阴气渐盛。后世从其中悟出阳气左旋，阴气右转之理。此外，每个方位当阳气弱于阴气，则阴在外阳在内；当阴气弱于阳气，则阳在外阴在内。这又体现了阴阳互藏之理。

（二）洛书

洛书与河图一样，采用黑白点作为标志，奇数用白点表示，偶数用黑点表示。

1. 图形构成

洛书中，一三九七分别占据四正方位；二六八四分别占据四隅方位；五居中央。有口诀方便记忆"戴九履一，左三右七，二四为肩，六八为足"。

2. 表达一年的阴阳消长

"奇数"为阳，自冬→春→夏→长夏→秋，其运行过程是 1→3→9→5→7，用"奇数"数值的大小客观地表达了一年之中自然界的阳（热）气由渐盛（1→3→9）到渐衰（9→5→7）的消长过程。四个"偶数"为阴，其布阵表达了一年阴（寒）气自立春→立夏→立秋→立冬是由盛而衰（8→4→2），再由衰而渐盛（2→6→8）的消长过程。

有学者认为洛书包含了十月太阳历的信息。在十月太阳历中，将属阳的上半年之起点"冬至"称为"阳旦"，将属阴的下半年之起点"夏至"称为"阴旦"。这既是阴阳消长理论发生的天文历法背景，也是《辅行诀》中"阳旦汤""阴旦汤"命名依据。《金匮要略》所载"阳旦汤"之名即如是。

3. 表达五行相克规律

洛书下方的一数与相邻的六数为水，右侧七与其相邻的二为火，上方的九与相邻之四为金，左侧之数三与相邻之数八为木，中央之数五为土。与河图左旋显示五行相生不同，洛书右转表现为五行相克的关系。

二、八卦九宫

（一）后天八卦

八卦是乾（☰）、坎（☵）、艮（☶）、震（☳）、巽（☴）、离（☲）、坤（☷）、兑（☱）八个符号，是古人"仰则观象于天，俯则观法于地，观鸟兽之文与地之宜，近取诸身，远取诸物"（《周易·系辞下》）的知识成果。中华民族的先祖在观察、认识自然界和人类生活中发现普遍存在着相互对立制约、依存转化的事物和现象，如天地、寒暑、昼夜、上下、男女等，逐步归纳形成了"阴""阳"的概念，并用阳爻"—"和阴爻"－－"作为符号。阴阳概念和阴阳爻符号的产生为八卦的产生奠定了基础。八卦根据对事物采取一分为二的哲学观点创制而成。《周易·系辞上》中有"易有太极，是生两仪"，是指世界由混沌的状态分化出阴和阳来，"两仪生四象，四象生八卦"即从阴阳中分出四象（少阳、太阳、少阴、太阴），而后再从四象中分出八卦来。

八卦根据不同的排列顺序又有先天八卦和后天八卦之分。目前较为流行的传说是伏羲仰观天文，俯察地理，一画开天，创作了伏羲八卦，即先天八卦。周文王姬昌在被囚禁的岁月里推演洛书得出了文王八卦，即后天八卦（图3-2）。

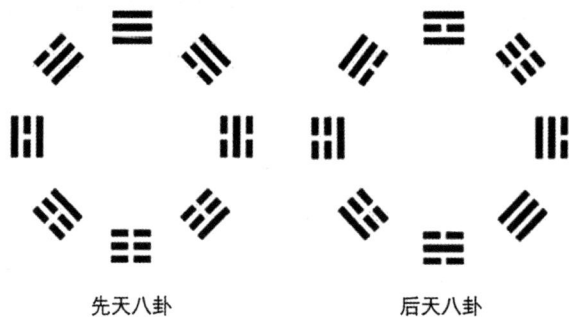

先天八卦　　　　　　　后天八卦

图3-2　后天八卦图

将八个卦象按照四时阴阳消长变化与万物生长化收藏规律配入洛书九宫，遂成为后天八卦之序。《周易·系辞传》云："帝出乎震，齐乎巽，相见乎离，致役乎坤，说言乎兑，战乎乾，劳乎坎，成言乎艮。"这段话可以解释为太阳在东方升起，震为东，为春，一年之始，一日之始（帝出乎震）。不久就表现了它影响万物的能力，万物滋长，巽为东南，春夏之间，上午（齐乎巽），至正中则光辉而治。离为南，日正当中，为夏，万物都在充分发育（相见乎离）。日偏西时，或夏末秋初，自然界蓬勃之象已收，坤为地（致役乎坤）。日落时，在一年之中是仲秋气象，这时兑势已是一阴来到，一切开始进入阴的境界（说言乎兑）。入夜，也是深秋之时，阳能的乾卦进入阴境，阴阳就有交战的现象（战乎乾）。子夜，孟冬之时，万物所归，在极阴的境界中，一阳在其中矣，这是新的转机，坎中满（劳乎坎）。夜去冬尽，天地间一切开始暗中萌动了，新的生机又起来了（成言乎艮）。

此外，根据后天八卦所在方位和阴阳属性又将八个卦配属五行。离属火，居南方；坎属水，居北方；震、巽属木，分居东方、东南方；兑、乾属金，分居西方、西北方；坤、艮同属土，分居西南、东北方。

（二）九宫

九宫是对天空区域划分的名称，如《周易乾凿度》云："太一取其数以行九宫，四正四维，皆合于十五。"郑玄注：太一者，北辰之神名也，居其所曰太一……四正四维，以八卦神所居，故亦名之曰宫……太一下行八卦之宫，每四乃还于中央，中央者，北辰之所居，故因谓之九宫。

"太一"即为北天极。《史记·天官书》云："中宫天极星，其一明者，太一常居也……斗为帝车，运于中央，临制四乡，分阴阳，建四时，均五行，移节度，定诸纪，皆系于斗。"北斗围绕太一旋转，随着季节变化斗柄指示不同的方位。太一如天帝，北斗似銮驾，载帝巡游九宫。由此说明，九宫以北天极为坐标测定时间、位置和四正四隅八方。

《灵枢·九宫八风》篇中，将八方及中央定为九宫（图3-3），结合四时八节论述了太一巡游诸宫的规律，以及"立于中宫，乃朝八风"的八方来风侵袭人体的致病特点。

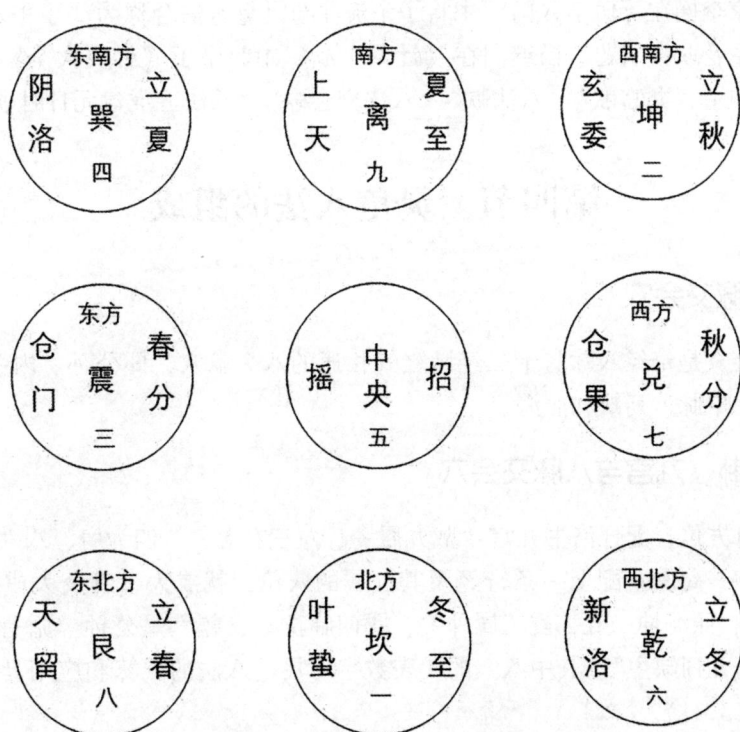

图3-3 "九宫八风"模型图

第三节 灵龟八法的源流

灵龟八法的理论基础与子午流注的理论基础是一致的，起源也可追溯至春秋战国时期。从《灵枢·九宫八风》篇中已明显看到有关《易经》卦与洛书九宫的论述，表明古代天文历法对中医学理论形成的渗透和影响是灵龟八法产生的理论基础。晋代皇甫谧所著《针灸甲乙经》中提出"身形应九野（即九宫）"而有"太乙所在之日"，将人身肢体的具体部位与节气干支相对应（九应）。迨至唐朝，王焘的《外台秘要》中以干支推算的方式，论述了推月忌日忌傍通法、十干人神所在法、十二支人神所在法等。孙思邈的《备急千金要方》中也有类似的记述。

金元时期，灵龟八法作为一项具有可操作性的按时取穴针刺技术趋于成熟。八脉交会穴的文字记载首见于窦汉卿的《针经指南·流注八穴序》，提倡八法流注，察日时之旺衰，按时治疗，但"流注八穴"在《针经指南》中尚无按时取穴的方法。元代王国瑞所著《扁鹊神应针灸玉龙经》首先提出了飞腾八法的学术思想。灵龟八法完整地提出首见于明代徐凤的《针灸大全》，该书卷四详尽地记载了灵龟八法、飞腾八法、八穴配合歌和逐日干支歌等内容，并指出灵龟八法是由飞腾八法、八脉八穴和子午流注等学术思想经整理而成的。

明代医家李梴在《医学入门》中将子午流注与灵龟八法合称为"子午八法"，阐述了两者的关系及取舍问题。杨继洲在《针灸大成》中收录了《针灸大全》灵龟八法的内容，并增加了"九宫歌""八法歌""八法交会歌""八法五虎建元日时歌"等歌诀。

第四节 灵龟八法的组成

一、八脉交会穴

八脉交会穴是奇经八脉与十二经脉之气相通的八个腧穴，即公孙、内关、足临泣、外关、后溪、申脉、列缺和照海。

二、八卦、九宫与八脉交会穴

八卦各有方位，配合洛书九宫"戴九履一、左三右七、二四为肩、八六为足、五十居中"的数字。每宫再配上一条奇经及其配属的穴位，就成为《针灸大成》中所述的"坎一联申脉，照海坤二五，震三属外关，巽四临泣数，乾六是公孙，兑七后溪府，艮八系内关，离九列缺主"。其中八穴的代表数字对灵龟八法的推算和应用具有重要意义（图 3 - 4、表 3 - 1）。

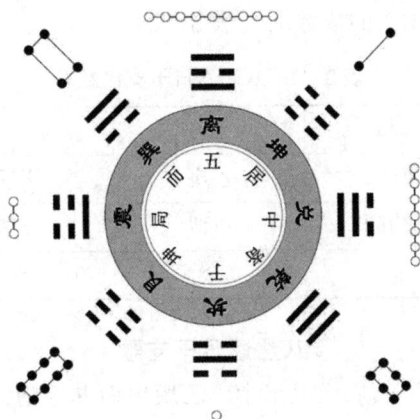

图 3-4　后天八卦应洛书九宫图

表 3-1　八卦洛书八脉交会穴对应表

八卦	乾	坎	艮	震	巽	离	坤	兑
洛书九宫数	六	一	八	三	四	九	二、五	七
八脉交会穴	公孙	申脉	内关	外关	足临泣	列缺	照海	后溪

八法歌

坎一联申脉，照海坤二五，

震三属外关，巽四临泣数，

乾六是公孙，兑七后溪府，

艮八系内关，离九列缺主。

三、八法逐日干支代数

灵龟八法除八卦、洛书九宫、八穴外，尚需用日干支和时干支所代表的数字求得开穴。每一天干、地支都有代表它的数字，灵龟八法的开穴就是依据这些数字计算出来的。

在河图五行生成数中，五行成数是水六、火七、木八、金九、土十。八法逐日干支的数字就应用了五行的成数。天干以相合所化的五行，地支以其五行属性与五行成数相配。天干的甲己合化土，地支辰、戌、丑、未五行属土，土的成数是十，十就代表了甲、己、辰、戌、丑、未六个干支；天干乙庚合化金，地支申、酉五行属金，金的成数是九，故九代表乙、庚、申、酉四个干支；天干丁壬合化木，地支寅、卯五行属木，木的成数是八，故八代表丁、壬、寅、卯四个干支；天干戊癸合化火，地支巳、午五行属火，火的成数是七，七就代表了戊、癸、巳、午四个干支；至于天干的丙辛合化水，地支的亥、子属水，原应以六代表，但由于水火同属先天始生之物，八卦中属于火的离卦，名为离中虚，中虚即火中藏有真水，日中有月精之意，所以例外的丙、辛、亥、子并不用水的成数六，而仍用火的成数七（表3-2）。

表3-2　八法逐日干支代数表

代数	10	9	8	7
天干	甲己	乙庚	丁壬	戊癸丙辛
地支	辰戌丑未	申酉	寅卯	巳亥午子
五行	土	金	木	火

八法逐日干支歌

甲己辰戌丑未十，乙庚申酉九为期，

丁壬寅卯八成就，戊癸巳午七相宜，

丙辛亥子亦七数，逐日干支即得知。

四、八法临时干支代数

各时辰的干支也用一个数字来代表。代表时辰的干支数，是以相合的天干和相冲的地支并在一起，以表示干支阴阳的变化。天干逢五相合，地支逢六相冲，阳数以九为终，壬申分别为干支第九数，以壬申作为推算的基础。

天干以甲为首，甲己逢五相合，自甲按天干顺序到壬是九数。地支以子为首，子午逢六相冲，自子按地支的顺序数到申是九数，所以甲己子午四个干支都是九数；天干乙庚相合，从乙至壬是八，地支丑未相冲，从丑至申也是八，故乙庚丑未四个干支都是八数；天干丙辛相合，从丙到壬是七，地支寅申相冲，从寅到申是七，故丙辛寅申都是七数；余皆仿此（表3-3）。

表3-3　八法临时干支代数表

代数	9	8	7	6	5	4
天干	甲己	乙庚	丙辛	丁壬	戊癸	
地支	子午	丑未	寅申	卯酉	辰戌	巳亥

八法临时干支歌

甲己子午九宜用，乙庚丑未八无疑，

丙辛寅申七作数，丁壬卯酉六须知，

戊癸辰戌各有五，巳亥单加四共齐，

阳日除九阴除六，不及零余穴下推。

第五节　灵龟八法的应用

一、开穴法

将日、时干支的四个代数相加之和，按阳日（甲、丙、戊、庚、壬日）除以九，阴日（乙、丁、己、辛、癸日）除以六，根据余数找与洛书九宫数相配的八脉交会穴。若日、时干支代数之和能够被9或6整除时，则应取9或6，开列缺或公孙。

公式：

（日干代数＋日支代数＋时干代数＋时支代数）÷9（阳日）/6（阴日）＝商……余数

例1：甲子日戊辰时开何穴？

甲子日戊辰时为阳日，其干支代数分别是甲10、子7、戊5、辰5。

按公式：（10＋7＋5＋5）÷9＝3……0

0代表整除，阳日应取9，对应离卦，应取列缺。

答：甲子日戊辰时开列缺穴。

例2：乙丑日壬午时开何穴？

乙丑日壬午时为阴日，其干支代数分别是乙9、丑10、壬6、午9。

按公式：（9＋10＋6＋9）÷6＝5……4

余数4与巽卦相应，应取足临泣。

答：乙丑日壬午时开足临泣。

二、定时取穴，配穴治疗

根据病情选取与病情适应的八法开穴的穴位，再配以适当的经穴进行治疗。例如：头面之疾可选后溪、列缺、临泣、照海适应证的开穴时间；胃心胸诸疾可选公孙、内关适应证的开穴时间进行治疗。

例1：李某，女，28岁。初诊时间：2018年7月10日15时20分。主诉：反复上腹部疼痛伴腹泻半年。患者半年前因贪凉饮冷出现上腹部疼痛并腹泻，疼痛呈阵发性，绞痛为主，腹泻4～5次/日，于当地医院输液治疗（具体不详）后症状稍缓解。此后仍反复上腹部疼痛，伴有腹泻，经中西医治疗多次症状未见明显改善。遂至我科就诊。刻下：神清，精神可，面色淡白，腹部胀痛，腹泻2～3次/日，手脚冰凉，纳差，眠一般，小便调。舌淡，苔薄白，脉细弦。西医诊断：腹痛（原因待查）。中医诊断：腹痛。辨证：中虚脏寒。治法：温中补虚。戊戌年癸卯日庚申时初诊，按灵龟八法开公孙穴，穴病相合，无须另择时取穴。以艾炷灸左侧公孙穴，配以右侧内关穴。行灸补法半小时，即毋吹其火，待其自灭。患者灸后即感疼痛减其大半，四肢回暖。约其明日15时二诊，此时甲辰日壬申时正合开公孙穴，行以前法，疼痛豁然如失。随访1个月，诉腹痛腹泻均已消失，未有复发。

例 2：刘某，男，43 岁。1991 年 5 月 29（己亥）日初诊。主诉：慢性腹泻 7 年，伴完谷不化 3 年。7 年前因过食生冷而致泄泻，每天 2 ~ 3 次，夹有黏液，腹痛。由于失治迁延而成慢性腹泻，每日便溏，纳少，习惯于此而未曾治疗。近 3 年来每日便溏 1 ~ 2 次，每于上午 8 ~ 10 时多见，常有完谷不化，夹带黏液，食生冷、饮酒则症状加重，腹痛，纳少倦怠。实验室检查未见异常。西医曾诊断为"肠道易激惹征""慢性结肠炎"等，服中西药物、常规针灸效不显。症见形体瘦弱，舌质淡红、有齿痕、苔薄而腻，脉濡细。辨证：寒湿困脾、脾胃失运，日久脾阳不振，不能温化而致腹泻。用灵龟、飞腾八法针之，待下午申时，按灵龟八法开取公孙，配穴为内关，公孙施泻法以祛湿醒脾；内关平补平泻以宣畅胸气，助气机升降。针后自觉小腹、胃脘部有蠕动感，至 30 分钟许，舌下口中黏液增多，令其吐之，留针 45 分钟。次日（庚子日）申时来诊，自述昨日针后四肢无力，胃脘隐痛，大便出大量黏液，此为祛脾湿而伤及中气。遂用飞腾八法公孙穴施补法，仍觉小腹内蠕动，胃蠕动较昨日轻，至 25 分钟许，口中津液增多，令其咽之。留针 45 分钟。第 3 日（辛丑日）午时来诊，自述四肢有力，胃脘隐痛消失，大便开始变黄，质软成形，仍用公孙穴施补法。小腹、胃脘有轻微蠕动，口中仍有津液分泌，留针 45 分钟（以下 3 日自觉反应、留针时间同，略）。第 4 日（壬寅日）辰时来诊，饮食尚差，守公孙穴补法。第 5 日（癸卯日）申时来诊，自述有饥饿感，补公孙、平补平泻内关。第 6 日（甲辰日）申时来诊，自述昨日针后即有饥饿感，饭谷倍香，大便正常，谨守公孙和内关。经 6 次治疗而治愈，嘱其忌烟酒、慎生冷。随访 2 年无复发。

例 3：张某，女，47 岁。1987 年 5 月 13 日初诊。患者右侧偏头痛 5 年之久。发作时自太阳穴至耳后呈弧线样刺痛，疼痛难忍，每次发作必须服用止痛药物，重则需用镇痛针剂治疗数日才能缓解。自今年 1 月来我处针刺治疗，每次发作针刺列缺穴后疼痛即可缓解。近日因精神不爽，发作频繁，疼痛剧烈。来诊时以手抱头，目闭泪溢，面部表情痛苦，舌红苔薄白，脉弦。仍按前法，取列缺穴针之，5 分钟后痛解，留针 15 分钟，出针后疼痛复发，并逐渐加重。三思之后，决定用灵龟八法按时取穴治之。当日之干支为壬戌，10 分钟后即为甲辰时，按灵龟八法开穴，当为照海穴的开穴时间，按八穴四组，列缺与照海正好是一组。因列缺已针过，故再取照海针之，得气后行捻转补法，针后疼痛渐渐缓解。10 余分钟后痛止。留针半小时出针。嘱患者每日于两穴开穴时间来诊，连针 6 次，多年痼疾愈，随访数年未发作。

三、按时取穴，配合病穴

根据患者来诊时间所开的八法穴，再配合与疾病相适应的穴位进行治疗，以扶正驱邪，消除病痛，例如厥心痛，适逢丙申日己丑时，即先开公孙、内关，再取厥阴俞、巨阙针刺，以提高疗效。

例 1：耿某，女，45 岁，已婚。初诊日期：1999 年 9 月 15 日。患者体重 66kg，身高 157cm，面色㿠白，双下肢轻度浮肿，肢体沉重，脘腹胀满，喜暖喜按，月经先后不定期，咳嗽或喷嚏时小便不能自控。舌体胖大，苔白腻，脉滑。诊断：单纯性肥胖（脾肾阳虚型）。取穴：1999 年 9 月 15 日为庚午日，上午 10 点灵龟八法即时开穴是列缺，配穴为照海，辅穴为太溪、阴陵泉，针用补法。结果：1 个疗程后（每疗程 5 次治疗）体重下降 2.5kg，3 个疗程后，体重下降 5kg，5 个疗程后体重下降 6.5kg。自觉身体轻松，纳佳，四肢不温、腰膝酸软等症状均有很大改善。随访 1 年，自觉身轻体健，体重无反弹。

例 2：单某，女，50 岁，农民。初诊日期：1980 年 5 月 4 日。患者平素心情抑郁、多疑、善太息，动辄喜悲伤欲哭，善惊易恐，于 1980 年 5 月 4 日晚（丁丑日庚戌时），突发胸闷憋气、心下胀满、惊悸不安，伴腹痛、手足厥冷、右手臂疼痛不得屈伸。诊其脉沉紧而涩。此乃气血骤然闭阻不通之象，先急用三棱针点刺右手左足之阳井穴（井主心下满），继开八法，值丁丑日庚戌时，开申脉穴，通阳跷脉；配后溪，通督脉，是为八法主客相应配穴，加曲池手阳明大肠经合穴（合主逆气而泻），留针一刻钟，诸症悉除。

例 3：吴某，女，28 岁，于 2000 年 10 月 21 日上午 8 时 5 分就诊。主诉：心慌心跳反复发作 3 年余，复发 1 天。伴见胸闷，头晕，乏力气短，面色苍白，舌淡，苔薄白，脉沉细数。心电图诊断为"窦性心动过速，心率 117 次/分"。当日当时辰灵龟八法所开穴位为照海穴，则取双侧照海穴针刺治疗。针后 20 分钟患者自觉症状明显好转，心慌、心跳、胸闷等症消失，头晕、乏力等症明显减轻。针后 30 分钟临床症状消失，心电图复查心率下降为 88 次/分。

四、流注、八法联合应用

流注、八法均以"时穴"为主，二者联合应用，可先开八法穴，再配纳甲按时取穴；或先开八法穴，再配纳子取穴；或根据病情，预定八法开穴时间再配纳甲定时取穴。

例：赵某，女，40 岁。于 2002 年 7 月 23 日上午就诊。病史：颠顶连及枕项部阵发性疼痛 20 年，发作时犹如杖击，疼痛难忍，严重影响工作和生活。曾多次在贵州省多家医院住院，进行过 3 次颅脑、颈椎 CT 扫描，均未发现器质性病变，用多种中西医药物治疗无效。诊断：太阳头痛。该日为壬辰日，乃膀胱经主气，于午时采用灵龟八法联合纳甲法取后溪、申脉，并配穴腕骨、昆仑。治疗 1 次后患者头痛顿减，曰有从未有过的轻松感，经 6 次治疗后头痛痊愈。随访半年未复发。

第四章　飞腾八法 ▷▷▷▷

第一节　飞腾八法的定义

飞腾八法是以八脉八穴为基础，按时开穴的一种方法，又称为奇经纳干法、奇经纳卦法、奇经纳甲法、天干子午流注法。飞腾八法中"飞腾"指本法推算简捷，疗效迅速；"八法"指八脉通八穴、八穴连八卦，是古代运用纳甲法，应合月郭之盈亏，掌握六十甲子周期性，配以奇经八脉八穴，并结合卦象的一种取穴法，又称八法流注、流注八法、八法神针。

第二节　飞腾八法的源流

飞腾八法的理论基础和源流与灵龟八法相似。"飞腾八法"始见于元代王国瑞撰《扁鹊神应针灸玉龙经》中，至明代徐凤《针灸大全》中将此法做了改进，以天干配合八卦八穴，较王氏干支配合九宫数用零余之法简便易行，所以徐凤飞腾八法较为流行，杨继洲的《针灸大成》亦转载此法。

第三节　飞腾八法的内容

飞腾八法有王国瑞飞腾八法和徐凤飞腾八法两种。王国瑞的飞腾八法是三十天一个轮回，配合时辰、天干地支、九宫数纳卦开穴，如一属坎卦为临泣，二属坤卦为申脉，三属震卦为外关，四属巽卦为后溪，五属中宫（男寄于坤为申脉，女寄于艮为内关），六属乾卦为公孙，七属兑卦为照海，八属艮卦为内关，九属离卦为列缺。徐凤的飞腾八法则较为简单，五天一个轮回，配合时辰、天干、纳卦开穴，如公孙配乾卦，内关配艮卦，足临泣配坎卦，外关配震卦，后溪配巽卦，申脉配坤卦，列缺配离卦，照海配兑卦。可见，两种飞腾八法的穴位代号有差异，而且王国瑞飞腾八法在应用时要推算日干支和时干支并知晓其代数，徐凤飞腾八法只需推算时干。

一、王国瑞飞腾八法

本法先要推算患者来诊时的日时干支，再将日时干支的代数（日时干支的代数是相同的，表4-1）相加求出和数，然后用和数除以9得出余数（此余数为洛书九宫数），再将余数对应相应的八卦下的腧穴，即找出应开的腧穴（表4-2）。若正好除尽无余数即余数是零时以 9 代替。例如，余数是 1 则开临泣，因临泣配坎卦为一；当余数为 5 时，若是男患者则开申脉穴，若是女患者则开内关穴，因五为中宫，男寄于坤为申脉，女寄于艮为内关。

表 4 – 1　日、时干支代数表

代数	9	8	7	6	5	4
天干	甲己	乙庚	丙辛	丁壬	戊癸	巳亥
地支	子午	丑未	寅申	卯酉	辰戌	

表 4 – 2　时辰、干支、九宫数纳卦开穴表

时辰	壬甲	丙	戊	庚	辛	乙癸	己	丁
八穴	公孙	内关	临泣	外关	后溪	申脉	列缺	照海
八卦	乾	艮	坎	震	巽	坤	离	兑
洛书九宫数	六	八、五（女）	一	三	四	二、五（男）	九	七

推算公式：（日干代数 + 日支代数 + 时干代数 + 时支代数）÷9 = 商……余数

例 1：丁丑日戊申时如何开穴？

根据丁丑、戊申的干支代数分别为 6、8、5、7，代入公式（6 + 8 + 5 + 7）÷9 = 2……8。8 对于艮，故应开内关穴。

例 2：一男患者于 2022 年 8 月 1 日上午 8 时就诊，应开何穴？

2022 年 8 月 1 日干支为丙戌，上午 8 时为辰时。丙日起于戊子时，由此顺推可知其时干支为壬辰。根据日、时干支代数，丙为 7，戌为 5，壬为 6，辰为 5。代入公式（7 + 5 + 6 + 5）9 = 2……5，余数为 5，因为是男患者，男寄于坤，故 2022 年 8 月 1 日上午 8 时该男患者应开申脉穴。

王国瑞的飞腾八法与灵龟八法十分相似，都是用日、时干支代数相加。不同的是灵龟八法分阴日、阳日。阳日是上述代数和除以 9，阴日是除以 6。王国瑞飞腾八法是无论阴日阳日都除以 9。两者得出余数后都根据余数作为洛书九宫数来对应相关八卦找出开穴。

二、徐凤飞腾八法

本法不论日干支和时干支，均以时天干为主，不用零余方法。临床应用时只要推算出当时时辰的时天干，并按照"飞腾八法歌"即可选用开穴（表 4 – 3）。

表 4 – 3　天干八穴八卦配合表

天干	甲壬	丙	戊	庚	辛	乙癸	己	丁
八穴	公孙	内关	临泣	外关	后溪	申脉	列缺	照海
八卦	乾	艮	坎	震	巽	坤	离	兑

飞腾八法歌

壬甲公孙即是乾，丙居艮上内关然，

戊为临泣生坎水，庚属外关震相连，

辛上后溪装巽卦，乙癸申脉到坤传，

己土列缺南离上，丁居照海兑金全。

　　本法应用时，每日按时辰的天干开穴。如甲子时开公孙穴，乙丑时开申脉穴，丙寅时则取内关穴（丙申、丙戌、丙辰等皆同），戊辰时开临泣穴，己巳时开列缺穴，庚午时取外关穴等。治病时先取开穴，再取配穴。如丙寅时先取内关，再取配穴公孙穴。

　　例1：甲日戊辰时开何穴？

　　据时干，戊对应临泣，所以甲日戊辰时开临泣穴。

　　例2：丁日乙巳时开何穴？

　　据时干，乙对应申脉，所以丁日乙巳时开申脉穴。

　　例3：孙某，男，20岁，学生。2000年12月9日就诊。患者自幼肥胖，食欲好，食量大，主食每天约1kg，喜饮水，睡眠好，爱出汗，不擅运动，喜寒恶热。查体：身高190cm，体重130kg，舌苔黄，脉洪大有力。B超：中重度脂肪肝。证属单纯性肥胖胃热炽盛型。治疗以飞腾八法即时开穴为主，当日壬辰时开主穴公孙，配客穴内关，辅以内庭、上巨虚。治疗1个疗程后体重下降2kg，3个疗程后体重下降5.5kg，5个疗程后体重下降8kg，8个疗程后体重下降10.5kg，B超示轻度脂肪肝。随诊1年，体重无反弹。

第五章 子午流注针法、灵龟八法、飞腾八法研究进展 ▷▷▷▷

介入时机是影响针灸效应的重要因素之一。源于中医的天人相应观和气血流注学说形成的古典时间针灸方法如子午流注针法、灵龟八法、飞腾八法等，其临床价值在现代循证研究中得到了肯定，其科学内涵在机制研究中得到了一定的揭示，并在融合现代时间生物学理论、方法、技术开展的现代时间针灸研究中取得了新的进展。

一、临床研究

（一）古典时间针灸方法研究的文献年度发表趋势

以中国知网（CNKI）数据库为源，检索子午流注针法、灵龟八法、飞腾八法等古典时间针灸方法的相关文献，通过分析文献年度发文量的变化，从整体把握子午流注针法、灵龟八法、飞腾八法的研究动态。从发文趋势来看，总体呈逐年上升状态，中间起伏较大。早期阶段受历史条件限制，文献主要为古典时间针灸方法的理论探索和验证，紧接着出现了临床疗效观察研究，特别是痛证和中风的治疗，机制与实验研究较少，但受到对子午流注针法等理论科学性质疑、研究方法落后、实验条件限制的影响，文献数量增长不稳定。2000 年后随着我国大力发展中医药科技事业，研究设计及方法的革新，研究深度和广度加强，研究技术日趋成熟，涉及范围更加多元，文章数量显著增加，成果丰硕。2017 年诺贝尔生理学或医学奖颁发给研究生物昼夜节律分子机制的研究人员，期待古典时间针灸方法成为研究中国时间医学的新热点。

（二）古典时间针灸方法的疾病分布频谱

总览相关文献，子午流注针法、灵龟八法、飞腾八法等古典时间针灸方法的适应病证主要涉及神经系统疾病、呼吸系统疾病、胃肠系统疾病、妇科疾病及骨科疼痛相关疾病等。涉及病种丰富多样，如失眠、便秘、脑卒中、原发性痛经、血管性痴呆、肠易激综合征等。一项研究采用 CiteSpace 软件分析了 1958 年至 2018 年子午流注针法研究前沿疾病，发现"失眠"的突现强度最高，为 10.0731，自 2011 年起主要为原发性失眠的研究，后逐渐扩展为继发性失眠的研究，由单一的时间针刺研究向时间针灸联合其他中医疗法的临床研究转变；"便秘"突现强度是 7.8433，并常和"穴位敷贴"共同出现于研究文献中，主要为择时选穴与穴位贴敷法的结合运用；"脑卒中"的突现强度为

5.3881，脑卒中属针灸优势病种，研究较早，现主要研究为脑卒中引起的并发症如睡眠倒错、便秘。该项研究提示子午流注针法的研究前沿主要是失眠、便秘、脑卒中三种疾病的临床疗效观察，且逐渐细致化，由最初原发性疾病的研究，后逐渐扩展为继发性疾病的研究，也由单一的时间针刺研究向时间针灸联合其他中医疗法的临床研究转变。

（三）古典时间针灸方法治疗疾病的疗效优势研究

时间针灸疗法在我国有悠久的临床应用历史，在早期由于历史条件所限，有关时间针灸的研究绝大多数方法单一，且多为自身前后对照，实验设计不严谨，缺乏规范性，总体研究水平较低。但这些成果为后来的研究奠定了基础，不仅是对传统时间针灸疗法临床运用的有益探索，而且对现代时间医学的研究提供了有价值的参考资料。

随着科学技术突飞猛进地发展，关于古典时间针灸疗法的临床随机对照试验（RCT）研究也逐渐规范起来，大量研究证实了时间针灸疗法治疗疾病有效，且与普通针刺比较疗效更佳。如采用子午流注纳甲法配以辨证取穴蜂针治疗强直性脊柱炎与常规针刺对照组相比，能明显改善患者症状，且不良反应较少。观察灵龟八法针刺治疗窦性心动过速疗效，提示灵龟八法按时取穴组治疗窦性心动过速在即时效应上取得明显效果，其心率下降均值明显大于常规辨证取穴组，对心血管功能指标中的平均收缩压、心脏每搏输出量、每分输出量、有效循环血量、左心室有效泵力、血液黏度等的改善均值明显大于常规辨证取穴组。飞腾八法按时开闭穴时，不同时辰、同性别开穴和闭穴热敏感度比较具有显著差异性，提示八脉交会穴的气血盛衰开合状态受时间因素影响，在不同的时间点选择不同的时间效应穴位，治疗的效果存在差异。临床上八脉交会穴按照飞腾八法开穴时治疗皮肤病、妇科疾病、经筋病及神经系统等疾病，均取得较好效果。由此可见，对针刺治疗疾病而言，选择特定的时间进行针刺可能发挥更好的针刺疗效，不同疾病、不同体质的患者在穴位选择上均有不同。

子午流注针法配合辨证取穴为治疗组，经验取穴配合辨证取穴为对照，对比其各自治疗周围性面瘫患者的疗效情况，结果显示治疗组有效率95.45%，优于对照组的92.86%。在治疗支气管哮喘患者时，采用常规针刺的基础上配合子午流注纳子法酉时取穴，能够更好地提高机体免疫能力，改善血清中白介素-4水平。对多囊卵巢综合征患者，采用子午流注纳甲法配合普通针刺可以有效改善卵巢生理功能、促进卵泡的成长发育。其对痛经的治疗也显著优于普通针刺。在胃肠系统疾病中，纳甲法可以显著降低患者胃酸含量、增加血浆前列腺素 E_1 的水平。同时观察到，病程差异性影响了发病时间对应纳甲法开穴经脉的分布，如南宁地区消化性溃疡患者发病时间与纳甲法开穴经络是以膀胱经、肾经及心经为高峰，病程5年以下的患者以肾经为高峰，6~10年病程的患者以胃经为高峰，病程大于10年的患者以脾经及肺经为高峰。子午流注治疗膝骨性关节炎疗效显著，温针灸联合子午流注针法治疗膝骨性关节炎，能有效降低血清环氧化酶-2及基质金属蛋白酶-3水平，缓解患者的疼痛症状，降低细胞外基质的降解，疗效显著。其他研究者发现，这可能与降低血沉、抗"O"，以及促进类风湿因子转阴、改善患者体内生化环境有关。

灵龟八法与常规针刺、药物等疗法对比，均提示有良好治疗作用，并不同程度降低毒副反应，促进恢复。脑梗死、脑出血合并Ⅰ期肩手综合征患者采用灵龟八法针刺与采用常规针刺疗法结合康复训练治疗，结果治疗组疗效优于对照组。在常规针刺之前运用灵龟八法开穴治疗中风后痉挛性偏瘫，可显著促进患者运动功能的恢复。灵龟八法治疗妇科疾病疗效显著。灵龟八法按时取穴配合常规针刺在治疗原发性痛经上较单纯采用常规针刺治疗临床效果更优、缓解患者疼痛症状等更明显。灵龟八法针刺治疗可有效改善临床症状、血清性激素水平、子宫内膜厚度、卵泡发育及排卵等，且优于常规针刺疗法。灵龟八法联合耳穴压籽用于脾虚型崩漏，能够显著改善患者性激素水平及中医证候积分，降低不良反应发生率，提高临床疗效。此外，灵龟八法针刺结合止痛药治疗原发性肝癌患者癌性疼痛的效果优于单纯运用止痛药，且灵龟八法针刺起效时间快、持续时间长，不良反应少。

飞腾八法针刺治疗神经系统疾病主要分为两个方面。一方面是调控自主神经功能，治疗失眠、呃逆、肠易激综合征等疾病，如飞腾八法结合常规针刺较单纯常规针刺能更好地提高睡眠质量，缩短入睡时间，增加睡眠时间，提高睡眠效率，且在治疗原发性失眠时有更好的即时疗效和长期疗效。另一方面是促进受损神经功能的恢复，飞腾八法针刺可提高偏瘫患者的日常生活能力。飞腾八法能有效减轻中风后抑郁症患者的焦虑、紧张等精神抑郁状态，改善神经功能的缺损情况，提高日常生活能力，且能有效降低中风后抑郁症患者的炎症细胞因子水平，并可改善血管性痴呆患者的智力及生活能力。此外，飞腾八法治疗筋骨疾病疗效较好，优于普通针刺，且操作简便，安全可靠，局部治疗作用亦不可忽视，如急性踝关节扭伤的治疗。

综上，古典时间针灸治疗方法在临床所见大部分疾病中均有不错的疗效，通常优于常规处理组，可显著增强治疗疗效，缩短治疗疗程，减少疾病带来的不良反应。

二、机制研究

（一）针灸效应存在时间差异

子午流注针法、灵龟八法、飞腾八法等古典时间针灸治疗方法所蕴含的定时针刺、择时针刺的思想，其背后的核心科学问题是基于针灸效应具有时间差异，即不同时间或时辰针刺，针灸的效应不同。1983年发表的《不同时辰针刺对大鼠血中铜蓝蛋白含量的影响》的研究，开启了对这一古典时间针灸方法核心科学问题的研究。

近年来，越来越多的研究提示对同一疾病在不同的时间进行针刺能够产生不同的针刺效应。如在针灸治疗功能性胃肠病中，在择时的选择上主要选取卯时、辰时、巳时，分别为大肠经、胃经、脾经气血最盛之时，其疗效明显优于常规针刺操作。辰时针刺可以明显降低自发性高血压大鼠的收缩压和舒张压，尤其在辰时降压效果最好，巳时针刺比非巳时针刺可以更好地提高患者免疫功能，治疗气虚型慢性疲劳综合征，尤其在缓解脑力疲劳方面更为有效。相比常规针刺，选择辰时、戌时的纳子法针刺对大鼠急性胃黏膜损伤具有明显的修复作用，能降低胃黏膜损伤指数值，提高前列腺素 E_2 含量、表皮生长因子及转化生长因子 – α 含量，且戌时电针足三里对急性胃黏膜损伤修复作用最强。与单纯取百会穴的针刺对照组相比，以养子时刻开穴法定时开穴治疗的治疗组可以更好调控心理应激大鼠促肾上腺皮质激素释放激素、促肾上腺皮质激素、皮质酮的分泌异常，促进处于异常状态的下丘脑 – 垂体 – 肾上腺轴向正常状态恢复，从而更好地改善机体出现的应激状态。不同时辰艾灸对豚鼠自由基代谢具有不同的影响，在子时、卯时、酉时艾灸的豚鼠超氧化物歧化酶活性明显升高，而午时组升高不明显；午时、卯时、酉时艾灸的豚鼠丙二醛含量均明显降低，而子时组不明显。急性脑梗死大鼠模型中，与对照组相比，在辰时或巳时进行针刺治疗时，可明显降低急性脑梗死模型大鼠血清基质金属蛋白酶 – 2、基质金属蛋白酶 – 9 的含量。采用徐凤纳甲法研究十二时辰电针的疗效差异，结果发现十二时辰电针开穴的效应不同，各组左心室射血时间指数电针前后都具有差异。此外，穴位局部的随时间变化可能是导致针灸时间效应差异的重要环节之一。在针刺镇痛与时间特征的实验研究中发现，生理条件下动物痛阈变化受时间因素的影响，其最大值出现在授时因子时间（ZT）0，最小值出现在 ZT12。选取 ZT0、ZT4、ZT8、ZT12、ZT16、ZT20 时间点在炎性痛模型大鼠足三里穴进行针刺治疗，结果显示针刺后动物痛阈升高，时间因素对痛阈的影响有显著意义，其最大值出现在 ZT8，最小值出现在 ZT16。炎性疼痛能明显引起大鼠穴位局部皮肤 p38MAPK 蛋白及其磷酸化 P – p38MAPK 蛋白表达量的增加，针刺后 p38MAPK 蛋白与 P – p38MAPK 蛋白表达量降低。ZT12 时间点针刺后 p38MAPK 水平下降较 ZT16 时间点明显，而同时 ZT12 时间点针刺降低 P – p38MAPK 的幅度弱于 ZT16 时间点，这可能是针刺对穴位局部成纤维细胞骨架重构的影响在 ZT12 时间点优于 ZT16 时间点的机制之一。此外，其还与穴位局部细胞外三磷酸腺苷（ATP）、瞬时受体电位香草酸通道（TRPV）1 和 TRPV4 受体有关。TRPV1 和 TRPV4 受体属于感受疼痛的受体，在介导炎性痛、神经性痛、癌性疼痛等多种疼痛中均起到重要的作用，是研究疼痛机制中的特异性靶点，在痛觉传递中具有重要作用。不同时间点针刺后大鼠痛阈值出现差异可能与不同时间针刺穴位局部 ATP、TRPV1 和 TRPV4 受体兴奋数目有关。

（二）针刺时间效应与其对生物钟的调控相关

1. 穴位功能状态变化具有节律性

现代研究从不同方面证实了腧穴功能状态的节律性。19 世纪 90 年代，研究者利用自制的腧穴电阻测定仪对五输穴皮肤不同时间的电阻进行了检测，结果显示在一天 24 小时的不同时辰中，阴经和阳经五输穴皮肤的电阻均呈现周期性同步变化。在正常生理状况下，不同年龄阶段（儿童、育龄、老年）妇女随着年龄、冲任脉经气充盛与虚衰的变化，同一经穴的阻抗值也随之产生节律性变化，其规律是育龄妇女的经前期及妊娠期冲任脉经气充盛时其阻抗值低，育龄妇女的经后期及儿童与老年妇女冲任脉经气虚衰时其阻抗值高。针对健康青年手三阳经脉经穴部位的皮肤微循环状态观察，发现在一天十二个时辰内，手三阳经脉经穴部位的皮肤微循环，各自均在气血流注旺盛时辰（开穴时）内表现为微血管管袢数目增多，在衰落时辰（合穴时）内表现为微血管管袢数目减少。观察足阳明胃经五输穴部位的微循环血流灌注，结果显示在胃经开时其五输穴的气血流注强于非开时。对穴位伏安特性的研究也指出在生理状态下，人体的原穴存在近似的昼夜节律性，其穴位惯性面积会发生昼夜改变，并且气血变化如献血后可引起同一穴位在不同时间出现惯性面积差异。不同季节中"灵龟八法"中腧穴开阖时导电量的不同也反映出腧穴气血盛衰的不同。2018 年一项纳入了438 人的大型临床试验也验证了在使用"飞腾八法"取穴时，八脉交会穴的痛阈会随着时辰的不同而产生变化。

总之，腧穴的开/合状态、导电量多少、血流变化、面积大小并不是一成不变的，而是一个动态变化的过程，即腧穴的功能状态会随着昼夜节律、机体状态的变化而发生改变。

2. 针刺具有明确的节律调整作用

机体生活在自然环境和正常的社会环境中，必然受到环境中多种时间信息的影响。当机体受到环境某些因素刺激时，其生物节律会发生相应变化，主要表现为相位的转移，包括超前或者迟后，这种因外部刺激而引起的节律变化称为相位反应。根据其调整节律相位的不同特征，重置生物节律的因子可分为光性和非光性授时因子两类。某些药物如 5 - 羟色胺受体激动剂等、食物、社会因子、某些新异的环境、特定的行为活动均属于非光性的授时因子。机体节律系统的这些特性为针刺调整节律提供了可能。自二十世纪七十年代末成都中医学院（现成都中医药大学）中医基本理论实验室率先在国内开展中医学与生物节律方面的研究以来，大量时间针灸学的研究充分说明针刺具有肯定的调整节律作用。针刺可以调节人体昼夜节律，如电针内关可以调整青年学生收缩时间间期昼夜节律的相位与振幅。针刺能促进倒相条件下军人褪黑素、可的松等激素节律紊乱的恢复。针刺、背部循经走罐等可调整中风患者睡眠 - 觉醒节律紊乱。针刺还能对机体各种激素、递质和酶类物质的节律性分泌进行调控。针刺风府、关元、肾俞穴可调节人体唾液睾酮昼夜节律。正常人 α - 唾液淀粉酶活性有明显昼夜变化，且峰相位在夜间（约20：00），不同时辰施针对 α - 唾液淀粉酶活性昼夜波动有不同的影响。研究发现，复合型慢性疲劳大鼠出现学习记忆力的减退和身体虚弱表现，并伴有体温、褪黑素节律紊乱。电针足三里、肾俞能使慢性疲劳大鼠的体温、褪黑素昼夜节律恢复正常。实验研究亦显示，针刺有肯定的促进节律再同步的作用，针刺可以降低超前性光 - 暗周期转移后 SD 大鼠光照期血浆褪黑素浓度，促进节律紊乱的再同步；针刺还可促进倒相动物体温、脑内单胺递质节律的再同步，这种促进节律同步的作用还有依时相性。此外，针刺还对慢性时差紊乱导致的情绪紊乱具有调节作用，研究者发现正常金黄地鼠焦虑和抑郁情绪均呈现双峰双谷的时间节律模式（似超日节律）。自然恢复组动物情绪时间节律特征仍然异常，形成单峰或昼夜节律，中值降低、振幅加大等异常时间结构模式，电针治疗后，动物焦虑、抑郁情绪多项指标双峰双谷的时间节律特征，以及中值、振幅等均有所恢复。在消化系统中，小白鼠胃排空及小肠推进运动夜快昼慢，与食物的形、质、量无关，而与外源性因素（如光 - 暗周期、饮食时间）及内源性因素（即机体内生物钟系统的作用）有关。其胃排空最快的时辰为夜间亥时，在疾病状态下，这一节律发生紊乱或消失。通过择时针刺对大鼠机能状态兴奋相和抑制相进行电针，能够增加大鼠体质量，明显改善大鼠溃疡愈合情况。此外，在针刺镇痛方面，与针刺镇痛相关的神经递质、激素、神经元活动等，都呈现出昼夜节律特征。针刺能够调节昼夜节律紊乱引起的血清中超敏 C–反应蛋白增高，调整轮班后节律紊乱。进一步研究证实了针刺是一种非光性的授时因子，其显著特征是在主观白天的中午针刺可以导引节律相位超前。

3. 针刺节律调整作用与其对生物钟的调控密切相关

哺乳动物的生物钟由中枢生物钟和外周生物钟组成。下丘脑视交叉上核（SCN）是目前公认的控制哺乳类生物节律产生的主振荡器，生物节律的正常运行依赖于 SCN 结构和功能的完整。相关研究指出 SCN 在针刺效应时辰差别中起重要作用，可能是调控针刺效应时辰差别的主要中枢。从分子水平上看，核心钟基因 Per 基因的表达变化可通过光性与非光性授时因子在不同时相点引起，同时发生节律相位的变化，并且白天相位转移的方向取决于对 SCN 内 Per1 和 Per2 基因的相对抑制，某些非光性授时因子导引节律相位超前的同时可抑制 SCN 内 Per1、Per2 的表达。有研究表明，针刺在调整生物近似昼夜节律时作为一种非光性的授时因子，与非光性授时因子 8–OH–DPAT 同时作用于 SCN 时，针刺效应强化了 8–OH–DPAT 的作用，更有效地调节了因昼夜节律紊乱带来的不适症状，提示针灸具有肯定的调整机体生物钟的作用，并为治疗时差及轮班不适应综合征等节律相位紊乱疾病提供新的临床治疗方法与实验基础。此外，针刺对核心分子钟的转录及翻译后修饰均具有调控作用。在吗啡耐受的病理条件下，电针可调节 SCN 中昼夜节律基因 Per1 和 Per2 的表达。针刺调整小鼠自发活动具有明显的依时相性并能调控相关核心钟基因，在近似昼夜时间（CT）6 电针可以抑制下调自由运行状态小鼠 SCN 内 Per1，生物钟隐花色素基因（Cry）1 及 Cry2 的表达，还可导引小鼠自发活动相位超前，并对核心钟基因 Bmal1、Clock 表达均具有调控作用，而在 CT18、CT21 则使其相位迟后。电针能下调肝癌小鼠 SCN 及外周组织内 Per1、Per2 基因的表达，但电针却对化疗后小鼠 SCN 及外周组织内 Per1、Per2 基因的表达无明显影响作用，仅对化疗小鼠的生物节律有一定调整作用，提示电针对化疗小鼠紊乱生物节律的调节作用机制需要深入研究。

总之，古代医家以针刺治疗时间为切入点，形成了以气血流注、子午流注等为理论基础的古典时间针灸治疗方法。目前，临床研究已经证实子午流注针法、灵龟八法、飞腾八法等古典时间针灸治疗方法具有明确的疗效，其针刺效应与机体的生理昼夜节律有着密切关系，因此在临床运用上通常优于常规针刺法，能够显著增强治疗疗效、缩短治疗疗程，减少疾病带来的不良反应，为临床提高针刺疗效提供了新的途径。在机制研究方面，目前已经取得了一定的进展。但是，古典时间针灸治疗方法的科学内涵还有待进一步诠释。今后，可以结合现代时间生物学理论和方法，利用单细胞测序、空间转录组学、近红外荧光体成像等前沿研究新手段，发现古典时间针灸方法调整生物体生命活动内在的节律性特点和规律，揭示其科学基础，进一步诠释其科学内涵，这不仅对继承和发展子午流注的理论具有重要的学术价值，对优化针刺治疗的择时方案，提高针刺临床疗效亦有重要意义。同时加速开发简化择时针刺选穴方法、创造设计可穿戴的装备对进一步拓展子午流注针法、灵龟八法、飞腾八法等古典时间针灸方法的临床运用具有重要价值。

第六章 子午流注针法、灵龟八法、飞腾八法历代医家介绍 ▷▷▷▷

古代医家在医疗实践中注意到针灸效应受时间因素的影响，并有意识地观察和总结时间变化与疗效的关系，逐步形成了子午流注针法、灵龟八法和飞腾八法。在子午流注针法、灵龟八法和飞腾八法的形成、发展和成熟过程中涌现出了许多杰出的医家，如金元时代的何若愚、阎明广、王国瑞，明代的徐凤、汪机、高武和李梴等，为子午流注针法、灵龟八法和飞腾八法的理论奠定和临床应用作出了卓越贡献。

一、何若愚

何若愚，金代人，其生平里居均无文献可以明确查考。据金人阎明广所撰《子午流注针经·序》中称："近有南唐何公，务法上古，撰《指微论》三卷。"又云："近于贞元癸酉年间收何公所作《指微针赋》一道。"贞元乃金海陵王年号，癸酉即贞元元年，当南宋绍兴二十三年，公元1153年，则何氏生活年代应为金代初期。虽然《爱日精庐藏书志》称"金中世人"，但据序之意应更早些。赋中引用了范九思、王纂等疗疾的故事，范、王均为宋嘉祐（公元1056～1063年）中人，所以南唐并不是指公元960～975年时代。南唐是指地方，即何氏的籍贯，但据《流注指微针赋》末有"卢江流注之指微"一语，何氏又似卢江人。近有人认为"南唐"为南唐关，地在安徽寿县八公山下，为一关隘（今称南唐），"卢江"疑为"庐江"（今安徽合肥）之误，两地相近，意有可取。

何氏是金代针灸学家，著有《流注指微论》和《流注指微针赋》。成书于贞元元年（1153年）以前，后者为摘取前者的要义而写成。《经籍访古志》称还有《子午流注针经》3卷，但《爱日精庐藏书志》则称《阎明广子午流注针经》，考金人阎明广《子午流注针经·序》中有"广今复采《难》《素》遗文，贾氏《井荥六十首法》，布经络往还，复针刺孔穴部分……集成一义，目之曰《流注经络》《井荥图》《歌诀》，续于《赋》后"。故该书真实作者应为阎明广。近有人认为所谓《子午流注针经》者，何若愚《指微针赋》，阎明广《流注经络井荥图歌诀》，并二书而名。元人窦桂芳将其收入《针灸四书》之中，并题为何若愚撰，阎明广注。《针灸聚英》《针灸大成》据此转载，所以在《流注指微针赋》下注云"窦氏"，其实这是何氏的作品。

《子午流注针经》上卷为"流注指微针赋"并阎明广的注文和经脉循行原文，卷中介绍子午流注针法所选用的五输穴与五行配合及与时辰的关系等，下卷介绍了贾氏子午流注纳甲法、流注法所选穴位的具体情况，因此它是现存最早介绍子午流注纳甲法的专著，对针灸学的发展产生了很大影响。

（一）倡用子午流注针法

何氏遵循《灵枢·逆顺》中有关"气之逆顺者，所以应天地阴阳、四时五行也。脉之盛衰者，所以候血气之虚实有余不足。刺之大约者，必明知病之可刺与其未可刺"的"按时刺灸"的学术思想，并与《河图》"五门十变"的理论相结合，创立了按时取穴的方法，即子午流注纳甲法。他在《流注指微针赋》中指出："原夫《指微论》中，赜义成赋；知本时之气开，说经络之流注。"

其重要内容有四点：一是穴位的开合。以经络气血流注为基础，即气血流注的高潮来聚于该穴位时属于开穴，流注高潮离开该穴时属于闭穴。二是纳甲法的开穴原则为"详夫阴日血引，值阳气流口温针，阳日气引，逢阴血暖牢寒濡"，说明阳日以气为主，故在阳经上选穴，最后归于阳气之父的三焦经；阴日以血为主，故在阴经上选穴，最后归于阴血之母的心包经。三是何氏根据《太始天元册》中胆甲肝乙，小肠丙心丁，胃戊脾己，大肠庚肺辛，膀胱壬肾癸的相配原则，确定了十天干日与所开经脉、所属脏腑的关系。四是指出"养子时刻，注穴必须依"。所谓"养子"，意指五行母子相生，"时刻"指十二时辰分为百刻，"注穴"则是十二经气血各至本时流注于所开之穴。养子时刻注穴法，是逐日按时按刻开取五输穴的另一种流注开穴方法。其规律为"经生经""穴生穴"，按五行相生的"养子"次序逐个推算。何氏这种阐述经络中气血流注和脉气开合等的理论，在《内经》中曾十分被重视，但自唐宋以来多为人神避忌之说所替代，脱离了经络学说的范围，陷入了烦琐的境地。何氏继承《黄帝内经》《难经》理论思想，结合六十甲子变化及《河图》"五门十变"的理论，大胆地提出了子午流注针法，对后世根据逐日干支取穴影响颇大。

（二）补生泻成说

何氏根据《难经·七十二难》"所谓迎随者，知荣卫之流行，经脉之往来也，随其逆顺而取之，故曰迎随"，结合《素问·刺要论》"病有浮沉，刺有浅深，各至其理，无过其道"，以及《素问·六元正纪大论》"太过者其数成，不及者其数生"的理论，按十二经脉及其络脉的属性，配《河图》生成数的解释，发展成为一种补生泻成经络迎随补泻说。他在《流注指微针赋》中明确指出："迎随逆顺，须晓气血而升沉。"由此可见，这种方法是运用气血运行方向和浮沉而来的。

何氏对每一经都依据生成数定出一个针刺深浅的标准。他提出："深为太过，能伤诸经；浅为不及，安去诸邪？"据"河图"生成数的关系，生数为一、二、三、四、五，故凡属水的经脉，针刺一分为补；属火的经脉，针刺二分为补；属木的经脉，针刺三分为补；属金的经脉，针刺四分为补；属土的经脉，针刺五分为补。成数为六、七、八、九、十，凡属水者针六分为泻，属火者针七分为泻，属木者针八分为泻，属金者针九分为泻，属土者针十分为泻。这种补生泻成，经络迎随补泻说的要点是：①随经脉循行方向为补，逆经脉循行方向为泻。②男子左泻右补，女子右泻左补。③针刺深度数定补泻，即按生成数决定补泻的针刺深度。他根据《素问·六元正纪大论》"太过者其数成，不及者其数生"之说，成数为太过，故用泻法；生数为不及，故用补法。另外，何氏亦提出呼为迎而吸作补，于病者吸气时进针，呼气时出针，出针不按其穴，为泻法；病者呼气时进针，吸气时出针，出针时合其穴，为补法。这些对针灸临床有一定的指导意义。

（三）刺合四时说

何氏根据《灵枢·本输》"四时之序，气之所处，病之所舍，针之所宜"，以及《灵枢·四时气》"四时之气，各不同形，百病之起，皆有所生"的理论，融合自己的临证经验，提出"观虚实与肥瘦，辨四时之浅深"，主张肥人刺深，瘦人刺浅；春夏宜浅刺，秋冬宜深刺；刺肥人者，以秋冬之齐；刺瘦人者，以春夏之齐。若浅深不得，则有过与不及之伤，并且强调"春井夏荥""秋经冬合"为选穴的依据。春季木旺故刺井（木）穴，夏天火旺故刺荥（火）穴，季夏土旺故刺俞（土）穴，秋时金旺故刺经（金）穴，冬令水旺故刺合（水）穴。此乃符合《黄帝内经》刺合四时、五行原则，在临床上有一定实用价值。

何氏还认为男女老幼脉气有别，且与四时五气相应合，针刺之时当别之。《流注指微针赋》阐述道："夫男女老幼，气候不同，春夏秋冬，寒暑各异。春气生而脉气缓，夏暑热而脉行速，秋气燥而脉行急，冬气寒而脉凝涩。小儿之脉应春，壮年之脉应夏，四十以上如秋，六十以后如冬。"由于病有寒热，脉有迟速，一一参详，不可一概与天同度。故针刺之时，当应春冬者，宜留针待气至；应秋夏者，呼吸数毕便宜去针。这种因时、因人而异的学术思想，颇能启迪后人。

（四）犯禁病复说

何氏注重临床实战，善于总结经验，当时一些医家不顾致病之因，病之虚实，妄用针刺，提出"犯禁忌而病复"说。他认为凡大饥大渴、大寒大热、大饱大醉、大虚大竭、大劳大困，皆为针家之禁忌；切不可虚实不分，浅深不及，犯触人神，颠倒四时，否则其病虽愈而必复现。

何氏根据运气学说认为脏腑经络气机的旺盛与衰弱和日干有关。如乙日为肝主令，肝气最旺盛，乙肝属木，木克土，若乙日土脏（脾）有病，成肝木乘脾土，即所谓"刑制"，而该（乙）日即脾脏正气受制、衰败之日，称为脾脏的"日衰日"。在人体各脏腑的日衰受刑制的日期进行针刺，因病受制而气衰，故难以治愈。何氏还明确指出日衰受制日：心病遇癸日，肝病遇辛日，脾病遇乙日，肺病遇丁日，肾病遇己日，小肠病遇壬日，大肠病遇丙日，胃病遇甲日，胆病遇庚日，膀胱病遇戊日。这些观点被后世医家所采纳。

总之，何氏的针灸学术思想既继承《黄帝内经》《难经》理论，又有不少创见。特别是在气血昼夜运行五十周的学说，以及按时出现盛衰的基础上，发展成为一种配穴方法——子午流注纳甲法，开创了时间针灸处方学的先河，对后世的影响巨大。

二、阎明广

阎明广，金代中世人，约生活于公元十二世纪，具体日期不详。阎明广著有《子午流注针经》一书。关于《子午流注针经》的作者，一般多认为"南唐何若愚撰，常山阎明广注"，但从阎明广的《子午流注针经·序》中可以明确看出《子午流注针经》中只有《流注指微针赋》为何若恩所撰，由阎明广收入并进行注解，其余部分则是阎明广采撮诸家编次而成。该书之所以被误认为是何若愚撰、阎明广注，是因为该书编排所致。该书共分三卷，阎氏将《流注指微针赋》列在该书首位，而该赋正是何氏所撰，阎氏作注。查天一阁所藏元刻残本，卷上有"南唐何若愚撰，常山阎明广注"字样，卷中则题为"常山阎明广注"指的仅仅是《流注指微针赋》，恰好该赋位于卷首刊印，遂致后人误认为统指全书。该书约成书于公元1153～1163年。

《子午流注针经》是现存最早的子午流注针灸专著，首卷有流注指微针赋、经络井荥说及平人气象论经隧周环图，中卷为井荥输经合部分图、五子建元日时歌，末卷为针经井荥歌诀及五行造化，全书附插图二十八幅。书中系统论述了子午流注的理论和临床应用，全书内容亦非出自一人之手，是作者广泛采撷诸家之精华编次而成。

作者十分推崇何若愚的学术思想，将何氏的《流注指微针赋》置于全书之首并详加注释，阎氏在注释中运用大量《黄帝内经》《难经》的经典原文，作为子午流注针法的理论渊源，阎氏对子午流注理论原则进行了总的诠释："夫流注者，为刺法之深源，作针术之大要，是故流者，行也，注者，住也。盖流者要知经脉之流行也，注者谓十二经脉各至本时，皆有虚实邪正之气，注于所括之穴也。夫得时谓之开，失时谓之合。夫开者针之必除其病，合者刺之难愈其疾。"全书就是在这个总的原则下展开论述的。

阎氏很重视补泻的运用，对于呼吸补泻，除了遵循《黄帝内经》中呼吸补泻的规则外，还要调整好呼吸节律，因呼吸能使阴阳之气流行上下，经历五脏六腑。在针刺时，应做到呼吸平稳有节，以防阴阳交错，针昏闭血，气滞不行。对于子母补泻，阎氏主张若本经有病，可用实则泻其子、虚则补其母的方法，若他经有邪犯及本经，则宜先补其不足，后泻其有余。阎氏也赞同何若愚提出的"接气通经"法和"经络迎随补生泻成"法。阎氏还提出了"阴中有阳，阳中有阴，刚柔相配，相生注穴"的开穴方法，丰富了子午流注开穴方法的内容。

应该指出的是，《子午流注针经》也有其局限，虽是一部子午流注针法较早的著作，也能够注意到自然界的变化对人体气血运行的影响，这是积极的方面，但在强调气血流注的同时，只是按不同时间固定地选取穴位，这就有悖于中医辨证论治的观点，有过于简单机械之虞。

三、王国瑞

王国瑞，婺源兰溪人，生于公元13世纪末到14世纪初，元代针灸医家。其幼学针灸，子承父业，又传其子廷玉、其孙宗泽，世受其业，成为元明之际的针灸世家。著有

《扁鹊神应针灸玉龙经》（以下简称《玉龙经》）一卷，《玉龙经》以通俗歌括著称，以证统穴，总结了大量临床经验。王氏大力倡导窦汉卿的针灸学术，并独创了透刺法、飞腾八法、夫妻配合按时取穴法等。

（一）十二经夫妻相合逐日按时取原法

王氏受金元时兴起的子午流注学说影响，重视按时针刺理论，创立十二经夫妻相合逐日按时取原法，按干支的变化，演绎成十二经夫妇原穴相合的逐日按时选穴法，是子午流注针法的另一支派，发展了子午流注针法。

十二经夫妻相合逐日按时取原法是一种把五门十变夫妻相配的理论运用到按时取原法中，以《河图》理论为依据的按时取穴法。选穴时，先将十二经与天干相配，然后按《河图》生成数关系把各经原穴组合成六对为基础。具体为：胆经属甲（木）夫取丘墟与脾经属己（土）妻取公孙，为甲己相合；大肠经属庚（金）夫取合谷与肝经属乙（木）妻取中都，为乙庚相合；小肠经属丙（火）夫取腕骨与肺经属辛（金）妻取列缺，为丙辛相合；膀胱经属壬（水）夫取京骨与心经属丁（火）妻取通里，为丁壬相合；胃经属戊（土）夫取冲阳与肾经属癸（水）妻取水泉，为戊癸相合；心包经寄于己（土）夫取内关与三焦寄于戊（土）取阳池，为戊己相合。十二经夫妻相配，结合逐日临时干支，阳日阳时以阴经穴为主，阳经穴为配；阳日阴时以阳经穴为主，阴经穴为配；阴日阴时以阳经穴为主阴经穴为配；阴日阳时以阴经穴为主，阳经穴为配。先针主穴，后针配穴。

十二经夫妻相配之说与子午流注相类，不同的是子午流注按时选五输穴，而王氏按时选穴为原穴和络穴。王氏将三焦配属戊土，心包配属己土。究其原因，是因三焦主气，包络主血，脾胃为后天生化气血之根本，故前者寄于戊土，后者寄于己土，而别列为偶，并将这种关系，结合逐日临时干支。王氏认为是六十甲子"终始之地"。因为天干终于壬癸，地支始于子丑，是阴阳进退、终始变化的枢纽，故不同于其他天干日。施用时可根据各天干日临时查阅所开夫妻经穴，相配针刺。但阳日阳时以阴经（妻）穴为主，阳经（夫）穴为配；阳日阴时以阳经（夫）穴为主，阴经（妻）穴为配；阴日阴时以阳经（夫）穴为主，阴经（妻）穴为配；阴日阳时以阴经（妻）穴为主，阳经（夫）穴为配。先针主穴，后针配穴。

（二）上法天时，创飞腾八法

王氏深受金元时期兴起的子午流注学说的影响，继承了窦汉卿《针经指南》中提出的"流注八穴"理论，将八穴与人体奇经八脉一一对应，并联系九宫八卦学说，法天象地，内应人体，独创了飞腾八法，记载于《玉龙经·飞腾八法起例》中。

元代窦汉卿在《针经指南·流注八穴序》中提出"流注八穴""交经八穴"，他在序中说是少室隐者所创经过宋子华传到他。这是医书中第一次记载八脉交会穴，但并未指出这8个穴位与奇经八脉的关系，只是列出8个穴位的主治功能，也没有提出按时针刺的要求。王国瑞的《玉龙经》中提出飞腾八法，把八卦九宫图第一次与八脉交会穴联系起来，首次明确了八穴与奇经八脉关系，也首次纳入了配穴条件。王国瑞"飞腾八法"与当今通行的"灵龟八法"和"飞腾八法"均不相同，但比较来看，更接近"灵龟八法"，可以认为是如今"灵龟八法"和"飞腾八法"的前身。王国瑞飞腾八法理论根基深厚，但临证使用时又十分简便。后世明代徐凤的《针灸大全》亦得此启发创"灵龟八法"，这都传承发展了子午流注学说，极大地丰富了时间针灸学的内容。

王国瑞飞腾八法用法：①八穴与八卦配属关系相当于如今使用的"飞腾八法"，即以坎卦对应临泣穴，坤卦对应申脉穴，震卦对应外关穴，巽卦对应后溪穴，乾卦对应公孙穴，兑卦对应照海穴，艮卦对应内关穴，离卦对应列缺穴。②算法是以日、时的天干、地支代数相加，除以九，余数合卦，没有阴日、阳日的区别。③日、时干支代数与如今使用的"灵龟八法"临时干支代数相同，即"甲己子午九，乙庚丑未八，丙辛寅申七，丁壬卯酉六，戊癸辰戌五，巳亥属之四"。④余数若是五，则有男、女的区别，即"男寄坤，女寄艮"。可总结出公式：（日干＋日支＋时干＋时支）÷9＝商……余数。

四、徐凤

明代针灸学家徐凤，字延瑞，江右弋阳人，撰有《针灸大全》，生活于十四世纪下半叶至十五世纪上半叶。《针灸大全》又名《针灸捷要》《徐氏针灸》，全书6卷。卷一为针灸歌赋，载有《周身经穴赋》《十二经脉歌》《长桑君天星秘诀歌》《马丹阳天星十二穴并治杂病歌》《四总穴歌》《流注指微针赋》《通玄指要赋》《灵光赋》《席弘赋》等内容；卷二载录了窦汉卿的《标幽赋》，并加注释；卷三载录了《梓岐风谷飞经撮要金针赋》，其后论述了子午流注纳甲法的开穴方法；卷四载录了《窦文真公八法流注》，列出了八法治证234种，并载有按时取穴的灵龟八法和飞腾八法；卷五论述全身腧穴的定位；卷六主要载录灸法，包括灸四花穴、骑马灸及《论艾炷大小》《论壮数多少》等内容，并对一穴多名进行了详细介绍。《针灸大全》的内容多被其后的《针灸聚英》《针灸大成》等针灸著作所转载。

徐凤重视按时取穴法，"子午流注"之名，虽出自金代阎明广《子午流注针经》，但经徐氏的补充，方臻完备。徐氏继王国瑞《玉龙经》之后，将《洛书》九宫八卦理论与窦汉卿流注八穴相结合，发展成为灵龟八法、飞腾八法，使其更好地应用于临床。

（一）对子午流注的认识

"子午流注"之名虽出自《子午流注针经》但该书并未阐明其义。徐凤在《针灸大全·论子午流注之法》中对其命名意义进行了全面阐述。他说："子午流注者，谓刚柔相配，阴阳相合，气血循环，时穴开阖也。何以子午言之？曰：子时一刻，乃一阳之生；至午时一刻，乃一阴之生。"子午是昼夜阴阳消长的枢纽，概括了阴阳的变化和时间的推移，流注指气血循环的去留关系，其清楚地阐明了子午流注是以时间推移的变化作为推算经络穴位气血开合依据的概念。

对于逐日按时开穴《子午流注针经》卷上、中列述了一时依次开井荥输经合五穴，一日十二时，开完十二经六十个五输穴的开穴方法；卷下则载述了一时开一穴，阳时开阳经穴，阴时开阴经穴，五日一周，开完十二经六十穴的开穴方法。两种开穴方法如何运用，使后学者无所适从。徐凤有鉴于此，根据"阳日阳时开阳穴，阴日阴时开阴穴"的原则，以十日为一周期，将每日、每一时辰的开穴一一落实，并在后记曰："编成歌诀一十首，使后之学者，易为记诵。临用之时不待思忖。"徐凤的"子午流注逐日按时定穴歌"简明扼要，成为后世子午流注纳甲法开穴的依据，促进了子午流注针法的推广。徐凤还对阴日血归包络、阳日气纳三焦的具体所纳穴位，以及阴（脏）经返本还原的穴位一一进行了补充，从而使子午流注的选穴方法渐趋完备。

（二）对"灵龟八法""飞腾八法"的发展

徐凤在《针灸大全》中提出的"灵龟八法"又称为"窦文真公八法流注""八脉配八卦""灵龟飞腾""五门八法"，为现行通用的灵龟八法。"灵龟八法"与"飞腾八法"均是以《针经指南》流注八穴与"八卦""九宫"理论相结合的按时选穴之法。王国瑞将"流注八穴"与"九宫""八卦"结合，按日时天干地支选穴，名曰"飞腾八法"，徐凤则正式更名为"灵龟八法"。徐凤还在《针灸大全》中载述了八脉配八卦歌、八穴相配合歌、八法逐日干支歌、八法临时干支歌等，并具体列举了灵龟八法干支推算运用八穴的方法，至此灵龟八法方臻完备。徐凤灵龟八法算法是以日干、日支、时干、时支代数相加，阳日（甲、丙、戊、庚、壬日）除九，阴日（乙、丁、己、辛、癸日）除六，余数合卦。余数若是五，则寄于坤卦，没有男女的区别。八卦与八穴的配属关系是：坎卦对应申脉穴，坤卦对应照海穴，震卦对应外关穴，巽卦对应临泣穴，乾卦对应公孙穴，兑卦对应后溪穴，艮卦对应内关穴，离卦对应列缺穴。徐凤还将八穴两两相配的关系命名为"父母""夫妻""男女""主客"。其后《针灸大全》还记载有"飞腾八法"，也是现行通用的算法，即不用日干支和时干支的代数相加，以时天干直接对应八卦，即"壬甲公孙即是乾，丙居艮上内关然。戊午临泣生坎水，庚属外关震相连。辛上后溪装巽卦，乙癸申脉到坤传。己土列缺南离上，丁居照海兑金全"。

五、汪机

汪机，字省之，号"石山居士"，徽州祁门朴墅（今属安徽省祁门县）人，生于明代中期（1463—1539），为明代新安医学的领军人物。汪机家族世代行医，其祖父汪轮及父亲汪渭均精通医术，在当地小有名气。其少年时期勤奋好学，攻读经书，想要考取科举，但屡试不利，后来受范文公"不为良相，愿为良医"之启示决定放弃科举，随父学医。他苦心钻研，融汇诸多学说，医术精湛，终以医闻名于世。汪机行医一生临证不辍，著作不止，撰有《医学原理》《外科理例》《运气易览》《针灸问对》等医学著作十余部，其中《针灸问对》主要体现了汪机的针灸学术思想，为其针灸理论与临床经验之总结，特别是其中对于子午流注的评论颇具特色。

（一）批判子午流注"逢时取穴"

何若愚"子午流注"的特点是"逢时取穴"，即以"人与自然相应"的观点作为理论基础，以"人体气血流注皆有定时"为原则，根据人体气血流注盛衰的不同时间选取相关穴位进行针刺的取穴方法，可以看出此处的"逢时取穴"是以时间为依据，这也正是汪机辩驳之处，认为其不符合《黄帝内经》《难经》之宗旨。汪氏在《针灸问对·五十六问》中有评述说："此皆臆说，《素》《难》不载。不惟悖其经旨，而所说亦自相矛盾者多矣。"汪机认为荣卫之行，各有常度，但是在气血运行过程中若有邪气干扰则"经气"循行速度就会发生变化，或快或慢，难以定数，则不能"每一穴占一时"，从根本上推翻了这种"逢时取穴"的观点。

汪机也讲"逢时"，但他认为的"逢时"与子午流注中的有根本区别。《黄帝内经》说："谨候其时，病可与期……是故谨候气之所在而刺之，是谓逢时。病在于三阳，必候其气在于阳而刺之；病在于三阴，必候其气在阴分而刺之。"汪机认为这里的"逢时"也是"候气"之意，但这个"气"与"子午流注"中所说的"经气"不同，此时所候之"气"不是"经气"，而是"邪气"，正如汪氏接下来所言："盖邪来朝应之时，如波陇起，察其在何穴分，即于此时而刺之，谓之开"，明确说明了应当以邪气存在与否考虑取穴问题。倘若根据子午流注机械取穴法，可能造成针刺意外，如汪氏所讲针刺时若不重视审察四时之气的所在部位，就会发生邪气与经气相搏的逆乱之证。

（二）批判子午流注五行配属之乱

《子午流注针经》提出的纳甲法的经穴五行配属有两种不同形式。三焦、心包二经的五行配伍依据《难经·六十四难》所讲为"阴井木，阳井金；阴荥火，阳荥水；阴俞土，阳俞木；阴经金，阳经火；阴合水，阳合土"。但是除此两经之外其余十经五输穴则是另外的一种五行配属关系，它们的五行配属与本经的五行属性相同，如脾经胃经五行属土，则二经五输穴均属土，其余经脉也皆如此。对于同一法中出现截然不同的两种五行配属关系，汪氏认为此种理论不合逻辑，有悖于经，斥之"颠倒错乱如此，与经合乎？否乎？"

（三）批判子午流注气血先后之说

子午流注纳甲法提出的"阳日气先血后，阴日气后血先"理论，汪氏亦加以驳斥，认为其有矛盾之处，谓："此亦不通之论。"其推论说："就以彼之所言证之彼云，甲与己合，己日己巳时，脾引血出，甲戌时，胆引气行，固合阴日血先气后说矣。然甲己巳时居前，而脾亦可引血先出，甲戌时居后，而胆亦可引气后行，如此则阳日血亦可先，气亦可后矣，何其言之不审耶？"不仅如此，汪机接着引用《黄帝内经》中有关的营卫气血理论加以解释，指出"荣卫之行，各有常度，如此而谓阳日气先血后，阴日气后血先，不自知其乱经旨也大矣"。子午流注纳甲法将《黄帝内经》中"营行脉中，卫行脉外"之理论演化为"阳日气先脉外，血后脉中；阴日血先脉内，气后脉内"，进而又引出了"阳日气先血后，阴日气后血先"之说，这在汪氏看来是没有道理的。

汪机以《黄帝内经》《难经》为依据，用犀利的文笔力纠时弊，对"子午流注"中的取穴依据、五行配属，以及气血先后之说发表了自己的观点。强调"治病无定穴"，认为针灸治法应当随机应变，而非一成不变；认同"针刺只泻无补"论；对热证、疮疡灸法进行阐发。其《针灸问对》一书深入浅出地阐述了针灸医理，在书中以渊博的理论知识、丰富的临床经验，将自己对针灸的见解感悟悉数注出，其学术观点简明扼要，对针灸理论的运用和传承具有极大的指导意义和推进作用，极大丰富了针灸学的内容，以便后世医家学习和实践。

六、高武

高武，号梅孤，为明代著名针灸医家。通天文、乐律、兵法，嘉靖中考武举，晚年专精于医，治人无不立起。曾慨近时针灸取穴多误，铸造铜人三具，男、妇、童各一，以试其穴，推之人身，所验不爽毫发。高武崇尚《素》《难》，称颂东垣针法，编著《针灸素难要旨》《针灸聚英》，根据《素》《难》经旨评论诸家刺法，创子午流注纳支针法，对后世针灸学术影响颇大。

（一）创立子午流注纳支法

子午流注纳子（支）法，是以地支为主的按时选取十二经五输穴的一种针刺取穴方法，此法渊源于《灵枢·营气》。高武在总结前代文献的基础上，认为子午流注纳甲法深奥难懂，加以众说不一，给后学者带来了困难，并指出按时用穴，往往延误病情。他说："妄言今日某日，某时其穴开，凡百病皆针灸此开穴，明日某日，某时其穴开，凡百病针灸明日开穴，误人多矣。"他创立了一种"十二经是动所生病补泻迎随说"，即"子午流注纳子法（定时用穴法）"。其谓："其始（平旦寅时）从中焦注手太阴（肺）、阳明（大肠卯），阳明注足阳明（胃辰）、太阴（脾巳），太阴注手少阴（心午）、太阳（小肠未），太阳注足太阳（膀胱申）、少阴（肾酉），少阴注手心主（包络戌）、少阴（三焦亥），少阳注足少阳（胆子）、厥阴（肝丑），厥阴复注于手太阴，如环无端，转相灌溉。"以上明确指出了十二经脉气血流注规律，以及脏腑经络与地支的关系。他提出必须"使人知某病宜针灸某经某穴，当用某日某时开方针"。这就是今人所称的"定时开穴法"。在这种思想的指导下，高氏将《灵枢·邪客》中"因冲而泻，因衰而补"与《灵枢·小针解》中"迎而夺之者，泻也，追而济之者，补也"的迎随补泻原则与《难经·六十四难》的五输穴配五行及《难经·六十九难》"虚者补其母，实者泻其子"的子母补泻相结合，以元代窦桂芳的"十二经配十二支"为依据，创立了"十二经是动所生病补泻迎随法"，即今人所称的"子午流注纳支法"。高武的子午流注纳支针法对后世医家影响较大，成为临床上常用的子午流注针法之一。

（二）将十二流注时辰分别配属天干五行

《针灸聚英》又把子、丑、寅、卯、辰、巳、午、未、申、酉、戌、亥等十二流注时辰分别配属天干五行，如卷二《十二经病井荥俞经合补虚泻实》说："手太阴肺经属辛金……寅时注此……手阳明大肠经为庚金……卯时注此。"根据《黄帝内经》的"盛则泻之，虚则补之……不盛不虚以经攻"和"迎而夺之……随而济之"，以及《难经》的"虚者补其母，实者泻其子"的原则，应用五输穴治疗。如卷二《十二经病井荥俞经合补虚泻实》记载：手太阴肺经所生病，补（虚者补其母），用荥时（随而济之），太渊（为经，土，土生金，经曰：虚者补其母）；泻（盛者泻之），用寅时（迎而夺之），尺泽（为合，水，金生水，实者泻其子）等。此为后世子午流注纳子法的应用奠定了理论基础。

（三）创立"六十六穴阴阳二经相合相生养子流注法"

高武运用"五门十变"学说，创立"六十六穴阴阳二经相合相生养子流注法"。他对金元以来所发展起来的子午流注学说有深刻的理解，善于体验前人流注理论的真谛，创立自己的新说。他以何若愚《流注指微针赋》中"甲胆乙肝"的阴阳相配为表里，"丁心壬水"隔五相合为夫妻，"生我者号为母，我生者为子"的五行相生理论等为立说的指导思想，以"养子时刻，注穴必须依"的子午流注开穴原则为依据，运用"五门十变"学说，将其合于一体，演化成"六十六穴阴阳二经相合相生养子流注法"。

其开穴要领扼要介绍如下：①本法以时干为主体，故属纳甲法，所开之穴，按五行相生为序，依次开相生经与相生穴，即按"经生经""穴生穴"的原则开穴。再运用《河图》"五门十变"学说，即将十天干分别按阴阳相合，刚柔相济，夫妻相配的原则组合，如甲与己合，乙与庚合，丙与辛合，丁与壬合，戊与癸合，相互配合，以为主客。具体运用是先将每个时辰分为五度，每度24分钟，分别配开井、荥、输、经、合五穴。先以值时干的五输穴为主开穴，再开夫妻时干的同名五输穴为客应穴。针时先针主开穴，后针客应穴。高武此法基本承袭阎氏养子时刻注穴法，所异者，高氏尤为强调阴阳刚柔夫妻的相合关系，故是阎氏学说的发展。②每逢阳干合，阴干合（即十干日的重见时），其开穴原则同阎氏法。高氏认为，每遇阳干合，刺三焦，遇阴干合，刺心包络。他同时还指明具体所开之穴：阳干关冲液门静，中诸阳池支沟井，阴干中冲劳宫前，大陵间使曲泽并。所以每逢阳干合时（即甲申、丙午、戊辰、庚寅、壬子等时），每时五度，分别开三焦经的关冲、液门、中诸、阳池（返本还原）、支沟、天井；凡遇阴干合时（乙未、丁巳、己卯、辛丑、癸酉等时），每时五度，分别开心包经的中冲、劳宫、大陵、间使、曲泽。因心包经与三焦经无相合关系存在，它们只能称表里经，不能称夫妻相合经，所以只有主开穴，没有客应穴。

七、李梴

李梴，字建斋，江西南丰人，明代著名医学家，盱江医学代表人物之一。李梴少时习儒，研究医学，常以儒家之论注释医理，尤重医德修养。李曾搜求历代名医姓氏达215个，立志编修医学门径专著，研讨古今方论。他善取众家之长，论其要，括其词，发其隐，结合本人数十年积累的医学文献，历时四年，类编分注成《医学入门》。《医学入门》以明初吴陵刘纯所选《医经小学》为蓝本，列医学略论、医家传略、经络脏腑诊法、针灸、本草及各科证治，采歌赋为正文，以注文补充阐析之。《医学入门》简要实用，流传甚广，在古代医学门径书中影响深远，该书既博采诸术，又论述自己的临床经验及学术思想，提携后学。

李梴认为："子午法自上古，其理易明，其八穴亦肘膝内穴，又皆以阴应阴，以阳应阳，岂能逃子午流注哉。"因此他主张宁守子午，而舍灵龟。以此为出发点，他将徐凤《针灸大全》所载"子午流注逐日按时定穴歌"中的一元开穴法，演绎发展为六元开穴法。同时还须"适其病为贵""穴与病根宜"，不主张万病一穴，盲目乱用。

（一）宁守子午，而舍灵龟

李氏认为时间是临床选穴不可忽视的因素，故其认为"缓病必伺开阖"，提出子午流注"按日起时，循经寻穴，时上有穴，穴上有时，分明落实，不必数上衍数"，主张宁守子午，而舍灵龟，以子午流注的方式来取代灵龟、飞腾八法。

（二）创六元开穴法

六元开穴法，即在一个时辰中同开六穴，其中一个为"主开穴"，其他五个是相合和相生的"客应穴"。六穴同用，大大丰富了子午流注的开穴内容。李氏认为应用时须"先主而后客"，即先针主开穴，不效时再加客应穴。如甲日甲戌时主开足窍阴，同时还需客应相合隐白，相生至阴、涌泉、少泽、少冲。

（三）创夫妻合日互用开穴法

合日互用，又称"夫妻互用配穴法"，夫代表阳经和阳日，妻代表阴经与阴日，将十天干的阴阳相合的日子合并起来，即甲与己合，乙与庚合，丙与辛合，丁与壬合，戊与癸合。这些相合的日子，每一天的开穴时间是不同的，但可以将相合的阳日为夫，阴日为妻，把两天中所开的不同穴位合并在一天中，夫日可开妻日所开的各穴，妻日也可取夫日所开的各穴，即为"夫妻互用"。

（四）丰富了纳支开穴法

《医学入门》曰："人每日一身周流六十六穴，每时周流五穴（除六原穴，乃过经之所）。"周身之三百六十六穴，统于手足六十六穴。该法是把十二经五输穴及原穴（共六十六穴）分列在一日十二时辰之内，按寅时开取肺经经穴类推。每一时辰开一经的五输穴和原穴，从井穴开始，经荥、输（原）、经、合，到下一时辰，又开下一经的五输穴和原穴。每一穴位占一个时辰的五分之一，折算每隔二十四分钟流注一穴。原穴的开取时间和输穴的开取时间一致。以肺经为例，寅时开始第一个二十四分钟开井穴少商，第二个二十四分钟开荥穴鱼际，第三个二十四分钟开输穴太渊（开输穴同时开本经原穴，本经原穴亦为太渊），第四个二十四分钟开经渠，第五个二十四分钟开尺泽。以胃经为例，辰时开始第一个二十四分钟开井穴厉兑，第二个二十四分钟开荥穴内庭，第三个二十四分钟开陷谷同时开原穴冲阳，第四个二十四分钟开解溪，第五个二十四分钟开足三里。

第七章 子午流注针法、灵龟八法、飞腾八法历代文献辑要

第一节 子午流注针法历代文献辑要

《灵枢·五乱》

岐伯曰：经脉十二者，以应十二月。十二月者，分为四时。四时者，春秋冬夏，其气各异，营卫相随，阴阳已知，清浊不相干，如是则顺之而治。

《灵枢·阴阳系日月》

寅者正月之生阳也，主左足之少阳；未者六月，主右足之少阳；卯者二月，主左足之太阳；午者五月，主右足之太阳；辰者三月，主左足之阳明；巳者四月，主右足之阳明，此两阳合于前，故曰阳明。申者七月之生阴也，主右足之少阴；丑者十二月，主左足之少阴；酉者八月，主右足之太阴；子者十一月，主左足之太阴；戌者九月，主右足之厥阴；亥者十月，主左足之厥阴，此两阴交尽，故曰厥阴。

甲主左手之少阳，己主右手之少阳。乙主左手之太阳，戊主右手之太阳。丙主左手之阳明，丁主右手之阳明，此两火并合，故为阳明。庚主右手之少阴，癸主左手之少阴。辛主右手之太阴，壬主左手之太阴。

《灵枢·顺气一日分为四时》

春生、夏长、秋收、冬藏，是气之常也，人亦应之。以一日分为四时，朝则为春，日中为夏，日入为秋，夜半为冬。朝则人气始生，病气衰，故旦慧；日中人气长，长则胜邪，故安；夕则人气始衰，邪气始生，故加；夜半人气入脏，邪气独居于身，故甚也。

人有五脏，五脏有五变，五变有五输，故五五二十五腧，以应五时。

《灵枢·卫气行》

岁有十二月，日有十二辰，子午为经，卯酉为纬。

黄帝曰：卫气之在于身也，上下往来不以期，候气而刺之奈何？伯高曰：分有多少，日有长短，春秋冬夏，各有分理，然后常以平旦为纪，以夜尽为始。是故一日一夜，水下百刻，二十五刻者，半日之度也。常如是毋已，日入而止，随日之长短，各以为纪而刺之。谨候其时，病可与期；失时反候者，百病不治。故曰：刺实者，刺其来也；刺虚者，刺其去也。此言气存亡之时，以候虚实而刺之。是故谨候气之所在而刺之，是谓逢时。病在于三阳，必候其气在于阳而刺之；病在于三阴，必候其气在阴分而刺之。

《灵枢·九针论》

冬夏之分，分于子午。

《灵枢·九针十二原》

五脏五腧，五五二十五腧；六腑六腧，六六三十六腧。经脉十二，络脉十五，凡二十七气以上下，所出为井，所溜为荥，所注为输，所行为经，所入为合，二十七气所行，皆在五腧也。

《灵枢·本输》

黄帝问于岐伯曰：凡刺之道，必通十二经络之所终始，络脉之所别处，五输之所留，六腑之所与合，四时之所出入，五脏之所溜处，阔数之度，浅深之状，高下所至。愿闻其解。

春取络脉诸荥大经分肉之间，甚者深取之，间者浅取之。夏取诸俞孙络肌肉皮肤之上。秋取诸合，余如春法。冬取诸井诸俞之分，欲深而留之。此四时之序，气之所处，病之所舍，脏之所宜。

《素问·阴阳离合论》

故生因春，长因夏，收因秋，藏因冬，失常则天地四塞。阴阳之变，其在人者，亦数之可数。

《素问·脏气法时论》

肝主春，足厥阴少阳主治，其日甲乙，肝苦急，急食甘以缓之。心主夏，手少阴太阳主治，其日丙丁，心苦缓，急食酸以收之。脾主长夏，足太阴阳明主治，其日戊己，脾苦湿，急食苦以燥之。肺主秋，手太阴阳明主治，其日庚辛，肺苦气上逆，急食苦以泄之。肾主冬，足少阴太阳主治，其日壬癸，肾苦燥，急食辛以润之，开腠理，致津液，通气也。

合人形以法四时五行而治。

《素问·天元纪大论》

欲知天地之阴阳者，应天之气，动而不息，故五岁而右迁；应地之气，静而守位，故六期而环会。

《素问·诊要经终论》

故春刺散俞，及与分理，血出而止，甚者传气，间者环已。夏刺络俞，见血而止，尽气闭环，痛病必下。秋刺皮肤，循理，上下同法，神变而止。冬刺俞窍于分理，甚者直下，间者散下。春夏秋冬，各有所刺，法其所在。

《素问·宝命全形论》

以天地之气生，四时之法成。

天有阴阳，人有十二节；天有寒暑，人有虚实。能经天地阴阳之化者，不失四时。

《素问·厥论》

春夏则阳气多而阴气少，秋冬则阴气盛而阳气衰。

《素问·六微旨大论》

天气始于甲，地气始于子，子甲相合，命曰岁立，谨候其时，气可与期。

《难经·二十三难》

经脉者，行血气，通阴阳，以荣于身者也。其始从中焦，注手太阴、阳明，阳明注足阳明、太阴，太阴注手少阴、太阳，太阳注足太阳、少阴；少阴注手心主少阳，少阳注足少阳、厥阴，厥阴复还注手太阴。别络十五，皆因其原，如环无端，转相灌溉，朝于寸口、人迎，以处百病，而决死生也。

《难经·六十三难》

《十变》言五脏六腑荥合，皆以井为始者，何也？然，井者，东方春也，万物之始生。诸蚑行喘息，蜎飞蠕动，当生之物，莫不以春生。故岁数始于春，日数始于甲，故以井为始也。

《难经·六十四难》

是刚柔之事也。阴井乙木，阳井庚金。阳井庚，庚者乙之刚也；阴井乙，乙者庚之柔也。乙为木，故言阴井木也；庚为金，故言阳井金也。余皆仿此。

《难经·六十五难》

所出为井，井者东方春也，万物之始也，故言所出为井也。所入为合，合者北方冬也，阳气入藏，故言所入为合也。

《难经·六十八难》

五脏六腑皆有井、荥、输、经、合，皆何所主？然，经言所出为井，所流为荥，所注为输，所行为经，所入为合。井主心下满，荥主身热，输主体重节痛，经主喘咳寒热，合主逆气而泄。此五脏六腑井、荥、输、经、合所主病也。

《难经·六十九难》

经言虚者补之，实者泻之，不实不虚，以经取之，何谓也？然，虚者补其母，实者泻其子，当先补之，然后泻之。不实不虚，以经取之者，是正经自生病，不中他邪也，当自取其经，故言以经取之。

《难经·七十难》

春夏者，阳气在上，人气亦在上，故当浅取之；秋冬者，阳气在下，人气亦在下，故当深取之。

《难经·七十四难》

春刺井者，邪在肝；夏刺荥者，邪在心；季夏刺输者，邪在脾；秋刺经者，邪在肺；冬刺合者，邪在肾……四时有数，而并系于春、夏、秋、冬者也。针之要妙，在于秋毫者也。

《周易参同契》

三日出为爽，震受庚西方。八日兑受丁，上弦平如绳。十五乾体就，盛满甲东方……七八道已讫，屈折低下降。十六转受统，巽辛见平明。艮直于丙南，下弦二十三。坤乙三十日，东北丧其明。节尽相禅与，继体复生龙。壬癸配甲乙，乾坤括始终。七八数十五，九六亦相应。四者合三十，阳气索灭藏。八卦布列曜，运移不失中。

《伤寒论》

太阳病欲解时，从巳至未上。

阳明病，欲解时，从申至戌上。

少阳病，欲解时，从寅至辰上。

太阴病，欲解时，从亥至丑上。

少阴病，欲解时，从子至寅上。

厥阴病，欲解时，从丑至卯上。

《针灸甲乙经·五脏变腧》

肝为牡脏，其色青，其时春，其日甲乙。

心为牡脏，其色赤，其时夏，其日丙丁。

脾为牝脏，其色黄，其时长夏，其日戊己。

肺为牝脏，其色白，其时秋，其日庚辛。

肾为牝脏，其色黑，其时冬，其日壬癸。

《针灸甲乙经·气息周身五十营四时十分漏刻》

岁有十二月，日有十二辰，子午为经，卯酉为纬。

其候气而刺之奈何？曰：分有多少，日有长短，春秋冬夏，各有分理，然后常以平旦为纪，夜尽为始。是故一日一夜漏水百刻。二十五刻者，半日之度也。常如是无已，日入而止，随日之长短，各以为纪。谨候气之所在而刺之，是谓逢时。病在于阳分，必先候其气之加在于阳分而刺之；病在于阴分，必先候其气之加在于阴分而刺之，谨候其时，病可与期，失时反候，百病不除。

《子午流注针经·流注指微针赋》

原夫指微论中，赜义成赋。

知本时之气开，说经络之流注。

详夫阴日血引，值阳气流。贾氏云：阳日气先脉外，血后脉内；阴日血先脉外，气后脉内。交贯而行于五脏五腑之中，各注井荥输经合五穴，共五十穴。惟三焦受十经血气，次传包络，又各注五穴，通前十一经，共六十穴，才合得十六难内六十首也。越人言：三部九候，各有头首也。及《素问》言六十首，今世不传。既言不传，其文不载六十首字也，故圣人留此六十首法，令后人穿凿也。余有所过为原六穴，即便是阴阳二气出入门户也。则阳脉出行二十五度，阴脉入行二十五度，则皆会此六穴中出入也。其五脏五腑收血化精合处，便是逐经原气也。其余精者，助其三焦，受十经精气，则以养心包络，始十二经血气遍行也。

况乎甲胆乙肝，丁心壬水。甲胆乙肝者，谓五脏五腑，拘之十干，阳干主腑，阴干主脏。故《天元册》又曰：胆甲、肝乙、小肠丙、心丁、胃戊、脾己、大肠庚、肺辛、膀胱壬、肾癸，五脏五腑，收血化精合处，便是三焦包络二经元气也，合为十二经遍行也。贾氏各分头首，十日一终，运行十干，皆以五子元建日时为头也。

夫五行者，在人为五脏，注穴为井荥输经合。相合为夫妻。

春井夏荥乃邪在，秋经冬合乃刺矣。此言逐四时取井荥之法也，假令春木旺刺井，夏火旺刺荥，季夏土旺刺俞，秋金旺刺经，冬水旺刺合，四时刺法，依此推之，以泻逐时所胜之邪毒者也。圣人所谓因其时而取之，以泻邪气出也。

本论云：流者行也，注者往也。流谓气血之行流也，一呼脉行三寸，一吸脉行三寸，呼吸定息，脉行六寸，如流水走蚁，涓涓不息，不可暂止。又云：流而为荣卫，彰而为颜色，发而为音声。速则生热，迟则生寒；结而为瘤赘，陷而为痈疽。故知流者不可止，若人误中，则有颠倒昏闷之疾。又云：注者住也。谓十二经络各至本时，皆有虚实邪正之气，注于所括之穴。所谓得时谓之开，失时谓之合。气开当补泻，气闭忌针刺。圣人深虑此者，恐人劳而无功，岂可昧气开流注之道哉。其气开注穴之法，七韵中说之矣。

养子时刻，注穴必须依。养子时刻注穴者，谓逐时干旺气注脏腑井荥之法也。每一时辰，相生养子五度，各注井荥输经合五穴。昼夜十二时，气血行过六十俞穴也。每一穴血气分得一刻六十分六厘六毫六丝六忽六秒，此是一穴之数也。六十穴共成百刻，要求日下井荥，用五子建元日时取之。设令甲日甲戌时，胆统气初出窍阴穴为井木，流至小肠为荥火，气过前谷穴，注至胃为输土，气过陷谷穴并过本原丘墟穴。但是六腑各有一原穴，则不系属井荥相生之法，即是阴阳二气出入门户也。行之大肠为经金，气过阳溪穴，所入膀胱为合水，气入委中穴而终。此是甲戌时木火土金水相生五度一时辰流注五穴毕也。他皆仿此。

《子午流注针经·流注经络井荥图说》

夫流注者，为刺法之深源，作针术之大要，是故流者行也，注者住也。盖流者要知经脉之行流也，注者谓十二经脉各至本时，皆有虚实邪正之气，注于所括之穴也。夫得时谓之开，失时谓之合。夫开者针之必除其病，合者刺之难愈其疾。

《子午流注针经·井荥歌诀六十首》

足少阳胆之经。阳干注腑，阴干注脏。甲日：甲与己合，胆引气行。木原在寅，甲日甲戌时胆为井（木），丙子时小肠为荥（火），戊寅时胃为输（土），并过本原丘墟穴。木原在寅，庚辰时大肠为经（金），壬午时膀胱为合（水），甲申时气纳三焦，谓诸甲合还原化本。

《针经指南·针经标幽赋》

但用八法、五门，分主客而针无不效。

八脉始终连八会，本是纪纲；十二经络十二原，是为枢要。

一日刺六十六穴之法，方见幽微；一时取十二经之原，始知要妙。

推于十干十变，知孔穴之开合；论其五行五脏，察日时之旺衰。

《针经指南·夫妇配合》

大言阴与阳，小言夫与妇，阴日阴时则当刺阴干，阳日阳时则当刺阳干，故阴阳者气血也。阴日血先气后，阳日气先血后。经云：荣行脉中，卫行脉外。故阴日虽遇阳时，刺阴干者何也？盖阴日血先行引气，后随血入脉中而行，此为妇有气，夫往从之者，故阴干是也。故阳日虽遇阴时，刺阳干者何也？盖阳日气先行引血，后随气流注在脉外而行，此为夫有气，妇往从之者，故阳干是也，如斯之论，此之谓也。

《针经指南·古法流注》

经云：其气始从中焦注手太阴阳明，阳明注足阳明太阴，太阴注手少阴太阳，太阳注足太阳太阴，少阴注手心主少阳，少阳注足少阳厥阴，厥阴注还于手太阴。如环无端，周流不息，昼夜行流，与天同度。此法如气血所旺之经络，于一经中井荥输经合，迎随而补泻之。亦用东方实而西方虚，泻南方而补北方是也。

《扁鹊神应针灸玉龙经·六脉次第》

手太阴肺（丑），手阳明大肠（卯），手厥阴心主（亥），手少阳三焦（申），手少阴心（午），手太阳小肠（戌），足厥阴肝（巳），足少阳胆（寅），足太阴脾（未），足阳明胃（酉），足太阳膀胱（辰），足少阴肾（子）。

另有壬子、癸丑二日在外不同此，共十有二日，计二十四日图，逐日配合刺，切要。阳日阳时针阴穴，阴日阴时针阳穴；阳日阴时针阳穴，阴日阳时针阴穴。

《扁鹊神应针灸玉龙经·子午流注心要秘诀》

天有十干，地支十二。以干加支，常遗其二。二一合化，五运六气，是以甲、乙、丙、丁、戊、己、庚、辛，一而不重壬癸，壬癸乃重其位。阴阳不质，五行质气，气质既形，胎生墓死，所以甲犹草木，原因壬癸。气行于天，质具于地。质气之分，阴质阳气，故阳主变化，阴主专静，而莫自制。是以阳腑示原，阴藏隐秘。然夫自子至巳，六阳化合；自午至亥，六阴变化。惟壬得一，癸二从之，为阴阳动静之枢纽，气数欲兆之时。故气运一周，一会于壬癸，交接挥持，莫违其纪，故子午流注真诀，甲始于戌，而壬亥为终，壬子、癸丑为终始之地。一顺一逆，一纵一横，一起一止，一变一互，一合一化，一君一臣，一佐一使，一生一克，一母一子，一夫一妇，交神合气，变化无穷。所以一岁总六十穴，月日时刻，一刻备六十穴，岁明月日如之，其何以然哉？日月，三十日则一会；于河图，一穴居北，而括万极，此皇极先天之数所由起，五行五气，所由化合，子午流注针法之心要也，神之变化渊乎哉！

《扁鹊神应针灸玉龙经·子午流注心要秘诀》

诗曰：甲胆乙肝丙小肠，丁心戊胃己脾乡，庚是大肠辛是肺，壬属膀胱癸肾详。

地支十二属：十二经行十二时，子原是胆丑肝之，肺居寅位大肠卯，辰胃流传巳在脾，午字便随心脏定，未支须向小肠宜，申膀酉肾戌包络，惟有三焦亥上推。

直年司天歌：子午少阴居，心肾共相宜，卯酉阳明胃，大肠当共知，寅申少阳胆，三焦自有期，巳亥厥阴肝，心包脉细微，辰戌行太阳，膀胱及小肠，丑未太阴土，脾肺是其乡。

《医经小学·十二经纳甲》

甲胆乙肝丙小肠，丁心戊胃己脾乡。庚属大肠辛属肺，壬属膀胱癸肾脏。三焦亦向壬中寄，包络同归入癸方。

《医经小学·经脉流注》

肺寅大卯胃辰经，脾巳心午小未中。申膀酉肾心包戌，亥三子胆丑肝通。

《普济方·针灸·释流注十二经所属法》

肺之经辛，大肠经庚，心之经丁，小肠经丙，肝之经乙，胆之经甲，脾之经己，胃之经戊，肾之经癸，膀胱经壬，心包经络乙，三焦经甲。

《针灸大全·论子午流注之法》

夫子午流注者，刚柔相配，阴阳相合，气血循环，时穴开阖也。何以子午言之？曰：子时一者，住也。天干有十，经有十二，甲胆、乙肝、丙小肠、丁心、戊胃、己脾、庚大肠、辛肺、壬膀胱、癸肾，余两经者，乃三焦、包络也。三焦乃阳气之父，包络乃阴血之母。此二经虽寄于壬癸，亦分派于十干。且每经之中，有井荥俞经合，以配金水木火土。是故阴井木而阳井金，阴荥火而阳荥水，阴俞土而阳俞木，阴经金而阳经火，阴合水而阳合土矣。经中必有返本还原者，乃十二经出入之门户也。阳经有原，遇俞穴并过之，阴经无原，以俞穴即代之。是以甲出丘墟以太冲之例。又按《千金》云：六阴经亦有原穴，乙中都、丁通里、己公孙、辛列缺、癸水泉，包络内关也。故阳日气先行而血后随也，阴日血先行而气后随也。得时为之开，失时为之阖。阳干注腑，甲丙戊庚壬而重见者，气纳于三焦。阴干注脏，乙丁己辛癸而重见者，血纳包络。如甲日戊时，以开胆井，至戊寅时，正当胃俞，而又并过胆原，重见甲申时，气纳三焦荥穴，属水，甲属木，是以水生木，谓甲合还元化本。又如乙日乙酉时，以开肝井，至己丑时，当脾之俞，并过肝原，重见乙未时，血纳包络荥穴，属火，乙属木，是以木生火也。余皆根据此。俱以子午相生，阴阳相济也。阳日无阴时，阴日无阳时。故甲与己合，乙与庚合，丙与辛合，丁与壬合，戊与癸合也。何以甲与己合？曰：中央戊己属土，畏东方甲乙之木所克，戊属阳为兄，己属阴为妹，戊兄遂将己妹嫁与木家，与甲为妻，庶得阴阳和合而不相伤。所以甲与己合，余皆然。子午之法，尽于此矣。

《针灸大全·五虎建元日时歌》

甲己之日丙寅起，乙庚之辰戊寅头。丙辛便从庚寅起，丁壬壬寅顺行求。戊癸甲寅定时候，六十首法助医流。

《针灸大全·十二经纳天干歌》

甲胆乙肝丙小肠，丁心戊胃己脾乡，庚属大肠辛属肺，壬属膀胱癸肾脏，三焦亦向壬中寄，包络同归入癸方。

《针灸大全·十二经纳地支歌》

肺寅大卯胃辰宫，脾巳心午小未中，申胱酉肾心包戌，亥三子胆丑肝通。

《针灸大全·子午流注逐日按时定穴诀》

甲日戊时胆窍阴，丙子时中前谷荥；戊寅陷谷阳明俞，返本丘墟木在寅；庚辰经注阳溪穴，壬午膀胱委中寻；甲申时纳三焦水，荥合天干取液门。

乙日酉时肝大敦，丁亥时荥少府心；己丑太白太冲穴，辛卯经渠是肺经；癸巳肾宫阴谷合，乙未劳宫火穴荥。

丙日申时少泽当，戊戌内庭治胀康；庚子时在三间俞，本原腕骨可祛黄；壬寅经火昆仑上，甲辰阳陵泉合长；丙午时受三焦火，中渚之中仔细详。

丁日未时心少冲，己酉大都脾土逢；辛亥太渊神门穴，癸丑复溜肾水通；乙卯肝经曲泉合，丁巳包络大陵中。

戊日午时厉兑先，庚申荥穴二间迁；壬戌膀胱寻束骨，冲阳土穴必还原；甲子胆经阳辅是，丙寅小海穴安然；戊辰气纳三焦脉，经穴支沟刺必痊。

己日巳时隐白始，辛未时中鱼际取；癸酉太溪太白原，乙亥中封内踝比；丁丑时合少海心，己卯间使包络止。

庚日辰时商阳居，壬午膀胱通谷之；甲申临泣为俞木，合谷金原返本归；丙戌小肠阳谷火，戊子时居三里宜；庚寅气纳三焦合，天井之中不用疑。

辛日卯时少商本，癸巳然谷何须忖；乙未太冲原太渊，丁酉心经灵道引；己亥脾合阴陵泉，辛丑曲泽包络准。

壬日寅时起至阴，甲辰胆脉侠溪荥；丙午小肠后溪俞，返求京骨本原寻；三焦寄有阳池穴，返本还原似的亲；戊申时注解溪胃，大肠庚戌曲池真；壬子气纳三焦寄，井穴关冲一片金；关冲属金壬属水，子母相生恩义深。

癸日亥时井涌泉，乙丑行间穴必然；丁卯俞穴神门是，本寻肾水太溪原；包络大陵原并过，己巳商丘内踝边；辛未肺经合尺泽，癸酉中冲包络连；

子午截时安定穴，留传后学莫忘言。

《针灸聚英·子午流注髎穴开阖》

胆甲日（甲与己合，胆引气行，木，原在寅）。甲戌时窍阴（井胆），丙子时前谷（荥小肠），戊寅时陷谷（输胃），并过本原丘墟，庚辰时阳溪（经大肠），壬午时委中（合膀胱），甲申时气纳三焦。

肝乙日（乙与庚合，肝与血行）。乙酉时大敦（井肝），丁亥时少府（荥心），己丑时太白（输脾），辛卯时经渠（经肺），癸巳时阴谷（合肾），乙未时血纳包络。

小肠丙日（丙与辛合，小肠引气出行，火，原在子，火入水乡）。丙申时少泽（井小肠），戊戌时内庭（荥胃），庚子时三间（输大肠），过本原腕骨（原，火，原在子），壬寅时昆仑（经膀胱），甲辰时阳陵泉（合胆），丙午时气纳三焦。

心丁日（丁与壬合，心引血行）。丁未时少冲（井心），己酉时大都（荥脾），辛亥时太渊（输肺），癸丑时复溜（经肾），乙卯时曲泉（合肝），丁巳时血纳包络。

胃戊日（戊与癸合，胃引气出行，土，原在戌）。戊午时厉兑（井胃），庚申时三间（荥大肠），壬戌时束骨（输膀胱），过本原冲阳（土，原在戌），甲子时阳辅（经胆），丙寅时少海（合小肠），戊辰时气纳三焦。

脾己日（甲与己合，脾引血行）。己巳时隐白（井脾），辛未时鱼际（荥肺），癸酉时太溪（输肾），乙亥时中封（经肝），丁丑时少海（合心），己卯时血纳包络。

大肠庚日（庚与乙合，大肠引气出行，金，原在申）。庚辰时商阳（井大肠），壬午时通谷（荥膀胱），甲申时临泣（输胆），过本原合谷（金，原在申），丙戌时阳谷（经小肠），戊子时三里（合胃），庚寅时气纳三焦（支沟）。

肺辛日（丙与辛合，肺引血出行）。辛卯时少商（井肺），癸巳时然谷（荥肾），乙未时太冲（输肝），丁酉时灵道（经心），己亥时阴陵泉（合脾），辛丑时血纳包络。

膀胱壬日（丁与壬合，膀胱引气出行，水，原在午，水入火乡）。壬寅时至阴（井膀胱），甲辰时侠溪（荥胆），丙午时后溪（输小肠），过本原京骨（水，原在午，火入水乡，故壬丙子午相交），戊申时解溪（经胃），庚戌时曲池（合大肠），壬子时气纳三焦（还原化本）。

肾癸日（戊与癸合，肾引血行）。癸亥时涌泉（井肾），乙丑时行间（荥肝），丁卯时神门（输心），己巳时商丘（经脾），辛未时尺泽（合肺），癸酉时血纳包络。

三焦（十二经之本，生气之原，主通行荣卫，经历五脏六腑）。壬子时关冲（井三焦），甲寅时液门（荥），丙辰时中渚（输），过本原阳池（原），戊午时支沟（经），庚申时天井（合），壬戌时气入行。

心包络（心主与三焦为表里）。癸丑时中冲（井），乙卯时劳宫（荥），丁巳时大陵（输），己未时间使（经），辛酉时曲泽（合），癸亥血入行。

《针灸聚英·子午流注髎穴开阖》

使人知某病宜针灸某经某穴，当用某日某时开方针。如东垣治前阴臊臭，刺肝经行间，用乙丑时矣，又刺少冲，则宜丁未日矣。岂东垣治一病而有首尾越四十三日刺两穴哉？此又不通之论也。大抵医自《素》《难》之下，皆为旁溪曲径，非周行也。

《针灸聚英·十二经是动所生病补泻迎随》

《经》曰：十二经病，盛则泻之，虚则补之，热则疾之，寒则留之，不盛不虚，以经取之。又曰……以荣于身者也。其始（平旦寅时）从中焦注手太阴（肺）、阳明（大肠卯），阳明注足阳明（胃辰）、太阴（脾巳），太阴注手少阴（心午）、太阳（小肠未），太阳注足太阳（膀胱申）、少阴（肾酉），少阴注手心主（包络戌）、少阳（三焦亥），少阳注足少阳（胆子）、厥阴（肝丑），厥阴复注于手太阴，如环无端，转相灌溉。又曰：迎随者，知荣卫之流行，经脉之往来，随其顺逆而取之。又曰：所出为井，所溜为荥，所注为输，所行为经，所入为合。又曰：井者东方春也，万物之始生，故言井。合者北方冬，阳气入脏，故言合（举始终而言，经输在其中矣）。又曰：诸井者……五脏六腑有病，皆取其原。又曰：泻南方，补北方。今本《素》《难》发挥于下，圆机之士，必以为赘，姑以私备忘尔。

《针灸聚英·十二经井荥输经合补虚泻实》

手太阴肺经属辛金，起中府，终少商，多气少血，寅时注此。

补用卯时太渊，泻用寅时尺泽。

手阳明大肠经为庚金，起商阳，终迎香，气血俱多，卯时注此。

补用辰时曲池，泻用卯时二间。

足阳明胃经属戊土，起承泣，终厉兑，气血俱多，辰时气血注此。

补用巳时解溪，泻用辰时厉兑。

足太阴脾经属己土，起隐白，终周荣，多气少血，巳时气血注此。

补用午时大都，泻用巳时商丘。

手少阴心经属丁火，起极泉，终少冲，多血少气，午时注此。

补用未时少冲，泻用午时灵道。

手太阳小肠经属丙火，起少泽，终听宫，多血少气，未时注此。

补用申时后溪，泻用未时小海。

足太阳膀胱经属壬水，起睛明，终至阴，多血少气，申时注此。

补用酉时至阴，泻用申时束骨。

足少阴肾经属癸水，起涌泉，终俞府，多血少气，酉时注此。

补用戌时复溜，泻用酉时涌泉。

手厥阴心包络经配肾，（相火）起天池，终中冲，多血少气，戌时注此。

补用亥时中冲，泻用戌时大陵。

手少阳三焦经（属相火配心包）起关冲，终丝竹空，多气少血，亥时注此。

补用子时中渚，泻用亥时天井。

足少阳胆经属甲木，起瞳子髎，终窍阴，多气少血，子时注此。

补用丑时侠溪、丘墟。泻用子时阳辅。

足厥阴肝经属乙木，起大敦，终期门，多血少气，丑时注此。

补用寅时曲泉，泻用丑时行间。

《针灸聚英·六十六穴阴阳二经相合相生养子流注歌》

甲时窍阴前陷谷，丘虚阳委中续。己合隐白鱼际连，太中封少海属（甲与己合　己合甲）。

甲胆窍阴（井金）。咳逆弗能息，转筋耳不闻，心烦并舌强，穴在窍阴分。

小肠前谷（荥水）。热病汗不出，痎疟及强癫，白翳生于目，刺其前谷痊。

胃陷谷（输土）。面目浮虚肿，身心怯振寒，须针陷谷穴，休作等闲看。

丘墟（原）。痿厥身难转，髀枢痛不苏，胕酸并脚痹，当下刺丘墟。

大肠阳溪（经火）。狂言如见鬼，热病厥烦心，齿痛并疮疥，阳溪可下针。

膀胱委中（合土）。腰肿不能举，髀枢脚痹风，委中神应穴，针下便亨通。

乙时大敦少府始，太白经渠阴谷止，庚合商阳与通谷，临泣合阳合三里（乙与庚合，庚合乙）。

乙肝大敦（井木）。卒疝小便数，亡阳汗似淋，血崩脐腹痛，须向大敦针。

心少府（荥火）。水气胸中满，多惊恐惧人，肘挛并掌热，少府效如神。

脾太白（输土）。烦心连脐胀，呕吐及便脓，霍乱脐中痛，神针太白攻。

肺经渠（经金）。膨膨而喘嗽，胸中痛急挛，暴痹足心热，经渠刺得安。

肾阴谷（合水）。脐腹连阴痛，崩中漏下深，连针阴谷穴，一诀值千金。

丙时少泽内庭三，腕骨昆仑阳陵泉，辛合少商然谷穴，太冲灵道阴陵泉（丙与辛合，辛合丙）。

丙小肠少泽（井金）。云翳覆瞳子，口干舌强时，寒疟汗不出，少泽莫迟疑。

胃内庭（荥土）。四肢厥逆冷，胸烦肚腹膜，齿龋咽中痛，当针足内庭。

大肠三间（输木）。肠鸣并洞泄，寒疟及唇焦，三间针入后，沉疴立便消。

腕骨（原）。迎风流冷泪，瘫痪及黄躯，腕骨神针刺，千金价不如。

膀胱昆仑（经火）。脚腕痛如裂，腰尻疼莫任，昆仑如刺毕，即便免呻吟。

胆阳陵泉（合木）。冷痹身麻木，遍身筋骨疼，阳陵神妙穴，随手便安宁。

丁时少冲大都先，太渊复溜并曲泉，壬合至阴夹后溪，京骨解溪曲池边（丁与壬合，壬合丁）。

丁心少冲（井木）。少阴多恐惊，冷痰潮腹心，乍寒并乍热，宜向少冲针。

脾大都（荥火）。伤寒汗不出，手足厥而虚，肿满并烦呕，大都针便除。

肺太渊（输土）。缺盆中引痛，喘息病难蠲，心痛掌中热，须当针太渊。

肾复溜（经金）。五淋下水气，赤白黑黄青，腹胀肿水蛊，宜于复溜针。

肝曲泉（合水）。血瘕并癃闭，筋挛痛日深，咽喉脐腹胀，应验曲泉针。

戊时厉兑二束骨，冲阳阳辅小海入，癸合涌泉行间滨，神门商丘兼尺泽（戊与癸合癸合戊）。

戊胃厉兑（井金）。寒热无心食，恶逢多恐惊，胃加诸孔穴，厉兑最精英。

大肠二间（荥水）。喉闭牙齿痛，心惊鼻衄腥，口歪连颔肿，二间刺安宁。

膀胱束骨（输木）。腰背腨如结，风寒目眩眬，要痊如此疾，束骨穴中穷。

冲阳（原）。腹脐如结硬，口眼忽歪斜，狂病弃衣走，冲阳穴内佳。

胆阳辅（经火）。节痛无常处，诸风痹莫伸，胆经虽六穴，阳辅效如神。

小肠小海（合土）。头项痛难忍，腹脐疼莫禁，若还逢此疾，小海便宜针（己合甲）。

己隐白（井木）。足寒并暴泄，月事过其时，隐白脾家井，详经可刺之。

肺鱼际（荥火）。衄血喉中燥，头疼舌上黄，伤寒汗不出，鱼际一针康。

肾太溪（输土）。溺黄并尿血，咳嗽齿牙难，痃癖诸湿痹，太溪针便安。

肝中封（经金）。绕脐腹走疼，身体及顽麻，疝引腰间痛，中封刺可瘥。

心少海（合水）。目眩连头痛，发强呕吐涎，四肢不能举，少海刺安然（庚合乙）。

庚大肠商阳（井金）。耳聋并齿痛，寒热往来攻，痎疟及中满，商阳刺便通。

膀胱通谷（荥水）。积结留诸饮，𥆨𥆨目不明，头风并项痛，通谷可回生。

胆临泣（输木）。妇人月事闭，气喘不能行，囟骨合颠痛，须针临泣安。

合谷（原）。热病连牙痛，伤寒汗过期，目疼风口噤，合谷穴中推。

小肠阳谷（经火）。耳鸣颊颔肿，胁痛发在阳，阳谷迎经刺，如神助吉祥。

胃三里（合土）。四体诸虚损，五劳共七伤，胻酸连膝肿，三里刺安康（辛合丙）。

辛肺少商（井木）。膨膨腹胀满，咳逆共喉风，五脏诸家热，少商针有功。

肾然谷（荥火）。妇人长不孕，男子久遗精，洞泄并消渴，连针然谷荥。

肝太冲（输土）。小便淋沥数，心胀步难行，女子崩中漏，太冲须细看。

心灵道（经金）。卒中不能语，心疼及恐悲，问云何所治，灵道穴偏奇。

脾阴陵泉（合水）。腹中寒积冷，膈下满吞酸，疝癖多寒热，阴陵刺即安（壬合丁）。

壬膀胱至阴（井金）。心烦足下热，小便更遗精，谁知至阴穴，能教死复生。

胆侠溪（荥水）。耳聋颊颔肿，走注痛无常，胸胁连肢满，侠溪可料量。

小肠后溪（输木）。癫痫并项强，目赤翳还生，一刺后溪穴，神功妙不轻。

京骨（原）。髀枢足胻痛，腰背苦难禁，只可刺京骨，休于别处寻。

胃解溪（经火）。膝旁连胻骨，霍乱共头风，一刺解溪穴，狂癫亦有功。

大肠曲池（合土）。半身麻不遂，两臂痛难支，汗后多余热，宜针手曲池（癸合戊）。

癸肾涌泉（井木）。胸中藏结热，遍体复黄痿，诸厥并无子，涌泉当夺魁。

肝行间（荥水）。厥逆四肢冷，膝头肿莫当，遗尿并目疾，行间要消详。

心神门（输土）。咽干不嗜食，心痛及狂悲，痴呆兼呕血，神门刺莫违。

脾商丘（经金）。身寒苦太息，痔病共脾虚，但见如斯证，商丘刺便除。

肺尺泽（合水）。手臂拘挛急，四肢暴肿时，口干劳咳嗽，尺泽善扶持。每遇阳干合，刺三焦；遇阴干合，刺心包络。阳干关冲液门静，中渚阳池支沟并，阴干中冲劳宫前，大陵间使曲泽并（阳干）。

三焦关冲（井金）。目中生翳膜，舌上发焦干，霍乱心胸噎，关冲刺即安。

液门（荥水）。手臂痛寒厥，妄言惊悸昏，偏头疼目眩，当以液门论。

中渚（输木）。热病时无汗，咽喉肿有疮，如逢肩背重，中渚刺安康。

阳池（原）。手腕难持物，如因打损伤，阳池针刺后，疼痛应时康。

支沟（经火）。胁疼牵筋痛，伤风哑痹喉，明医须识此，疾早刺支沟。

天井（合土）。瘰疬并风疹，上气痛冲心，瘿疬兼惊悸，当于天井寻（阴干）。

包络中冲（井木）。一身如火热，满腹痛连心，医法当遵治，中冲急下针。

劳宫（荥火）。衄血并黄疸，胃翻心痛攻，大便兼尿血，急急刺劳宫。

大陵（输土）。善笑还悲泣，狂言病莫禁，心胸如热闷，当下大陵针。

间使（经金）。呕吐卒心痛，心悬悬若饥，失心语不出，间使实能医。

曲泽（合水）。逆气身潮热，烦心唇口干，问君何以治？曲泽下针安。

《针灸问对·十二经纳支干歌》

肺寅大卯胃辰宫，脾巳心午小未中，申膀酉肾心包戌，亥三子胆丑肝通。此是经脉流注序，君当记取在心胸。甲胆乙肝丙小肠，丁心戊胃己脾乡，庚属大肠辛属肺，壬属膀胱癸肾藏，三焦亦向壬中寄，包络同归入癸方。

《类经图翼·经络》

甲胆乙肝丙小肠，丁心戊胃己脾乡。庚属大肠辛属肺，壬属膀胱癸肾脏，三焦阳腑须归丙，包络从阴丁火旁。旧云：三焦亦向壬中寄，包络同归入癸方。虽三焦为决渎，犹可言壬；而包络附心主，安得云癸？且二脏表里，皆相火也。今改正之。

《针灸大成·流注时日》

（阳日阳时阳穴，阴日阴时阴穴，阳以阴为阖，阴以阳为阖，阖者闭也。闭则以本时天干，与某穴相合者针之）阳日遇阴时，阴日遇阳时，则前穴已闭，取其合穴针之。合者，甲与己合化土，乙与庚合化金，丙与辛合化水，丁与壬合化木，戊与癸合化火，五门十变，此之谓也。（其所以然者，阳日注腑，则气先至而后血行；阴日注脏，则血先至而气后行。顺阴阳者，所以顺气血也）阳日六腑值日者引气，阴日六脏值日者引血。（或曰：阳日阳时已过，阴日阴时已过，遇有急疾奈何？曰：夫妻子母互用，必适其病为贵耳）妻闭则针其夫，夫闭则针其妻，子闭针其母，母闭针其子。必穴与病相宜，乃可针也。（噫！用穴则先主而后客，用时则弃主而从宾）假如甲日胆经为主，他穴为客，针必先主后客，其甲戌等时主穴不开，则针客穴。（按日起时，循经寻穴，时上有穴，穴上有时，分明实落，不必数上衍数，此所以宁守子午，而舍尔灵龟也）灵龟八法，专为奇经八穴而设，其图具后。但子午法，其理易明，其穴亦肘膝内穴，岂能逃子午之流注哉！

《医学入门·子午八法》

子者阳也，午者阴也。不曰阴阳而曰子午者，正以见人身任督与天地子午相为流通，故地理南针，不离子午，乃阴阳自然之妙用也。

《医学入门·流注开阖》

人每日一身周流六十六穴，每时周流五穴（除六原穴，乃过经之所）。相生相合者为开，则刺之。相克者为阖，则不刺。阳生阴死，阴生阳死，如甲木死于午，生于亥。乙木死于亥，生于午。丙火生于寅，死于酉。丁火生于酉，死于寅。戊土生于寅，死于酉。己土生于酉，死于寅。庚金生于巳，死于子。辛金生于子，死于巳。壬水生于申，死于卯。癸水生于卯，死于申。凡值生我我生，及相合者，乃气血生旺之时，故可辨虚实刺之。克我我克，及阖闭时穴，气血正值衰绝，非气行未至，则气行已过，误刺妄引邪气，坏乱真气，实实虚虚，其祸非小。

民国徐卓《子午流注》

子午流注分十二经纳甲及纳子二法，纳甲主日，纳子主时。狭义子午流注专就纳甲而论，广义子午流注则兼纳子而言。

《子午流注说难·环周图说难》

第一环 十干主日。

环周一图，内外有四环。第一环用天干十字，分析地之五运，为五阴五阳。五阴分合于五脏，五阳分合于五腑（余三焦一腑名曰孤腑）。甲日阳木合胆腑，乙日阴木合肝脏，丙日阳火合小肠，丁日阴火合心脏，戊合胃阳土，己合脾阴土，庚辛金合大肠与肺，壬癸水合肾与膀胱，孤腑三焦无所合，决渎之官，附属于膀胱。此第一环十日天干之大分也。

第二环 腧穴流注。

第三环 干支定时。

第二环、第三环细分一日为十二时，起于子，终于亥，上冠以天干十字。十日共一百二十时。地支用十次，天干用十二次。甲己之日，同起甲子；乙庚之日，同起丙子；丙辛之日，同起戊子；丁壬之日，同起庚子；戊癸之日，同起壬子。照次序推之。甲日十二时。重见甲为戌时。

第四环 同宗错落。

天干十字，地支十二字，一日十二时，五日六十时，十日一百二十时。地支十二字，每日用一次，五日五次，十日十次，与天干十字配合用之，五日六十时，地支用五次，天干当用六次。甲子小周，五日一候，六日又另起甲子时，与一日同。此一六同宗、甲己同宗之义也。甲日己日，一奇一偶，一阴一阳。日干阴阳虽不同，时干支全同。故甲日流注诸穴，交落列于己日时干支之下；己日流注诸穴，转交落列于甲日时干支之下，以此推之。二七为乙庚，三八为丙辛，四九为丁壬，五十为戊癸，皆一阴一阳之同宗，故流注各穴。除一过穴不交落，余均互相交错落列于下环，依时取之，其效一也。

《子午流注说难·五脏五腧、六腑六腧说难》

五脏各有五腧，五五二十五腧；六腑各有六腧，六六三十六腧。共六十一穴。《扁鹊子午经》便于流注干支之推算，增心本脏五穴，共为六十六穴。阳日阴日，依各脏各腑相生之次序取之，间时一穴；木火土金水，与金水木火土五腧得五时，中间四时，共为九时。阳日增三焦一穴，取其生我者（十二）；阴日增包络一穴，取其我生者（十二）。一日六穴计六时，间五时，合十一时，十日共一百一十时。始于癸日亥时，终于癸日子时（历甲乙丙丁戊己庚辛壬），其间缺癸日十时，此流注中天然之缺点。

《子午流注传真·单氏一四二五三零规律》

纳甲是逐日按时定穴，其中有十二个时辰为闭穴，即甲寅、甲午、丙辰、己巳、己未、庚午、辛巳、辛酉、壬辰、壬申、癸卯、癸未。单氏"一、四、二、五、三、零"规律则能变闭穴为开穴。本为秘传也，今将理论根据及运用方法分述于后。子午流注是五运六气学说运用于针灸的一种取穴方法，主要是根据阴阳五行、相反相成、矛盾统一、天人一理而来的。如阴日阴时可以应用阳日阳时的穴位，反之，阳日阳时可以应用阴日阴时的穴位。这又是根据甲与己合化为土，乙与庚合化为金，丙与辛合化为水，丁与壬合化为木，戊与癸合化为火而来的，即天干五合五行，乃化为五运六气。地支化合即子丑寅卯辰巳午未申酉戌亥的互相配合，亦即子丑相合化为土，寅亥相合化为木，卯戌相合化为火，辰酉相合化成金，巳申相合化为水，午未相合化为土，谓之六合五行之气。地支化合是根据日缠月建之理。日缠即地球绕太阳公转，一周需三百六十五天有奇，将此定为三百六十度，余之五度有奇积闰成岁，此为日缠之度。月建又叫斗建，即北斗七星之斗柄所指四方八隅。如正月建寅、二月建卯、三月建辰、四月建巳、五月建午、六月建未、七月建申、八月建酉、九月建戌、十月建亥、十一月建子、十二月建丑。一年之中，上半年司天为阳，主万物之生长，下半年在泉为阴，主万物之收藏。生物在发展过程中都有生、长、壮、老、病亡的阶段，以应五行生、旺、墓的过程，这叫三合五行。如甲木生于亥、旺于卯、墓于未，亥、卯、未是甲本的生旺墓三个阶段，故亥、卯、未合木局；丙火生于寅、旺于午、墓于戌，寅、午、戌是丙火生旺墓的三个阶段，故寅、午、戌合火局；庚金生于巳、旺于酉、墓于丑，巳、酉、丑是庚金生旺墓的三个阶段，故巳、酉、丑合金局；壬水生于申、旺于子、墓于辰，申、子、辰是壬水生旺墓的三个阶段，故申、子、辰合水局；戊土亦生于寅、旺于午、墓于戌，寅、午、戌为戊土的合局。总之，三合五行即：寅午戌合火局，巳酉丑合金局，申子辰合水局，亥卯未合木局，寅午戌合土局，火与土合局，局者库府之意，指的是一个整体。以上是说明五行在自然界的演变规律。明此理，则甲日可开己日的穴，己日亦可开甲日的穴，从而变闭穴为开穴。

第二节　灵龟八法与飞腾八法历代文献辑要

《周易·颐》

初九，舍尔灵龟，观我朵颐，凶。

《尔雅·卷下》

一曰神龟，二曰灵龟，三曰摄龟，四曰宝龟，五曰文龟，六曰筮龟，七曰山龟，八曰泽龟，九曰水龟，十曰火龟。

《灵枢·九宫八风》

立秋二，玄委，西南方；秋分七，仓果，西方；立冬六，新洛，西北方；夏至九，上天，南方；招摇五，中央；冬至一，叶蛰，北方；立夏四，阴洛，东南方；春分三，仓门，东方；立春八，天留，东北方。

《针经指南·针经标幽赋》

更穷四根三结，依标本而刺无不痊；但用八法五门，分主客而针无不效。八脉始终连八会，本是纪纲；十二经络十二原，是为枢要。一日刺六十六穴之法，方见幽微；一时取十二经之原，始知要妙。

推于十干十变，知孔穴之开合；论其五行五脏，察日时之旺衰。

《针经指南·流注八穴序》

交经八穴者，针道之要也。

《扁鹊神应针灸玉龙经·飞腾八法起例》

甲己子午九，乙庚丑未八，丙辛寅申七，丁壬卯酉六，戊癸辰戌五，巳亥属之四。上并以日时、天干、地支配合，得数以九除之，取零数合卦定穴。

乾属公孙艮内关，震宫居外巽溪间（外关、后溪），离居列缺坤申脉，照海临泣兑坎观（兑照海，坎临泣）。上以九除，零数合卦定穴。

八卦数例：一坎　二坤　三震　四巽　五中（男寄坤，女寄艮）　六乾　七兑八艮　九离

上以干支九数除，零合卦。

《针灸大全·标幽赋》

八法者，奇经八脉也。公孙冲脉胃心胸，内关阴维下总同，临泣胆经连带脉，阳维目锐外关配合，分于五也。甲与己合，乙与庚合，丙与辛合，丁与壬合，戊与癸合也。主客者，公孙主内关客穴，先主后客，而无不效也。详载于后。

八脉者，即奇经也，注见上文。八会者气、血、脉、筋、骨、髓、脏、腑之会也，亦注见前。纪纲者，如纲之有纲也。此言奇经八脉起止，连及八会，本是人身经脉之纲领也。

《针灸大全·奇经八脉周身交会歌》

督脉起自下极，并与脊里上风府，过脑额鼻入龈交，为阳脉海都纲要。任脉起于中极底，脉并少阴之肾经，与任督本于会阴，三脉并起而异行。阳跷起足跟之底，循外踝上入风池。阴跷内踝循喉嗌，本是阴阳脉别支。诸阴会起阴维脉，发足少阴筑宾。诸阳会起阳维脉，太阳之金门是。带脉周回季胁间，会于维道足少阳。所谓奇经之八脉维系诸经乃顺常。

《针灸大全·八脉交会八穴歌》

公孙冲脉胃心胸，内关阴维下总同。临泣胆经连带脉，阳维目锐外关逢。后溪督脉内眦颈，申脉阳跷络亦通。列缺任脉行肺系，阴跷照海膈喉咙。

《针灸大全·八脉配八卦歌》

乾属公孙艮内关，巽临震位外关还。离居列缺坤照海，后溪兑坎申脉间。补泻浮沉

分逆顺，得时呼吸不为难。祖传秘诀神针法，万病如拈立便安。

《针灸大全·八穴相配合歌》

公孙偏与内关合，列缺能消照海疴。临泣外关分主客，后溪申脉正相合。左针右病知高下，以意通经广按摩。补泻迎随分逆顺，五门八法是真科。

《针灸大全·八法临时干支歌》

甲己子午九宜用，乙庚丑未八无疑。丙辛寅申七作数，丁壬卯酉六须知。戊癸辰戌各有五，巳亥单加四共齐。阳日除九阴除六，不及零余穴下推。按灵龟飞腾图有二，人莫适从，今取其效验者录之耳。

《针灸大全·飞腾八法歌》

壬甲公孙即是干，丙居艮上内关然。戊午临泣生坎水，庚属外关震相连。辛上后溪装巽卦，乙癸申脉到坤传。己土列缺南离上，丁居照海兑金全。其法只取本时天干为例，假如甲己日戊辰时，即取戊干临泣穴，己巳时，即列缺；庚午时，即外关。余皆仿此。

（愚谓奇经八脉之法，各有不相同。前灵龟八法，有阳九阴六、十干十变开阖之理，用之得时，无不捷效。后飞腾八法，亦明师所授，故不敢弃，亦载于此，以示后之学人。）

《针灸大全·八法逐日干支歌》

甲己辰戌丑未十，乙庚申酉九为期。丁壬寅卯八成就，戊癸巳午七相依。丙辛亥子亦七数，逐日干支即得知。

《针灸大全·八法交会八脉》

公孙二穴父通冲脉，内关二穴母通阴维脉。后溪二穴夫通督脉，申脉二穴妻通阳跷脉。临泣二穴男通带脉，外关二穴女通阳维脉。列缺二穴主通任脉，照海二穴客通阴跷脉。

《针灸聚英·八法八穴歌》

九种心疼涎闷，结胸翻胃难停，酒食积聚胃肠鸣，水食气疾膈病，脐痛腹疼胁胀，肠风疟疾心疼，胎衣不下血迷心，泄泻公孙立应。中满心胸痞胀，肠鸣泄泻脱肛，食难下膈酒来伤，积块坚横胁抢，妇女血痛心疼，结胸里急难当，伤寒不解结胸堂，疟疾内关独当。手足中风不举，痛麻发热拘挛，头风痛肿项腮连，眼肿赤痛头旋，齿痛耳聋咽肿，浮风瘙痒筋牵，腿疼胁胀肋肢偏，临泣针时有验。肢节肿痛臂冷，四肢不遂头风，背胯内外骨筋攻，头项眉棱皆痛，手足热麻盗汗，破伤眼肿睛红，伤寒自汗表烘烘，独会外关为重。手足急挛战掉，中风不语痫癫，头疼眼肿泪涟涟，腿膝背腰痛遍，项强伤寒不解，牙齿腮肿喉咽，手麻足麻破伤牵，盗汗后溪先砭。腰背强痛腿肿，恶风自汗头疼，雷头赤目痛眉棱，手足麻挛臂冷，吹乳耳聋鼻衄，痫癫肢节烦憎，遍身肿满汗头淋，申脉先针有应。痔疟便肿泄利，唾红溺血咳痰，牙痛喉肿小便难，心胸腹疼饮噎，产后发强不语，腰痛血疾脐寒，死胎不下膈中寒，列缺乳痈多散。喉塞小便淋涩，膀胱气痛肠鸣，食黄酒积腹脐并，呕泻胃翻便紧，难产昏迷积块，肠风下血常频，膈中决气气痃侵，照海有功必定。

《针灸聚英·八法手诀歌》

春夏先深而后浅，秋冬先浅而后深，随处按之呼吸轻，迎而吸之寻内关。补虚泻实公孙是，列缺次当照海深，临泣外关和上下，后溪申脉用金针。先深后浅行阴数，前三后二却是阴。先浅后深阳数法，前二后三阳数定。临泣公孙肠中病，脊头腰背申脉攻，照海咽喉并小腹，内关行处治心疼，后溪前上外肩背，列缺针时脉气通。急按慢提阴气升，急提慢按阳气降，取阳取阴皆六数，达人刺处有奇效。

《针灸聚英·八法飞腾定十干八卦歌》

壬甲之日公孙乾，乙癸坤宫申脉连。庚日外关属震卦，丙从艮位内关便。戊日临泣坎象卦，后溪辛日巽宫迁。丁日兑宫针照海，己应列缺与离前。

《医学入门·子午八法》

八法者，奇经八穴为要，乃十二经之大会也。言子午八法者，子午流注兼奇经八法也。窦师曰：公孙冲脉胃心胸，内关阴维下总同。临泣胆经连带脉，阳维目锐外关逢。后溪督脉内眦颈，申脉阳跷络亦通。列缺任脉行肺系，阴跷照海膈喉咙。

阳跷阳维并督脉，三脉属阳，主肩背腰腿在表之病；阴跷阴维任冲带，五脉属阴，去心腹胁肋在里之凝。此奇经主病要也。

《医学入门·流注时日》

按日起时，循经寻穴，时上有穴，穴上有时，分明实落，不必数上衍数，此所以宁守子午，而舍尔灵龟也。灵龟八法专为奇经八穴而设，其法具载徐氏针灸，乃窦文真公之妙悟也。但子午法自上古，其理易明，其八穴亦肘膝内穴。又皆以阴应阴，以阳应阳，岂能逃子午之流注哉！

《医学入门·杂病穴法》

杂病随证选杂穴，仍兼原合与八法，经络原会别论详。十二原穴与八会穴皆经络气血交会之处。别即阳别，乃阳交穴也。前论颇详。

《针灸大成·标幽赋（杨氏注解）》

五门者，天干配合，分于五也。甲与己合，乙与庚合之类是也。主客者，公孙主、内关客之类是也。或以井荥输经合为五门，以邪气为宾客，正气为主人。先用八法，必以五门推时取穴，先主后客，而无不效之理。

《针灸大成·兰江赋（杨氏书）》

担截之中数几何？有担有截起沉疴。我今咏此兰江赋，何用三车五辐歌。
先将此法为定例，流注之中分次第。胸中之病内关担，脐下公孙用法拦。
头部须还寻列缺，痰涎壅塞及咽干。噤口咽风针照海，三棱出血刻时安。
伤寒在表并头痛，外关泻动自然安。眼目之症诸疾苦，更须临泣用针担。
后溪专治督脉病，癫狂此穴治还轻。申脉能除寒与热，头风偏正及心惊。
耳鸣鼻衄胸中满，好把金针此穴寻。但遇痒麻虚即补，如逢疼痛泻而迎。
更有伤寒真妙诀，三阴须要刺阳经。无汗更将合谷补，复溜穴泻好施针。
倘若汗多流不绝，合谷收补效如神。四日太阴宜细辨，公孙照海一同行。
再用内关施绝法，七日期门妙用针。但治伤寒皆用泻，要知《素问》坦然明。

流注之中分造化，常将水火土金平。水数亏兮宜补肺，水之泛滥土能平。
春夏井荥刺宜浅，秋冬经合更宜深。天地四时同此类，三才常用记心胸。
天地人部次第入，仍调各部一般匀。夫弱妇强亦有克，妇弱夫强亦有刑。
皆在本经担与截，泻南补北亦须明。经络明时知造化，不得师传枉费心。
不遇至人应莫度，天宝岂可付非人。按定气血病人呼，撞搓数十把针扶。
战退摇起向上使，气自流行病自无。

《针灸大成·九宫图》

戴九履一，左三右七，二四为肩，八六为足，五十居中，寄于坤局。

《针灸大成·八法歌》

坎一联申脉，照海坤二五，震三属外关，巽四临泣数，乾六是公孙，兑七后溪府，艮八系内关，离九列缺主。

《针灸大成·八法五虎建元日时歌》

甲己之辰起丙寅，乙庚之日戊寅行，丙辛便起庚寅始，丁壬壬寅亦顺寻，戊癸甲寅定时候，五门得合是元因。

《针灸大成·八法交会歌》

内关相应是公孙，外关临泣总相同，列缺交经通照海，后溪申脉亦相从。

《针灸大成·刺法启玄歌》

八法神针妙，飞腾法最奇，砭针行内外，水火就中推。上下交经走，疾如应手驱，往来依进退，补泻逐迎随。用似船推舵，应如弩发机。气聚时间散，身疼指下移。这般玄妙诀，料得少人知。

主要参考文献 ▷▷▷▷

[1] 梁繁荣，王华．针灸学［M］．北京：中国中医药出版社，2021.

[2] 赵雪．图解子午流注针法［M］．北京：中国医药科技出版社，2017.

[3] 单玉堂，单志华．单玉堂子午流注与灵龟八法讲稿［M］．北京：中国中医药出版社，2017.

[4] 吴晓霞．《内经》时间针灸理论文献的整理研究［D］．广州中医药大学，2012.

[5] 张兴，叶红．《伤寒论》与子午流注［J］．江西中医药，2009，40（10）：6－7.

[6] 李洋．文化的力量［D］．云南中医学院，2017.

[7] 张树剑．"子午流注"针法理论思想探析——兼论金元针灸理论之固化［J］．针刺研究，2015，40（02）：161－165.

[8] 闫海金．电温针"子午流注针法"治疗结肠慢传输型便秘的临床疗效观察［D］．成都中医药大学，2010.

[9] 陈英．冠心病心律失常昼夜节律与子午流注时辰规律的探讨［D］．广州中医药大学，2007.

[10] 贺小洁．金元时期子午流注的学术研究［D］．山东中医药大学，2013.

[11] 李艳生．子午流注针法概要［J］．黄冈职业技术学院学报，2012，14（04）：85－87.

[12] 殷克敬，王瑞辉．中国时间医学的代表——"子午流注针法"探源［J］．陕西中医学院学报，2003（01）：1－3.

[13] 梁颖芯．吴棹仙子午流注学术思想研究［D］．成都中医药大学，2015.

[14] 冼励坚．生物节律与时间医学［M］．郑州：郑州大学出版社．2003.

[15] 张年顺，宋乃光．实用中医时间医学［M］．上海：上海中医学院出版社．1991.

[16] 郑洪新．中医基础理论［M］．北京：中国中医药出版社，2016.

[17] 陈利苹，漆浩．中医时间医学全书［M］．北京：学苑出版社．2008.

[18] 颜文景．时区的选择及其影响［J］．地理教学，2016（17）：58－60.

[19] 甘本根．浅探中国实际时区的划分［J］．抚州师专学报，1991（02）：82－84＋105.

[20] 姚显辉．有关地方时、时区、区时及其计算的几点思考［J］．地理教学，

2016（16）：91.

[21] 高树中，冀来喜. 针灸治疗学 [M]. 北京：中国中医药出版社，2021.

[22] 张闻玉. 古代天文历法讲座 [M]. 广西师范大学出版社，2008.

[23] 王栋，常虹. 子午流注针法若干问题探讨 [J]. 中华中医药杂志，2019，34（10）：4691－4693.

[24] 赵福康，张洪耀. 子午流注全息解 [M]. 天津：天津科学技术出版社，2008.

[25] 张安莉. 子午流注开穴指南 [M]. 南昌：江西科学技术出版社，1994.

[26] 李磊. 子午流注纳甲法的研究和应用 [M]. 上海：上海科学技术出版社，2000.

[27] 李海宽. 实用子午流注针法 [M]. 西安：陕西科学技术出版社，1993.

[28] 辜孔进. 子午流注学说 [M]. 海口：海南出版社，1993.

[29] 郑魁山. 子午流注与灵龟八法 [M]. 兰州：甘肃科学技术出版社，2008.

[30] 承淡安，陈璧琉，徐惜年. 承淡安针灸经典子午流注针法 [M]. 上海：上海科学技术出版社，2016.

[31] 殷克敬. 针灸时间医学概论 [M]. 北京：人民卫生出版社，2007.

[32] 王立早. 子午流注传真 [M]. 南昌：江西科学技术出版社，1989.

[33] 杨长森，何树槐. 针灸治疗学 [M]. 上海：上海科学技术出版社，1985.

[34] 王襄天，韩自强. 阜阳双古堆西汉汝阴侯墓发掘简报 [J]. 文物，1978（08）：12－31＋98－99.

[35] 杜锋，张显成. 西汉九宫式盘与《灵枢·九宫八风》太一日游章研究 [J]. 考古学报，2017（04）：479－494.

[36] 潘亚敏，陈涛，高也陶，等. 上古玉龟版与《九宫八风》：再探《黄帝内经》源头 [J]. 医学与哲学（A），2017，38（07）：62－66.

[37] 张灿玾. 浅谈对《九宫八风》篇的认识 [J]. 山西中医，1985（01）：7－10.

[38] 张登本. "九宫八风"模型多维意涵解读 [J]. 中医药通报，2021，20（02）：1－3＋7.

[39] 丁玉宝，庄礼兴. 浅谈灵龟八法之灸法 [J]. 针灸临床杂志，2019，35（03）：71－73.

[40] 张西勋，许永迅. 灵龟八法治愈慢性腹泻案 [J]. 中国针灸，2005（05）：336.

[41] 任松鹤. 针刺验案三则 [J]. 山东中医杂志，1994（02）：62－63.

[42] 郭太品，李卫林，邰先桃，等. 灵龟八法结合脏腑调气针法保胎理论初探 [J]. 世界科学技术－中医药现代化，2021，23（02）：622－627.

[43] 朴联友，张学丽，刘颖. 灵龟八法治疗单纯性肥胖30例 [J]. 中国针灸，2002（10）：23.

[44] 谢感共，李红，赵彩娇，等. 灵龟八法针刺对窦性心动过速患者心率的影响

[J]. 中国针灸, 2004 (07): 7-9.

[45] 高平, 顾卫星. 灵龟八法配合循经取穴治疗顽固性头痛 22 例 [J]. 中国针灸, 2004 (03): 18.

[46] 管遵惠, 郭翠萍, 叶建, 等. 子午流注配合灵龟八法治疗中风病的临床观察及机理探讨 [J]. 针灸临床杂志, 2004 (06): 30-35.

[47] 杨介宾. 飞腾八法 [J]. 成都中医药大学学报, 1985 (03): 51-54.

[48] 郭金杰. 名同实异的两种飞腾八法 [J]. 江西中医药, 2009, 40 (01): 52.

[49] 朴联友, 刘颖, 张学丽. 飞腾八法治疗单纯性肥胖 [J]. 中国中医药信息杂志, 2002, 7 (09): 57.

[50] 林文注. 实验针灸学 [M]. 上海: 上海科技教育出版社, 1999.

[51] 郭义. 实验针灸学 [M]. 北京: 中国中医药出版社, 2021.

[52] 余曙光, 徐斌. 实验针灸学 [M]. 北京: 人民卫生出版社, 2021.

[53] 刘明武. 注. 黄帝内经 [M]. 长沙: 中南大学出版社, 2007.

[54] 张健强, 赵征宇, 张薇, 等. 基于 CiteSpace 的子午流注针法知识图谱分析 [J]. 世界科学技术 – 中医药现代化, 2020, 22 (08): 2727-2735.

[55] 温伟强, 黄胜光, 陈辉, 等. 子午流注蜂针治疗强直性脊柱炎疗效观察 [J]. 安徽中医学院学报, 2011, 30 (02): 40-43.

[56] 谢感共, 李红, 卢献群, 等. 灵龟八法针刺治疗窦性心动过速疗效观察 [J]. 广西中医学院学报, 2003, 6 (04): 7-9.

[57] 豁银成, 秦小永, 李晓雷, 等. 子午流注开穴法治疗面瘫的临床观察: 第四次全国民间传统诊疗技术与验方整理研究学术会 [C], 中国河南开封, 2011.

[58] 彤祎. "子午流注" 针法对支气管哮喘患者免疫水平的影响研究 [J]. 现代中医药, 2018, 38 (03): 26-29.

[59] 李宁. 子午流注针法治疗痛经疗效观察 [J]. 上海针灸杂志, 2014, 33 (06): 506-508.

[60] 程霞, 杨介宾, 宋开源, 等. 子午流注纳甲法对消化性溃疡患者胃酸分泌、血浆胃泌素及前列腺素 E1 水平的影响 [J]. 中西医结合杂志, 1991 (02): 91-93 +68-69.

[61] 邓柏颖, 何舟, 钟婷, 等. 病程差异的消化性溃疡患者发病时间与纳甲法开穴经络的相关性 [J]. 辽宁中医杂志, 2011, 38 (09): 1719-1721.

[62] 徐杰, 谭保华. 子午流注蜂针经穴疗法治疗风湿、类风湿性关节炎 86 例 [J]. 云南中医中药杂志, 1999, 20 (06): 10-12.

[63] 崔光豪, 何春珂, 郭敏, 等. 基于 "飞腾八法" 针刺八脉交会穴治疗神经根型颈椎病的治疗体会 [J]. 中国医药指南, 2017, 15 (36): 185-186.

[64] 崔光豪, 李长慧, 陈莹, 等. 飞腾八法配挑针治疗椎动脉型颈椎病的临床研究 [Z]. 2016.

[65] 杜红彦, 任培华. 子午流注合飞腾八法治疗顽固性呃逆 1 例 [J]. 中国中医

药现代远程教育，2020，18（06）：96-98.

[66] 李丽，李艳，包雄英，等. 飞腾八法定时取穴针刺改善脾胃虚弱腹泻型肠易激综合征症状和焦虑状态的随机对照试验 [J]. 针灸临床杂志，2018，34（06）：12-15.

[67] 田洋，崔光豪，李长慧. 探讨基于"飞腾八法"针刺治疗血管性痴呆的临床研究 [J]. 中国医药指南，2018，16（17）：178-179.

[68] 李晏杰，毛楠，杨亚龙. 灵龟八法治疗中风后痉挛性偏瘫的疗效观察 [J]. 大众科技，2019，21（07）：85-86+123.

[69] 谢感共，陈靖红，赵彩娇. 灵龟八法治疗原发性痛经的疗效观察 [J]. 中国针灸，2007，27（S1）：65-66.

[70] 林勇，刘婧，李佳. 时间针灸疗法对功能性胃肠病作用的研究进展 [J]. 中华中医药杂志，2021，36（06）：3478-3482.

[71] 金文，罗碧如，宋开源，等. 不同时辰针刺对大鼠血中铜兰蛋白含量的影响 [J]. 四川中医，1983（06）：40-41.

[72] 王艳君，李红奇，李雪英. 择时针刺对 SHR 不同时辰血压及血清内皮素、一氧化氮的影响 [J]. 时珍国医国药，2017，28（01）：256-258.

[73] 凌家艳，沈霖，刘庆，等. 择时针刺治疗气虚型慢性疲劳综合征及对患者 T 细胞亚群的影响 [J]. 中国针灸，2013，33（12）：1061-1064.

[74] 李力，温微微. 飞腾八法穴位开闭状态热敏感度研究 [J]. 湖北中医杂志，2013，35（05）：57-58.

[75] 丁乐，何可，张泓，等. 子午流注针法配合常规针刺对急性胃黏膜损伤家兔 EGF、TGF-α 的影响 [J]. 中国中医药科技，2014，21（03）：240-242.

[76] 王毅，王雯，ANGGARAENI K R T，等. 子午流注针法对心理应激大鼠 HPA 轴中枢调控的影响 [J]. 上海针灸杂志，2020，39（01）：75-83.

[77] 谢感共，吴健文，赵彩娇，等. 灵龟八法按时开穴针刺对豚鼠 SOD 及 MDA 影响的实验研究 [J]. 广西中医学院学报，2007，10（04）9-11.

[78] 商俊芳，姜华，杨喜云，等. 子午流注纳甲针刺法对急性脑梗死大鼠血清 MMP-2、MMP-9 的影响 [J]. 中国中医药科技，2017，24（05）：540-543.

[79] 李磊，王静，任璐蓓，等. 徐凤纳甲法的实验研究——十二时辰电针的效应差异 [J]. 陕西中医学院学报，2000（01）：42-44.

[80] 朴联友，刘颖，张学丽. 飞腾八法治疗单纯性肥胖 [J]. 中国中医药信息杂志，2002，9（07）：57.

[81] 吕波，吕毅. 飞腾八法针法配合围刺治疗慢性湿疹 32 例 [J]. 中国民间疗法，2011，19（08）：16-17.

[82] 郝广义，朴联友. 飞腾八法配合刺血拔罐治疗黄褐斑 80 例 [J]. 中国针灸，2007，27（S1）：55-56.

[83] 解清录. 眼针结合飞腾八法治疗中风偏瘫 26 例临床观察 [J]. 中国针灸，1994（S1）：291.

[84] 朴联友.飞腾八法按时取穴治疗妇女更年期潮热、汗出 76 例临床观察 [J].中国乡村医药,1995 (03):121 –122.

[85] 陈友梅,刘豫淑,刘又香,等.十二时辰中人体阴阳表里经五输穴皮肤电阻变化的初步观察 [J].湖北中医杂志,1990 (04):30 –31.

[86] 严洁,林亚平,曾娅南,等.经穴阻抗测定与经络、脏腑、气血的相关性 [J].湖南中医学院学报,1992,12 (01):44 –46.

[87] 岳沛平,陆建中.经穴皮肤微循环的时间结构与子午流注——附 126 例健康青年手三阳经脉经穴择时观察 [J].江苏中医,1991 (11):21 –23.

[88] 周钰,王捷生,沈雪勇,等.经穴伏安特性研究及其临床应用前景 [J].上海针灸杂志,2005,23 (03):30 –32.

[89] 魏建子,周钰,王捷生,等.气血变化对穴位伏安特性的影响 [J].上海中医药杂志,2002 (03):44 –46.

[90] 谢感共,赵彩娇,卢献群,等.灵龟八法穴位开闭状态导电量研究 [J].中国针灸,2002 (05):27 –29.

[91] Hong – bin W,Shu Z,Jian – mei C,et al. Study of the thermal pain threshold latency of acupoints based on Fei Teng Ba Fa [J]. Journal of Acupuncture and Tuina Science,2018,16:140 –144.

[92] 蔡定均,周奇志,宋开源,等.电针对非光性授时因子导引节律作用的影响 [J].成都中医药大学学报,2006 (07):27 –29.

[93] 李磊,任璐蓓,史晓岚,等.电针内关穴对青年男性收缩时间间期昼夜节律的影响 [J].医用生物力学,1994,4 (02):99 –102.

[94] 简坤林,陈槐卿,宋开源,等.电刺激对军人血浆可的松昼夜节律的影响.2004 年全国时间生物医学学术会议 [C],中国海南海口,2004.

[95] 简坤林,陈槐卿,宋开源,等.电刺激对军人血浆褪黑激素昼夜节律的影响 [J].生物医学工程学杂志,2003,20 (03):494 –496.

[96] 何玲娜,蒋振亚,朱蔓佳.循经走罐为主治疗中风后睡眠倒置症状临床观察 [J].中国针灸,2001 (10):13 –14.

[97] 李建强,郑宗昌,巫祖强.针刺治疗中风病觉醒 – 睡眠节律紊乱临床观察 [J].中国针灸,1999 (01):11 –12.

[98] 王禾,王国祥,谢业琪.针刺风府、关元、肾俞穴对人体唾液睾酮、血浆睾酮影响的实验研究 [J].体育科学,2004 (08):44 –45.

[99] 周奇志,刘旭光,蔡定均,等.正常人 α – 唾液淀粉酶活性昼夜变动及择时电针的效应 [J].辽宁中医杂志,2008 (03):321 –322.

[100] 陶渊,张萍,刘见南,等.电针对超前性光暗周期转移后大鼠血浆褪黑素浓度的影响 [J].四川中医,2014,32 (04):56 –59.

[101] 薛红,蔡定均,魏焦禄,等.电针对倒相活动大鼠遥测体温节律的调整作用研究 [J].成都医学院学报,2010,5 (02):105 –109.

［102］刘雨星，曾征，周奇志，等．顶中线针刺对倒相活动大鼠体温节律的调整［J］．成都中医药大学学报，1999，22（03）：35－36．

［103］蔡定均，魏焦禄，赵纪岚，等．针刺调整超前性光暗周期转移后节律紊乱的时相特征研究．2011年全国时间生物医学学术会议［C］，中国广西南宁，2011．

［104］周奇志，蔡定均，刘旭光，等．针刺干预慢性时差模型金黄地鼠情绪节律紊乱的研究．2011年全国时间生物医学学术会议［C］，中国广西南宁，2011．

［105］程霞．电针足三里对小白鼠胃肠运动昼夜节律的影响［J］．湖北中医杂志，1988（01）：45－46．

［106］朱丽，蔡定均，彭晓华，等．电针对模拟轮班工作金黄地鼠血清超敏C－反应蛋白的影响［J］．中国医学创新，2011，8（08）：1－3．

［107］张小红，王宇，黄士其，等．针刺对p38MAPK调节作用研究进展［J］．亚太传统医药，2017，13（04）：41－43．

［108］魏焦禄，蔡定均，宋开源，等．针刺调整生物昼夜节律的授时特性研究［J］．成都中医药大学学报，2008，31（04）：45－47＋51．

［109］蔡定均，张新星，刘旭光，等．电针对自由运行状态小鼠SCN内Per1基因表达的影响［J］．辽宁中医杂志，2011，38（04）：776－778．

［110］Xu X Y，Fang Q，Huang W，et al. Effect of Electroacupuncture on Neurological Deficit and Activity of Clock and Bmal1 in Cerebral Ischemic Rats［J］. Curr Med Sci，2020，40：1128－1136．

［111］魏歆然，魏高文，郑雪娜，等．不同经穴组合针刺对失眠大鼠下丘脑生物钟基因Clock和Bmal1表达的影响［J］．针刺研究，2017，42（05）：429－433．

［112］Satyanarayanan S K，Shih Y H，Wen Y R，et al. miR－200a－3p modulates gene expression in comorbid pain and depression：Molecular implication for central sensitization［J］. Brain Behav Immun，2019，82：230－238．

［113］朱颖，段光友，鞠大鹏，等．疼痛的昼夜节律及其调控机制［J］．中华麻醉学杂志，2020，40：1031－1037．

［114］刘晓平，宋建国．小鼠对疼痛反应的昼夜节律（英文）［J］．皖南医学院学报，2002（01）：18－19．

［115］吴敏范，郭轶男，陈魁敏，等．断尾对小鼠血清褪黑素含量昼夜节律的影响［J］．中国医科大学学报，2011，40（08）：709－711．

［116］文宇．子午流注学派补泻手法探析［J］．中国民间疗法，2020，28（17）：14－16．

［117］奥晓静，黄娟，高希言．谈何若愚对针灸学的贡献［J］．中医学报，2013（12）：1934－1936．

［118］董尚朴，李会敏．《指微赋》作者籍贯考［J］．北京中医药大学学报，2002（03）：16．

［119］李磊，李鼎．疾居荣卫扶救者针——何若愚《流注指微针赋》评述［J］．

上海中医药杂志，1993（09）：37-39.

[120] 刘金洪. 试论何若愚的针灸学术思想 [J]. 新疆中医药，1991（03）：22-24.

[121] 苏侗志. 论何若愚的按时刺灸学术思想 [J]. 山东医科大学学报（社会科学版），1991（01）：10-11.

[122] 李鼎.《子午流注针经》作者里籍略考 [J]. 上海针灸杂志，1990（01）：32.

[123] 刘润茂. 子午流注针法源流梗概 [J]. 中国针灸，1987（01）：37-38.

[124] 苏绪林. 阎明广纳甲法与徐凤纳甲法辨析 [J]. 中国针灸，2014（01）：89-91.

[125] 李邦豪. 数术与子午流注针法的关系研究 [D]. 北京中医药大学，2012.

[126] 苏绪林. 基于 JavaScript 技术的子午流注纳甲法网上取穴系统的研究 [D]. 湖南中医药大学，2011.

[127] 艾莹. 古代针灸歌赋的文献研究 [D]. 山东中医药大学，2011.

[128] 李宝金. 窦汉卿腧穴、刺灸法研究 [D]. 中国中医科学院，2018.

[129] 严善馀. 试论王国瑞对针灸学的贡献 [J]. 光明中医，2005（02）：29-30.

[130] 常英. 金元时期针灸学术特点的研究 [D]. 河北医科大学，2011.

[131] 王薇. 明代徐凤《针灸大全》学术特点及其学术思想内涵剖析 [J]. 甘肃中医学院学报，2014（02）：18-20.

[132] 朱现民. 明代徐凤"子午流注逐日按时定穴歌"诠释 [J]. 西部中医药，2012（12）：34-36.

[133] 袁宜勤. 徐凤的针灸学说探要 [J]. 上海针灸杂志，2006（12）：49-50.

[134] 严善馀. 明代医家徐凤针灸学术思想精萃 [J]. 中医药学刊，2003（11）：1936.

[135] 张蕊，周美启，万四妹. 汪机《针灸问对》针灸学术思想研究 [J]. 安徽中医药大学学报，2018（02）：12-14.

[136] 张蕊. 汪机及其《针灸问对》针灸学术思想研究 [D]. 安徽中医药大学，2018.

[137] 王聪. 汪机《针灸问对》学术特点与临床应用分析 [D]. 山东中医药大学，2017.

[138] 王凡. 汪机评子午流注 [J]. 中国针灸，1993（06）：46.

[139] 高武. 针灸聚英 [M]. 北京：人民卫生出版社，2006.

[140] 许健阳，艾炳蔚. 浅论高武《针灸聚英》对针灸学的贡献 [J]. 上海针灸杂志，1998（06）：33.

[141] 郑伟峰. 明代医家针刺补泻手法的文献研究 [D]. 长春中医药大学，2009.

[142] 王晓琳. 明代针法特色的研究 [D]. 山东中医药大学，2013.

[143] 赵倪娟. 明代现存代表性针灸文献研究 [D]. 安徽中医药大学，2021.

[144] 田代华. 整理. 黄帝内经·素问 [M]. 北京：人民卫生出版社，2005.

［145］田代华，刘更生．整理．灵枢经［M］．北京：人民卫生出版社，2005.

［146］高丹枫，王琳．校注．黄帝八十一难经［M］．北京：学苑出版社，2007.

［147］魏伯阳．周易参同契集释［M］．北京：中央编译出版社，2015.

［148］张仲景．伤寒论［M］．北京：人民卫生出版社，2005.

［149］皇甫谧．针灸甲乙经［M］．北京：人民卫生出版社，2006.

［150］窦桂芳．黄帝明堂灸经　灸膏肓腧穴法　子午流注针经　针经指南（旧题针灸四书）［M］．北京：人民卫生出版社，1983.

［151］陈会，王国瑞．神应经　扁鹊神应针灸玉龙经［M］．北京：中医古籍出版社，1990.

［152］刘纯．医经小学［M］．北京：中国中医药出版社，2015.

［153］王辉．编译．周易［M］．2版．陕西：三秦出版社，2013.

［154］郭璞．注．尔雅［M］．上海：上海古籍出版社，2015.

［155］徐凤．针灸大全［M］．北京：人民卫生出版社，1987.

［156］李梴．医学入门［M］．北京：人民卫生出版社，2006.

［157］杨继洲．针灸大成［M］．北京：人民卫生出版社，2006.

［158］谭静．子午流注针法［M］．北京：中国医药科技出版社，2012.

［159］吴绍德．简述金代针灸家何若愚的学术思想和成就［J］．中国针灸，1986（05）：32－33.